U0219960

艾瑞克森催眠教学实录 I

HYPNOTIC REALITIES:
The Induction of Clinical Hypnosis and Forms of Indirect Suggestion

催 眠 实 务
——催眠诱导与间接暗示

米尔顿·H. 艾瑞克森（Milton H. Erickson）

［美］ 欧内斯特 ·L. 罗西（Ernest L. Rossi） ／ 著

希拉·I. 罗西（Sheila I. Rossi）

［美］ 安德烈·M. 魏岑霍费尔／作序
（Andre M. Weitzenhoffer）

于　收／译

中国轻工业出版社

图书在版编目（CIP）数据

催眠实务：催眠诱导与间接暗示／（美）艾瑞克森等著；
于收译. —北京：中国轻工业出版社，2015.7（2025.2重印）
（艾瑞克森催眠教学实录）
ISBN 978-7-5184-0372-1

Ⅰ. ①催⋯　Ⅱ. ①艾⋯ ②于⋯　Ⅲ. ①催眠治疗
Ⅳ. ①R749.057

中国版本图书馆CIP数据核字（2015）第095262号

版权声明

责任编辑：孙蔚雯　　　责任终审：杜文勇
策划编辑：阎　兰　　　责任校对：刘志颖　　　责任监印：吴维斌

出版发行：中国轻工业出版社（北京鲁谷东街5号，邮编：100040）
印　　刷：三河市鑫金马印装有限公司
经　　销：各地新华书店
版　　次：2025年2月第1版第9次印刷
开　　本：710×1000　　1/16　　印张：21.5
字　　数：200千字
书　　号：ISBN 978-7-5184-0372-1　　　定价：68.00元
读者热线：010-65181109
发行电话：010-85119832　　　010-85119912
网　　址：http://www.chlip.com.cn　　http://www.wqedu.com
电子信箱：1012305542@qq.com
版权所有　侵权必究
如发现图书残缺请拨打读者热线联系调换
250019Y2C109ZYW

推荐序
——人生无处不催眠

大脑影像学研究显示，催眠是有别于清醒与睡眠的第三种意识状态。

在清醒状态下，人类个体用各种防御机制，维持自身的精神的边界，从事各种有目的的活动。人与人的交流，部分是在意识层面进行的，这些交流确保了人类社会的正常运作。但是，清醒状态下的活着与交流，也有相当大的部分是潜意识的，不理解潜意识，就不能够理解个人和社会层面上的诸多"事与愿违"。

比如，一个人希望自己有较好的人际关系，但实际的情况是四面楚歌。他在意识层面做了很多改善关系的努力，但在潜意识支配的情绪和行为层面，又做着破坏关系的事情。来自心理治疗师的一些不恰当的治疗手段，不仅不能够帮助他，反而会强化他的问题，或者成为他的问题的一部分。所以清醒并非全部的"觉醒"状态，这就是那么多人追求完全觉醒的"觉悟"的状态的原因。

在睡眠状态中，大脑寻求着整合，为第二天的清醒状态做准备。这也是潜意识高度活跃的状态，人格的影像投射在梦里，通过梦我们可以了解隐藏最深的自己和他人。当然这也是真正封闭的状态，超过阈值的外界干扰，可以使睡眠迅速转变为清醒。

催眠，英文为 hypnosis，源自希腊语睡神 Hypnos。这个名字是一个误导，混淆了催眠与睡眠的边界，使催眠变成了"通向睡眠的过程"。中文的"催眠"，更有"促使""命令"进入睡眠的味道，离其本义也更加远了。

催眠的本意是"单一意念"，英文 mono-ideoism，意思是意念高度关注到某一点，有点类似中国成语"全神贯注"。德国催眠师 Trenkle 博士说，他花了 17 年时间，想给 mono-ideoism 取一个好的德文名字，但最后还是放弃了；我也想给它取个好的中文名字，也以失败告终。看来催眠这个叫法，把我们"催眠"到了不能改变它的程度。

十年前我在北京的街头请加拿大催眠师 Glen 先生吃肉喝酒。我问他怎么看艾瑞克森，他说，艾瑞克森之后的催眠师，无论哪个派别，都受到了他深刻的影响。后来我知道，岂止是催眠，所有关于人类心理的领域，都留下了艾瑞克森不朽的印记。

从有文字记载的历史中，我们知道巫婆神汉也创造过惊人的奇迹，但无从考证那些事情的真假。即便是真的，他们也不过是借助了一系列几近失控的言行，如愿以偿地或者出乎意料地解决了一些问题，就像用发射散弹的枪械击中了某一个目标一样。但从艾瑞克森开始，情况变得不一样了。他清楚地知道要达到什么目标，尤其知道使用什么手段去达到。这一套系列丛书就是他使用科学而不是耍魔术的证明。

艾瑞克森的相当多的理论和方法都具有前无古人的原创性，到目前为止，甚至可以说后无来者。我听过他的几个学生的课，感觉他们仍然生活在师傅的巨大光影之中，对他的工作和生活的小事津津乐道，全无青出于蓝而胜于蓝的雄心壮志。我不知道这样说是否在抱怨艾瑞克森不是一个好师傅，因为好师傅应该提供弟子超越自己的可能性。

不过也许是因为艾瑞克森实在太特殊了。

无数人谈论过艾瑞克森，我们现在正在谈论。简洁地说，艾瑞克森有两个重要的特点使他成了无与伦比的催眠师。一是他进入他人内心世界的能力。很多的治疗情境让我们看到，他几乎完全"成了"将要被他催眠的那个病人，能感受到那个病人当下的一切。有这个"进入"垫底子，就是真正"知己知彼"了，催眠师此时哪怕只是轻轻呵一口气，都能直达病人心弦，并产生雷鸣般的巨大回应。

病人对催眠或者心理治疗的阻抗，是一件自然而然的事情。如何处理阻抗，几乎直接等于一个治疗师的能力。面对阻抗，艾瑞克森从来不正面"进攻"。艾瑞克森基金会会长 Zeig 博士在讲台上经常展现的一个动作，就是用整个手和手臂做包抄状，意思是从侧面或后面进入。弗洛伊德是修通阻抗，艾瑞克森是绕过，谁更高明一点，就见仁见智了。从某种意义上来说，病人的阻抗相当于对治疗师说：这个地方我很痛，请不要从这个地方进入。很显然，艾瑞克森接收到了这个信息，而弗洛伊德没有。

催眠师或治疗师自己也有阻抗，它来自跟他人交流的恐惧，或者说来自害怕被他人吞噬了自我的恐惧。这涉及艾瑞克森第二个重要的特点，即婴儿般的专注与强大。

婴儿是不害怕交流和融合的，因为他就在融合中，没有跟母亲的融合，他无法活下去。成长的过程，就是跟母亲分离的过程。如果分离中有太多创伤性体验，他的自我就会破碎，为了维护幻想层面的整合感，就需要使用一些心理防御机制，这些机制像城墙一样，导致了跟他人交流的障碍。我猜测艾瑞克森成长过程中受到的是"恰到好处的挫折"，这使得他能够既保持婴儿般的圆润完整的自我，又通过长大获得了成人的经验与智慧。这是在维持自我和与他人融合两个状态中进退自如的境界。而经历了创伤性挫折所导致的不完整的人格，总是在用各种初级的防御来维持人格的边界与稳定，无暇也无力进入他人的内心。这就是严重人格障碍的人不能共情他人的原因。

老子看清楚了婴儿的强大，所以他说：专气致柔，能婴儿乎？婴儿般的高度内敛的人格，像高度凝聚的物质形成的黑洞，其强大的引力场可以吸进去周围的一切。艾瑞克森似乎做到了这一点。

治疗师的阻抗来自他的人格。比如，他如果不能做到婴儿般的专气致柔，就需要自我防御，带有共性的防御来自过度依赖其理论取向。理论像是横亘在治疗师和病人之间的高墙，使彼此都看不见也听不到。佛学谈放下我执，而我执的真正原因，是我执不够。强大如释迦牟尼的人格，的确是没有什么需要防御了。

催眠不仅仅是医学手段，它还存在于我们每天的生活之中。北大的方新教授说，一个人的一生，就是不断被催眠的过程。在催眠的眼光下，很多事情的本质会一览无遗。

文化可以是催眠的一种形式。中国传统文化中的孝，是两代人甚至是几代人之间的相互催眠。在这样的催眠配对关系中，下一代人接受的暗示是：你是强大的，你是想成为自己的，所以你要隐藏你的强大而表现出弱小与顺从。上一代接受的暗示是：你是弱小的，你快要死了，所以你需要被顺从，需要无条件地占一些便宜。这一催眠，使得小的更小，老的更老，都不在相称的年龄上。仅仅一个"孝"字，就制造了关系中跨越千年的虚伪与恶意，使所有人都处于未分化的、共生的链接中。所以"孝"是一个负性催眠。正性的、更加健康的催眠是——爱。

日常的人际交往中，也时时刻刻有催眠。我们中国人习惯性的客气话是"你辛苦了"，这其实就是在催眠他人。隐藏的暗示是，我像你的一部分一样了解你。这显然也是把独立个体的关系"治疗"成了未分化的关系。而这是否也是疲劳如此渗透性蔓延的原因之一呢？读艾瑞克森可以知道，催眠的目标是使他人的心灵变得更加独立、自由和强大，而不是相反。

最近十几年，中国心理治疗各个学派，尤其是精神分析学派发展得如火如荼。这总的来说是一件可喜的事情。但我们也知道，很多问题如影随形。其中之一就是理论与实践的脱节。包括我在内的一些治疗师，有时候是穿着理论的铠甲进入医患关系的，可以想见这会有什么样的治疗效果。读艾瑞克森，实可以破我执、理论执、各种执，相信被艾瑞克森风吹过后的心理治疗界，一定是一片盎然生机。

赵旭东博士说，上个世纪90年代初他在德国海德堡大学攻读学位，三年里相当多的时间是在看艾瑞克森的治疗录像。我观看过赵教授的治疗，觉得他不囿于理论的、灵动的风格，大有艾瑞克森的味道。

杭州电子科大心理咨询中心的陈洁去年去艾瑞克森的故居参加了5天催

眠培训。她说艾瑞克森能把石头的沉重变成泡沫的轻盈，而我们很多时候是把泡沫的轻盈变成了石头的沉重。精神的力量可以如此"改变"物质属性，真的令人神往。

本丛书的译者于收是我认识多年的朋友。他精研催眠20多年，此次翻译这个系列丛书，一定"专气致柔"般投入了大量时间和精力。在此向他致以略带嫉羡的敬意。

最后想说的是：相对艾瑞克森，我们也许更有优势，因为我们可以读他的书、看他的治疗录像，站在他的肩膀上；而他不能。在一门学科的发展轨迹上，某个杰出的人物可以空前，但不可能也不应该绝后。

曾奇峰

2015年4月20日于武汉

译　者　序

这套书以案例教学的形式，呈现了艾瑞克森催眠治疗的理念和"途径"，甚至包括很多催眠爱好者孜孜以求的快速或瞬间催眠技术。仅从书名看，这套书似乎是给心理咨询师，特别是催眠取向的心理咨询师学习艾瑞克森催眠治疗技术用的。

如果你是一位有心的普通读者，或许无须从心理专业的角度，你便会发现，本书对于所有人在日常生活中人与人的沟通交流方面都会有莫大的帮助，因为书中很多内容是在讲间接沟通和间接暗示的。间接暗示可以在平常意识状态下实施，说其间接，是因为它以绕过当事人意识认知的方式对其无意识发挥作用。日常生活中，很多人已经在自己未意识到的情况下，对自己周围的人，特别是对自己的孩子进行间接暗示，这些暗示有正面的，也有负面的。较多负面暗示的结果是孩子对待事情的态度、兴趣、方式等方面与父母的期望反差越来越大。通过阅读本书，或许你会不断地检视和改善自己在沟通交流中的负面间接暗示，会有意地练习和增加正面的间接暗示，营造良好的亲子关系、夫妻关系、增强你在人际关系中的影响力，甚至提高的你商业谈判能力。

如果你是一位心理咨询师，即使对催眠了解不多，你也会知道，心理咨询本质是一种沟通，是一种至少在意识和无意识两个层面的沟通。去年与曾奇峰先生说起催眠时，他再次提到2007年说过的一句话：催眠是精神分析的"爸爸"。因为，弗洛伊德正是在学习和应用催眠的过程中，更深地"窥见"了意识深处的某些东西，并由此发展了他的精神分析理论。所有的心理学大家，弗洛伊德、荣格、罗杰斯、皮尔斯，等等，无不深谙催眠。通过阅读本书，或许你可以从介绍的案例中看到精神分析、完形、人本、认知等心理学流派的影子，看到艾瑞克森既博采众长，又融会贯通，还有其独特的创新性发展。当然，熟悉神经语言程序学、意象对话、萨提亚、家庭系统排列的咨询师更会知道，这些方法的应用基础便是催眠。

如果你是一位接受过传统催眠训练的心理咨询师，或许在实践过程中会发现有些患者确实难以进入传统意义上的催眠状态，或许会发现有些患者的问题在催眠状态中已经得到了解决，但在实际生活中，问题还是会呈现。怎样把当事人在催眠中的改变整合到日常生活中，怎样与阻抗型患者打交道，怎样让患者在不知不觉中进入催眠，怎样发挥催眠的长久治疗效果，这些问题或许你可以从本书中找到答案或受到启发。

这是国内首次翻译出版艾瑞克森为第一作者的书，更是第一套以案例教学形式介绍艾瑞克森催眠的书，所以，如果你已经读过其他介绍艾瑞克森催眠的书，再来阅读这套书时，或许你可以从中品尝到更多艾瑞克森催眠原汁原味的东西，对艾瑞克森催眠的理念和"途径"有更深入的理解，并在实践中尝试加以运用。

艾瑞克森有言：学习催眠的最佳途径是体验催眠。此书的翻译应感谢二十多年来在催眠之路上与我相伴成长的诸多催眠被试、催眠工作坊学员和催眠培训合作机构，是这些年积累的催眠经验和自身体验，让我能够更深一些地理解和品味书中艾瑞克森催眠的味道。

翻译此书当属偶然，原本只为自己学习精进催眠之用，想从原著中体验艾瑞克森催眠的精妙之处。粗读原著之后，如走马观花未能尽兴，遂萌生逐字逐句品味此书之意，边学边用，历时四年多，完成译稿。在此，特别感谢阎兰编辑对这套书的热忱，几费周折才联系到版权，让这套书得以出版，也感谢她的细心校对，让这套书可读性更强。

艾瑞克森催眠实在是太过精妙，作为译者，虽有二十七年的催眠经验，但囿于自己学识，翻译中有时会感到艾瑞克森的某些话语难以用中文合意地表达。译文中有不当之处，还请同道不吝赐教。

于收

2015年春　济南

序 言

对于那些不曾有机会，或者将来也没有机会参加米尔顿·艾瑞克森主持的催眠工作坊的人来说，这本书将是一个价值非凡的替代。心理治疗师，通常也包括催眠治疗师，将会发现这本书是值得阅读和学习的，因为艾瑞克森超出了所有的心理治疗师，而且他的操作方法也超越了临床催眠术。至于学者和研究人员，我相信他们将会从中发现足够多的思考和研究素材，促进他们在未来某些时间对这个领域的研究和探索。

我第一次遇到艾瑞克森是在1954或1955年，那是在芝加哥一次临床和实验催眠学会的会议上。当我遇到他时，他正在宾馆大厅参加同行的一个小组交流。在这之前我从未见过他或他的照片。但是稍后，当我在听力范围外的距离上看到他时，很奇怪，我认为这就是艾瑞克森。我多次回忆过这个事情。可以认为，我不知从哪里听说过他患过小儿麻痹症，或许他柱着手杖的形象给我提供了辨识他身份的线索。

我不能确定，但我愿意相信这个线索是更为微妙的。从某种程度上说，我早就已经见过艾瑞克森许多次——通过我对他著作的详尽研究。通过这些著作，我开始欣赏他独特的个性。我相信，那些使他特立独行的品质通过这些著作已经传递给了我，而且我也更直接地体验到了它们，好像它们自己在浮现，也好像是他在与人互动。

以后的日子里，我本以为还会有机会与他见面，但到目前为止，一直没有合适的机会让我遇到他，观看他的示范，观看他做治疗，聆听他谈论催眠以及其他事情。特别是，我有幸知道了，为什么年复一年，他成了一个被冠以"催眠先生"称号的准传奇式人物。我也看到像拉尔夫·斯莱特、弗朗茨·波尔加，以及其他四五十位著名的舞台催眠师在积极活动之中，他们中的很多人把自己包装成"美国最著名的催眠师""世界最快速的催眠师"等，并且他们不厌其烦地颂扬他们奇异的超凡技术。我不否认，他们是优秀的舞台表演者。但是，作为催眠师，与艾瑞克森相比，他们只是可怜的二流角色，但是再没有什么人比艾瑞克森更为平静和谦逊的了。

当时，很多专业人士试图仿效他，这一点儿也不意外。而到目前为止，尽管少数几人曾经努力到似乎可以望其项背，但没有一个人真正地达到过他那种境界。关于这一点，有些原因读者会在阅读这本书的过程中逐渐明晰；有些原因读者则可能长久未知。如果作者对它们的阐述没有达到其重要性所要求的程度，那仅仅因为它们根本就不是只靠书面文字就可以传授的一类东西。或许因为它们是不可言传的，我自认为，对作者来说，向他们自己和读者承认这一点，会有一些不情愿。

这本书最清晰地表明，不管艾瑞克森对患者或被试说了什么，怎么说的，以及在哪里说的，这都是事关催眠有效应用非常重要的因素，特别是在临床上，在治疗性的设置中更是如此。很清楚，他必须整体地而不是零碎地考虑催眠治疗性互动，通过在对它的整体利用中对它的思考再深入一步。这需要利用暗示，从广义上讲，要利用催眠，它超出了简单魔术规则的应用领域，将暗示置于科学的互动沟通网络架构中。

艾瑞克森，不仅如本书表面上所呈现的那样，是一位语言沟通大师，他还同样擅长非语言沟通，这种非语言沟通是本书没有做到也无法真正平行呈现的诸多方面之一。这不是来自作者的疏忽，这是令人遗憾而又无法避免的。在非语言沟通方面，他在其职业生涯中所做的令人难忘的技巧展示之一，是1959年在墨西哥城，他对一个无法进行语言沟通的被试实施催眠，并展示各种催眠现象。他不会说西班牙语，而那个被试不会说英语。从头至尾，沟通完全是靠手势在进行。

　　通过十五六年前艾瑞克森带给我的一次体验，我可以亲自证明他非语言沟通的效力。在此，我想我应该说清楚，据我所知，我从来没被他催眠过，至少是正式催眠。我们一群人在费城一个旨在弄清米尔顿*操作*方式的特殊研讨会上与他相遇。一天早晨，我单独与他坐在早餐桌旁，稍侧向他左侧，面对着他。在我的记忆中，当时大部分时间是我在说话。我在说话时，部分注意力放在我的想法上，我模模糊糊不经意地注意到，艾瑞克森用他的手在反复多次地做着某种特殊的手势。一时之间，我陷入空白，接着，随着我意识的恢复，有两件事随之接连发生。我的右手好像在自发地向外移动，拿起桌上的咖啡壶并举起它。到这时，我才开始明白：米尔顿想要咖啡。对这个过程，用书中的话来说：我的"意识心理"接管了行动，并且我完成了这个动作，当然现在我知道，真正的原因是米尔顿的手势清楚地发出想要向他杯中加咖啡的非语言请求。就像我当时所学到的，这种事情是他最喜欢的启发或回答某个相关问题的方式之一。这也是他用来巧妙测试个体的暗示性和催眠易感性的方法。也可以说这是他让自己处于良好状态的一种方法。在这一段落的开始，我说我从没"正式"被米尔顿·艾瑞克森催眠过。如果说经过"正式诱导"，我们指的是利用各种催眠教材上一遍又一遍描述过的常见的经典和半经典的技术，的确是这样。由于现在越来越清晰的原因，当然又在读过这本书之后，我确信作者会说至少在那种特殊的情境下，我已经被艾瑞克森催眠过。

　　当然，有些口头交流，比用适当的语法和其他语言规则去进行表达更有效，或者它还可以在适当的时间、地点加入适当的非语言元素。在我和艾瑞克森相处的经验中，我已经发现了他对于语调和声音韵律特征的这种把握，仅仅提到的这两个方面，就形成了他独特的催眠方式。人们不得不仔细聆听和观察他，才能品尝到他演讲方式的独特韵味。他讲话轻柔而锐利，缓慢、平静、柔和、清晰而仔细地发出每一个字词，有时是每个音节，带着某种节律，整体上是一个可以意会而难以言传的过程。遗憾的是，没有任何方法可以用一本书向读者传达这类信息，让他可以重现这些特征。不管读者接受到什么程度，问题的焦点可被归结到上面这个原因，这样，学完这本书后，如果读者发现尽管自己依葫芦画瓢地做了每一样，但在有效性方面还是要逊于艾瑞克森，那么他的发现没有错。

我认为与米尔顿的有效性密切相关，但在我看来还没被充分揭示的其他因素，是他的平静自信，以及他许可式方法的足够奇妙，还包括他所散发出来的那种权威感。经由他的言行，一种自信被充分地表现出来：每一件事情都是、或将是他所说的那样。这散发出来的自信或许部分地根植于艾瑞克森与他的被试或患者互动的其他特征中。当你观察他时，你会非常清楚地意识到他与被试和患者沟通的能力。沟通时，他会某种程度地参与到对方的体验中，并和他一道进行分享。这一点在他引发幻觉现象时呈现得特别明显。当你目睹米尔顿·艾瑞克森告诉被试"有一名远离此地的滑雪者"，目睹他对被试详尽描述滑雪者所站的远方大雪覆盖的那个山陵时，或者当你目睹艾瑞克森询问被试"一只兔子，就在你的脚下——它是什么颜色？"时，你常常会有一种怪异的感觉，好像他也看到了那个滑雪者、那个山陵、那个兔子。既然这样，被试还怎么能看不见呢？不管米尔顿是否真的与被试共享主观体验，他所做的最终效果是与后者言语和非言语地沟通。在我看来，这在他诱导期望反应的过程中，是一种有力的辅助。

换句话说，作为对那些可能期望从这本书中得到多于合理收获的人的一个预告，我想他们对米尔顿·艾瑞克森催眠结果及其利用发挥效力的重要因素还没有给予应有的重视。这样写，不是在批评什么，那种火药味的东西放在前言也不适合。催眠诱导和利用是作者选定的焦点，这方面是十分复杂而重要的，某些删减，尤其是写作中一些极难处理的材料的删减是合情合理的。

事实上，每个现代教育工作者都知道，有三种主要的交流方式：声音、图像、文字，每一种都以其独特的无可替代的方式对整个教育进程有所贡献。我刚才的阐述只是反映了这一事实。就书面交流而言，这本书在阐明艾瑞克森临床催眠方式方面做了最好的工作。的确，它把单用书面文字所能达到的交流效果发挥到了极致。

总而言之，我将支持那些渴望成为另外一个米尔顿·艾瑞克森的读者。这本书会教他们一些米尔顿的"秘密"，一些实际上根本就不是秘密的秘密。只不过，他所做的，而且一直在做的，对他来说，是如此地清晰自然，以至于他认为每个人都知道究竟发生了什么。至于读者能否充分了解这个秘密，这是个有待进一步讨论的问题。米尔顿不是一夜之间成为"催眠先生"的。他在50岁之前就有着很多经历和体验，也积累了相当多的催眠经验。除了催眠，还有许多其他生活经历也装满了这50年。是哪些经历造就了他这样一个人，一个催眠师，一个临床医生？没有人能真正说得清，就连米尔顿本人也无法说清。其中有一些可被详细说明；有一些可以被复制，有一些则不可能；并且还有一些，人们不想去复制。广泛的催眠现象学体验，特别是在某种自然情境下，大量长时间的体验教学、应用、示范和催眠实验，所有这些一定会被理所当然地视为米尔顿·艾瑞克森惊人成就不可或缺的一部分。这些都是可以复制的。还有种体验，经由人为接种是有可能复制的，但这种体验肯定任何人都不愿经历，就是像米尔顿·艾瑞克森那样两次遭受小儿麻痹症侵袭。他生来对音调和色彩辨识能力差当然是不可复制的。艾瑞克森把他的高度敏感性主要归因于肌肉运动知觉线索、身体动力，并把感知觉变动模式归因于他终生与他先天和后天所患疾病的斗争。在他研究并努力缓解这些疾病的过程中，他获得了独特的对变动功能模式的了解，并把它整合到他作为治疗者的毕生工作中。另外，艾瑞克森还为他毕生从事的工作注入了非凡的想象力和创造力、高度的敏感性和直觉、敏锐的观察能力、对事实和事件惊人的记忆力，以及特殊的组织当下经验的能力。这在这里是无法当即复现的。

　　如果一个人永远不能成为另一个米尔顿·艾瑞克森，他至少可以学习一些他的操作方法，并在自己的天赋极限内，根据个人才能尽可能完全地运用它。如果这本书能够帮助读者实现这一点，它就算达到了目的。

　　在阅读这本书的过程中，读者应该记住它是一部实用风格的作品，更为特别的是，它是关于治疗性或临床性催眠的，并且它既是理论性的也是实验性的。读者或许从一开始就会知道他不会从这本书中找到意义明确且论证严谨的理论，也不会有什么准确描述很多事实的科学文献。显然，作者赞成给催眠的性质、催眠现象、暗示以及暗示性反应以一定的理论位置。读者对此可能同意也可能不同意，但是，当你跟随作者的说明，了解到艾瑞克森在实施某种干预或采取某个步骤时发生了什么时，许多可供选择的解释便会进入你的脑海。但是，要最有效地用好这本书，你需要记住，它的焦点不是放在发展某种科学理论，而是放在阐释米尔顿·艾瑞克森是怎样获得这些研究成果的；其中哪些成果会得到多数人的赞同而应用于实践，哪些会被称为"暗示性的"或"催眠性的"。站在实践务实的立场上，这些被诱发的反应是"诚实的""角色扮演的""认知建构的结果"，包含某种"解离的过程"，还是一个"模式塑造"过程的结果等，这其实无关紧要。归根结底，"真正的"科学家想知道"是其所是"的东西。对于这一点，作者已经了然于心，在书中经常会指出可供调查研究的领域，并对可进行的实验给出建议。另一方面从忙碌的临床医生和长期患病的患者角度看，重要的是结果，而且要立竿见影。这一问题的核心是功效。因为这个原因，像二位作者这样，有效的催眠治疗师，是不会把自己局限于催眠过程本身的。相反，就像本书乃至艾瑞克森和罗西更多著作中所清晰呈现的那样，有效的催眠治疗会不断地交织着对催眠性反应和非催眠性反应利用的过程。在这里只举一个很小的例子，"双重制约"的应用，贝特森对它熟稔于心，作者用它也有其特殊的意义，它本身并不是一种催眠技术或方法，也不涉及催眠或暗示过程，但它可被用作一种特殊的催眠诱导工具，或一种从已被催眠的个体身上诱发进一步反应的工具。

虽然理论既不是这本书的长处也不是其焦点，但艾瑞克森的*操作方式*反映出了非常明确的理论定位，或者至少可以成为一个指南。把催眠性反应看作由被试在"催眠"状态中被给予的"暗示"所诱发的反应——这已是传统，一直在这个领域被广泛地接受。但是，即便在伯恩海姆之前或者更早的时候，人们也广泛地认为：暗示导致了这种反应，它由被催眠的个体展现出来，它同样可以有效地应用于未经催眠诱导的个体。也就是说，它们可能对那些未被催眠的人也有效。对于这个观察，一小部分现代研究者进行了归因，其解释之一是催眠对于产生催眠性反应的结果不仅是不必要的，而且它实际上还是一个多余的概念。这种观察导致了这样一种观点：并不存在什么催眠状态。

然而，与此相对的，由本书作者提出的观点认为，所有*真正的*反应，*就其事实本身来说*，都是与催眠状态或恍惚状态相关的。从这个观点来说，"清醒的"暗示与"催眠的"暗示之间不再有任何区别，或者如果你愿意，也可以说，外部催眠暗示和内部催眠暗示没有什么区别。只要对暗示做出充分反应就是被催眠的。如果必须要找出点不同，根据本书作者的观点，一个人如果没有首先（在暗示前）或者与其同时发展出催眠性恍惚，他是不会对暗示做出充分反应的。关于这个情况的这一独特观点，作者用双重方式呈现出来：对作者来说，如果反应是对暗示的充分反应，它必定是由心理的不同层面促成的，而不仅仅是所谓的意识反应。从而，把由被试的"无意识"和"意识"心理主导的反应区分开来。平常，意识支配无意识。传统催眠诱导无非是一种无意识从意识支配中的释放，他们把这种释放也视为个体对暗示做出充分反应时每时每刻都存在的东西。对他们来说，在无意识层面的完整运行也就是在一种恍惚或催眠状态中。从意识到无意识运行的任何变化，都是从非催眠到催眠状态（"清醒"到"催眠状态"）的必经之路。尽管大多数读者可能对这一点会很清晰，在此还是要说清楚，本书作者的"无意识"概念决不同于弗洛伊德所标称的那样。而莫顿·普林斯的"潜意识"或许最接近于它。在任何情况下，它都是一种智慧而复杂的心理功能，它似乎保持着某些被意识心理渴望拥有的自我功能，同时又放弃或不受某些通常与自我相关联的其他功能的影响。

上述暗示和催眠观点的一个推论是，把催眠视为暗示性亢进的概念是毫无意义的。易受暗示的便是易被催眠的。这些都是在以不同的方式说同样的事。由此可以认为，讨论测试个体清醒的或非催眠性的暗示感受性，以此去预测他的催眠可能性，同样是毫无意义的。最后，正式诱导的催眠，当它成功时，在这个框架中可能被视为不过是一种强迫人的技术而已，它使无意识参与增加的程度跳跃式地发生着变化。但是，像作者那样检视催眠的和被暗示的反应，其真正的效果，读者将会在这项工作的中心话题中得以发现；而如何促进、活化、培育以及在一定程度上利用无意识层面的功能，这是本书的主要内容。

我用了很大的篇幅在说米尔顿·艾瑞克森，这是理所当然的，因为这是一本关于他利用催眠进行治疗的方法的书。但这本书是共同努力的成果。如果没有其他作者，特别是欧内斯特·罗西，或许它将难以问世。罗西所做的不仅仅是记录和呈现艾瑞克森做了什么和说了什么。他花费了大量时间和精力去说明，是什么对米尔顿来说是如此地清晰，而对其他人来说却是如此地难以理解。要做到这一点，罗西必须不断地进行整理、筛选、分析、解释、组织并最终整合那些资料，而它们在开始收集时，实在让他有些眼花缭乱。这可是一项工作量不小的任务，因为我可以用我自己过去不成功的努力来证明，当时我在做一项类似的工作，规模还要稍小一些。此外，我相信，罗西以一种独特的方式，成功地做到了给我们一个机会，通过他非常独到的眼光去看艾瑞克森在做什么。但是，欧内斯特·罗西的特殊贡献并不限于这一点，对于他的特殊贡献，读者在他有趣的编辑、实用且发人深思的练习、问话、注释和研究建议中，还会有更进一步的发现。

　　最后，我认为艾瑞克森的追随者们将在本书中，找到他们想问他，但没有问，或者没有机会问的问题，甚至会找到他们寻找未果的问题的答案。

安德烈·M．魏岑霍费尔
（Andre M. Weitzenhoffer）

于 美国俄克拉何马城

导　言

　　本书是米尔顿·艾瑞克森进行催眠治疗示范的录音记录，呈现了他临床催眠诱导的艺术和间接催眠暗示形式。这是一个训练和探索过程的记录。最初，第一作者艾瑞克森在临床催眠方面对第二作者罗西进行训练。随着训练不断进行，它成了对艾瑞克森基本治疗工作的一种分析。因为当时罗西是这个领域的初学者，艾瑞克森不得不以某种方式介绍和演示临床催眠治疗的基本原则，而这种方式恰好成就了这本书，使它成为这一领域具有开创性的著作。不管怎样，既然艾瑞克森是一个如此富有创造力的创新者，对于心理治疗师来说，无论训练水平和治疗取向如何，他们都会对书中的很多资料产生极大的兴趣。

　　书中你将会看到，作者把临床催眠术和治疗性催眠（同义地使用这两个术语）精心设计成一些日常生活过程的扩展。我们都会在对它不完全了解的情况下，体验到我们沉浸在某种内心沉思或入神的瞬间时的"常见日常恍惚"。在我们不假思索地从事日常工作期间，我们的很多注意力实际上是聚焦在内部的，因为我们要更深一些地体验我们自己，以便有可能得到一个新的视角，进而解决问题。无独有偶，在催眠的临床应用中，我们可以更容易接受我们的内部体验，以某种令人惊讶的方式利用潜能。在治疗师暗示的帮助下，这些潜能可以得到开发和进一步拓展。

催眠治疗师与其他训练有素的治疗师之间有许多共同的看法：了解反应中的无意识心理动力过程；鉴别情感和体验性学习的意义及其理性认知；高度尊重每个个体独特的生活体验，等等。但是，催眠治疗师在实践中还是有些不同之处，他们在有意地利用这些个体的内心过程，帮助他们以其自身独特的方式实现其治疗目标方面，要更专业一些。在这些记录中，艾瑞克森演示了非常多的方法，所有流派的心理治疗师，通过这些方法，经过或不经过正式的催眠诱导，都可以促进患者的心理发展。他认为催眠本身对每个人来说有不同的体验，甚至临床催眠可被理解为一个个性活跃的自由时期。从这个角度来看，人们逐渐把艾瑞克森的工作看作所有心理治疗都需要努力为之的有效途径：帮助个体摆脱习得性限制，从而激发内部潜能，实现治疗目标。

本书的结构

本书每一章的开头都有一段录音的精心抄录。这些录音记录了艾瑞克森的临床催眠诱导和他与被试的工作，外加一段评论，说明他的工作程序。他的非语言行为（动作姿态、手势等）在括号中进行了描述。在这些录音中，会重复利用某些程序，问某些话，讨论某些议题。这种重复自然而然地发生，因为艾瑞克森是在对罗西等人进行催眠治疗的训练。罗西等人经常不得不一遍又一遍地问同一个问题，以确认他们明白了艾瑞克森想要传达的意思。在不同的上下文中相似主题的重复，让读者有机会探索艾瑞克森工作的有效特征，以及他怎样把它们用于日常实践的突发情况中。

每次晤谈的诱导部分是对艾瑞克森原话极为精心的抄录，用粗体字表示。当他停顿时，他说的话被另起一行，或在他的话语或短语间用额外的空格分开。当他停顿超过20或30秒时，用括号里的"停顿"表示。由于这些资料是用普通的盒式磁带录音机记录的艾瑞克森72岁时的录音，所以录音中会出现某些话语的丢失。这种情况被小心地用圆括号（……）表示。这样，诱导部分把艾瑞克森工作的经验性原始资料提供给读者，不掺杂其他任何人的先入之见。艾瑞克森仔细阅读并认可了对他工作录音的这些抄录。这样，诱导部分可以作为一种客观记录，为其他研究人员将来研究艾瑞克森催眠方式提供分析依据。

缩进并以普通字型编排的评论部分，是艾瑞克森（Erickson，E）与欧内斯特·罗西（Rossi，R）之间的讨论，在讨论中艾瑞克森解释他与被试（Subjects，S）的工作。这些评论的内容取决于同样重要的两个部分：艾瑞克森觉得需要教的相关内容以及罗西觉得为了弄明白而需要问的内容。这些讨论错综复杂，有时离题万里。考虑到出版，为便于阅读和理解，其中的某些讨论已被编辑或改述过，以便意义更加清晰。当其中的某些评论有些过于倾向于从罗西的理解和需要出发时，它们也被艾瑞克森仔细地读过，间或做了些修改，以强调某个重点或澄清某个主题。

每一章的结尾都有几个段落，由欧内斯特·罗西来澄清和详细说明刚才所举例子中艾瑞克森工作的相关主题。有时，罗西试图分析艾瑞克森的临床方法，以便发现某些可以在进一步的实验性工作中进行分离和测试的基本变量。这些部分可被理解为一种努力，它试图在艾瑞克森催眠治疗的临床艺术和心理科学弄清人类行为的系统努力之间架起桥梁。

在学习这本书的过程中，读者最好先阅读"诱导"部分，那是"纯粹的"艾瑞克森式催眠诱导。然后，读者会得出自己的结论，并且在进展到评论部分之前，先提出自己的问题。然后，你可以自己决定在诱导说明部分要花的时间。这时，读者可以写出自己对相关变量的分析，或者对它们进行测试，加入综合性知识。

有新材料被引进的各个章节，其结尾处提供了大量的进阶练习，作为一个指南，帮助催眠师在临床观察艺术、催眠诱导、间接暗示拟定方面，发展他们自己的技巧。许多练习对用或不用正式临床催眠诱导的普通治疗师都会有所帮助。

因此，这本书可以起到启发和促进执业心理治疗师改进其教育和学习的作用。它也为研究人员提供了临床资源，供他们在更加可控的实验情境中，验证关于催眠现象和催眠治疗的各种假设。

目　录

第 一 章
对话式诱导：早年学习定势

　　S医生是一名心理学家，也是一位母亲，她在一次独特的催眠示范中进行合作，以弄清一名专业人士是否能够通过亲身的催眠体验学习，成为一名催眠治疗师。除了在一次演示中体验过短暂的催眠诱导外，S医生没有任何催眠经验。那次诱导唤起了她在这个方面的兴趣，作为接受免费训练的回报，她同意现场录音。

　　在第一次晤谈中，艾瑞克森用我们所称的"早年学习定势"的诱导开始这个过程。他只是要求S，当他与她说话时，把注意力集中在一个点上。他的做法是不经意的、柔和的、热情而友善的。艾瑞克森只是谈论幼儿园和学习、想象、舒适、无意识的能力和某些眨眼反射的改变。这是一个对话式诱导的例子，它是如此地平常和间接，以至很难被认为是在诱导催眠。这个不耐心的初学者在徒劳地等着他开始催眠。将会控制被试身心的那些手法在哪里？古代医学书籍上所列举的作为附体和恍惚现象的那些迷乱、顺从、木僵和怪异手势在哪里？

　　人们常常把催眠看作一种很神秘的事情，现代催眠治疗完全不同于这种大众化的理解。治疗师不是表演家。他们极善于观察，并能识别哪怕极其细微的反应变化，这种变化可对患者的兴趣和能力提供重要线索。然后，这种线索可被用来帮助患者进入一种有趣的变动意识状态，通常也被称为催眠状态。于是，治疗便从"了解患者已有的知识并以其他方式应用它们"开始。艾瑞克森对于暗示或对患者增加任何新的东西抱着非常慎重的态度；他更喜欢助长患者的能力，以创造性地利用和发展患者自己已有的潜能。

在这次晤谈中，艾瑞克森提出了很多主题，它们会在随后晤谈不断扩大的语境中被重复提起：聚焦患者内心、从患者意识定势的限制中释放无意识（自发的）进程、间接暗示的某些原则和形式、以及催眠和催眠治疗的伦理。初学催眠治疗的学生常常想立刻学会每一样东西，这种愿望恐怕难以达成。对内容的理解需要久而久之自然地深化，就像艾瑞克森在连续晤谈中一遍又一遍地复习基本资料。通常情况下，在早期晤谈中，资料的意义并未被完全理解，要真正理解，则要到更晚些的时候。正因为如此，认真的学生会感到他们有必要回过头来，对每一次晤谈重新研究很多次，直到把它完全弄明白。

观察

E[1]：看着远处那幅画的右上角。

现在你（罗西）观察她的脸

远处那幅画的右上角。

现在，我将跟你说话。

（停顿）

> E：太多时候，治疗师甚至连患者的脸都不看。但是，面部表情、遍及全身的肌肉紧张度和呼吸的变化，这些信息在告诉你，患者的注意力有多少被导向了当时的问题。试图与正处于焦躁不安中的患者一道工作不会有任何效果。

> R：患者越安静，他就越能把他的能量指向治疗师正在说的话。

---

[1] 以下对话中，E皆指艾瑞克森，R皆指罗西，S泛指被试，其他人名缩写大写字母为被催眠者或其他观察者名字的首字母。——译者注

E: 是的！你也会注意到，患者是否会从治疗中分心。患者是否会受到公共汽车或警笛的干扰？他们受外部干扰影响越少，他们的精力就会越多地集中在治疗上。你只能通过仔细观察患者去了解这些事情。

早年学习定势

当你第一次上幼儿园、小学的时候，

学习字母和数字这件事似乎是个难以应付的重大任务。

E: 现在你只是谈论那些人们早已有过的经验，并以另外的方式使用它们。你没去创造任何新的东西。

R: 你正在利用早已存在于患者身上的学习定势。它是一种学习定势，而你通过某种诱导唤起它。

E: 是的。

事实陈述是催眠暗示的基本形式

认识字母 A

把 Q 与 O 分辨开来，非常非常地难。

同样，手写体和印刷体是如此的不同。

但你学会了形成某些种类的心理图像。

那时你并不知道，但它是一个不变的心理图像。

R: 在这里，你正在利用一系列非常明显的事实、常识来作为暗示。当你说起这些早年经验时，你的话语往往会唤起早年记忆，并可能在某些被试身上促成年龄退行。

E: 是的。暗示总是以某种患者易于接受的方式给出。这些暗示是患者无法争辩的陈述。

内部图像

后来到了初中，你形成了另外的单词图像或句子图像。

在不知道你是在发展心理图像的情况下，

你发展了越来越多的心理图像。

现在你可以回忆起那些图像。

（停顿）

     E：平庸的催眠治疗师说："看着这个点"，他试图把患者的注意力集中到那个点上，这有时挺难。但用患者自己脑海中已有的图像去处理就会容易得多。在他脑海中有大量不同的图像，他可以很容易地从一幅滑到另一幅而不用离开这个情境。

     R：所以，内部图像可以非常有效地抓住注意力。

     E：外部事情对他们没有什么真正意义，只有他们内心拥有的图像是有意义的。此外，你只是在谈论那些他们过去确实发生过的事情。这是他们的过去，而我并没强加任何东西给他们。他们确实学过字母，也学过数字。他们确实学过很多很多的图像。他们可以很高兴地选择任何他们想选的图像。

     R：这样一点儿也不会引起阻抗，实际上你站在他们的一边，在认同他们。你对他们学习中的困难进行共情，所以你让自己与患者的困难结盟。

     E：没错。因为从自己的经验出发，你知道那是很难的。

     R：用你正在取得的全部早期成果，你也唤起了他们的动机，使他们更好地投入当前的催眠工作中。

意识和无意识的关系

现在，你可以去往你想去的任何地方，把自己流放到任何情境中。

你可以去感觉水

你可以在其中游泳。

（停顿）

你可以做任何你想做的事情。

     E：这听起来像极度的自由，但请注意我给出的暗示"流放"你的意识到另一个情境中。它可以是你想去的任何地方。它或许会与水有关，而你可以做任何你想做的事情，此时你的意识不必集中在治疗室。

无意识运行：允许意识心理退出

甚至你不必听我的声音

因为你的无意识会听到。

你的无意识可以尝试任何你想要做的事。

但你的意识心理不会去做任何重要的事情。

E：患者没用他的意识心理注意我，但他无意识将领会我所说的事情。

R：所以你的方式直接针对无意识，没有意识心理的介入和曲解。

E：有些时候，患者后来会说："我希望你让我在水中或在花园里待的时间再长一些"。

R：所以，徜徉于"内心的花园"是你吸引意识注意的一种方法。像观察一个点把他们的注意力聚焦在外部图像一样，你已经让他们的意识注意集中于内部图像。但专注于内部图像对于集中注意更为有效。

E：更为有效！

R：当他们如此专注时，他们的意识被转移开，所以你可以直接对他们的无意识进行暗示。

E：他们对意识的东西更感兴趣。他们没在有意地注意我说的话。他们正在无意识地关注，所以没有任何意识的干扰。

R：这就是利用内部图像的重要性：当你直接对他们的无意识进行别的（例如，催眠性的）暗示时，它们会约束被试的意识注意。

E：让人们知道他们的无意识远比他们所知道的更为智慧，这一点非常重要。无意识是一个更大的资源宝库。我们知道无意识可以做事，让你的患者确信它能够做到是很重要的。他们必须愿意让他们的无意识做事，不过多地依赖于他们的意识心理。这非常有助于无意识的运行。所以你围绕着让意识心理从任务中退出，而把任务全部留给无意识的指令构建你的技术。

R：你不想让他们有意识控制，而是想让他们的无意识自身顺利运行。

E：这样，无意识运行的结果就会变成意识的。但首先，他们必须超越他们对"什么是可能的"的意识理解。

眼皮颤动：限制内部反应

你将注意到你的意识心理有点儿

牵挂，因为它一直在让你的眼皮颤动。

E：我在这里限制性地解释眼皮颤动，而不让她把它泛化成认为她整个系统在摆动，或不确定。

R：在诱导初始阶段所发生的这种轻微的、快速的、振动式的眼皮颤动常常被当作催眠开始的标志。

证实变动状态

你改变了你呼吸的频率。

你已经改变了你的脉搏频率。

你已经改变了你的血压。

在对它不了解的情况下，你正在演示一个催眠被试可以展现静止不动。

E：他们不知道，但是当你告诉他们时，他们改变了它们的运行，他们可以意识到它。它们的运行已经发生了改变，所以他们不能拒绝或否认它。他们有身体方面的证据。

R：他们有变动状态的证据。你告诉患者这些事情去证实催眠状态，而不是用它去挑战。

E：没错。我不喜欢用吞咽反射的缺失作为某种挑战，因为他们往往会测试它。我更喜欢用他们无法测试的事情。

R：因为在催眠中，患者往往很少吞咽，有些催眠师用它去测试催眠深度。他们会通过告诉患者不能吞咽去"挑战"他们。但是，在催眠训练的开始阶段，这样的挑战实际上可能唤醒患者。

降低干扰

除了你无意识心理的活动，

没有什么真正重要的事情

　　E：这样，不用强调外部有什么干扰，却降低了交通噪声及其他所有外部干扰的影响。他们可以把这种降低应用到所有可能闯入的不相干刺激上。

　　R：你不把你感觉到的干扰投射到患者身上，甚至你根本不暗示有这些干扰。但如果有干扰，这些句子可以帮助人们降低它们的影响。

隐含式暗示和在暗示的心理动力中的虚幻自由

你无意识心理想要什么，它就可以是什么。

　　E：这是库比所称的"虚幻自由"的一个例子。对自由选择，人们都会有某种非常强的主观感觉，但实际上，我通过精妙的指令和隐含式暗示，把我的被试吸引在眼前的任务上。例如，前面我说过"你可以去往你想去的任何地方"，然后我限定一个地方：水中。

　　R：所以，给予暗示的艺术是给出小心的指导，但你让被试在你建构的框架内感觉到某种虚幻的自由。

　　E：早些时候，当我说"你的无意识可以尝试任何它想要做的事情"时，它听起来好像我在给它自由，但实际上单词"尝试"暗指其对立面。单词"尝试"意味着限制。当你想暗示某种限制时，你出于自己的目的使用"尝试"这个词。

　　R：在这一点上使用"尝试"这个词，实际上是挡住或拴住无意识，直到它从你那里收到进一步的指令为止。

　　E：然后，当我说"你的意识心理不会去做任何重要的事情"时，它是在暗示你的无意识将会做某些重要的事情。

　　R：实际上，无意识不能做它想做的事情，因为你已经限制了它。总之，这意味着无意识将会做某些重要的事情，并且那将是你所暗示的事情。

不知道，不做

现在身体的舒服存在着，

但你甚至无须注意

你的放松和舒适

      E：注意我怎样强调"你甚至无须"。患者一路走来，负担很多，所以你要强调它们全都不必要，这样才能把能量聚焦到手头的任务上。

      R：这强化了你前面的评论："你甚至不必听我的声音"。当患者不必知道也不必做任何事情时，它促进了催眠诱导。

隐含式暗示

我会告诉你的无意识心理

你是一个优秀的催眠被试，

而无论何时，只要你需要或者想要，

你的无意识　心理都会允许你使用它。

      E："我会告诉你的无意识心理"隐含着我无须说服你的意识心理。

      R：换句话说，每个句子都有隐含式暗示，而且那些重要的信息就是通过这些隐含式暗示传递出的。

      E：是的。

隐含式暗示和时间

它会花点儿时间　它自己的时间

让你进入催眠

帮助你合理地理解所有事情

      E：你会花些时间，而你将会做到。这是一个重要的隐含式暗示。他们不知道多少时间，所以他们不得不依靠你。

默契

我会对你，或我选定的任何人说，

但只有我在对你说时，你才有必要去听。

我会把我的声音指向别处

而这时你会知道我不是在对你说

所以你将不必注意。

> E：在这里我正在为我自己将来的工作设置很多自由。

> R：你也是在暗示某种默契：只有当你对她讲话时，她才去注意。

催眠的先兆

罗西医生，我想你见过很多非常有趣的反应。

眨眼反射的改变。

面部肌肉的改变，全身静止不动。

> R：在眼睛完全闭上之前，眨眼反射的变慢和面部肌肉的放松，致使脸部出现平滑的或"熨平的"表情，这都是催眠的典型标志。

伦理原则

R：你想现在继续，并展示更多现象吗？

E：我可能想这样，但我没有与她有意识地进行讨论。因此，我必须先唤醒她，征得她的同意。无意识永远保护意识。现在你想醒过来吗？

> E：当她在催眠中时，我不能在催眠中征得许可做什么。请求许可应该在正常清醒的意识状态下，所以我们必须在她清醒时问。你必须小心地保护其人格的完整性，而不能够不恰当地利用催眠状态。

> R：那样会破坏信任，并只能引发所谓的阻抗。

从催眠中醒来的身体调整

（被试睁开眼睛，伸展一下身体。）

注意当她醒来时身体的调整。现在你想告诉我们些什么吗？

  R：结束时这种身体的调整是治疗师可用来辨识患者已经进入过催眠的另一个线索。伸展身体、眨眼、变换身体姿势、打哈欠、湿润嘴唇、梳理头发、触摸身体的各个部位，等等，这些全都是患者从催眠状态调整到清醒状态的标志。

知觉改变：眼睛模糊现象

S：啊，我喜欢它，它非常平静。刚才，我看着上面的那个点，一会儿，它就变得有些模糊。

  R：我知道，某种知觉改变。

  R：这种视野模糊的报告是催眠发展的另一个非常普遍的标志。还有人可能报告模糊、隧道视野、背景颜色或物体大小和形状的改变，等等。

放松和内部专注

S：开始时，我试图去听，但一会儿我的注意力便离开了，放到自己的事情上了。听你——艾瑞克森医生讲话是冗长乏味的，我刚才觉得挺放松。

（在录音机关掉后，晤谈正式结束，被试说起他在催眠诱导初期所产生的"飘移"体验。）

  R：她的放松和内心对某一点的专注是催眠更进一步的标志，那时她不用再努力地听你说。她还在跟随你早先的暗示：她无须有意听你的声音，因为她的无意识会领会你在说什么。很显然，她是在无意识层面进行反应，因为当你告诉她醒来时，她才结束她内心的专注。

观察与艾瑞克森的基本方式

观察是催眠治疗师早期训练中最重要的方面。对艾瑞克森来说，这种训练从他年轻时开始，贯穿终生。对人类行为一致性和相关性的观察是富有创造力的催眠治疗师的*必备条件*，也是其拿手好戏。艾瑞克森在后文中所说的奇闻轶事和故事显示出他是一个人类行为规律的敏锐观察者。艾瑞克森喜欢幽默，所有这些原创性笑话是建立在对特定情境下人们会做什么这种合理认知基础之上的。

例如，当他还是个孩子，他要穿过威斯康星的雪地去上学，清晨他早早就兴高采烈地离开家，这样他可以在平原笔直的大路上踩出一条弯弯曲曲的小径，然后观察每个在他后面跟随他清晰脚印的人。人们没有按照他们所知道的原本在那里的直路；他们似乎发现跟随他留下脚印的弯曲小径更容易些，直到在后一段到学校的路上，他才改正过来，不再弯弯曲曲地绕弯。

反应的规律性具有十分重要的意义。这些规律是他用来发展催眠现象和催眠反应的工具。这可以让他知道，对于给定的刺激，将会产生特定的反应。或者，如果他能引发某种反应，那么，对他来说重要的是，就会知道另外一种反应与它是紧密关联的，并且是很容易发生的。于是，他可以用一种刺激引起某种反应，然后通过联结，用这种反应引发另一种特定反应。

当这些反应在发生，似乎又没有意识目的时，这种情形就会被主观地体验为催眠性的，因为患者并没意识到他们自己内心这些可预知的联结。患者并不了解他们自己反应库中的所有可能性。因此，当他们经历某些他们无法预知（尽管由于对患者反应联结的了解，治疗师能够预知）的事情时，他们会假定是催眠治疗师以某种方式引起的。催眠治疗师只是安排反应的情境，以便患者的某种反应自然地随之发生。但是，催眠治疗师能够"引起"反应，是因为他知道怎样利用患者反应模型内的先在结构。

从这一点可以得出这样的结论：治疗师越了解反应的有效性，在任何特定情境下他就越能充分地引发想要的反应。治疗师越是能够观察到患者个体的特定规律，他就越是能够助长这些个体的治疗性反应。

观察练习

1. 寻找并精心研究患者的反应规律。这些规律可包括打招呼的特殊习惯和仪式，以及在治疗性晤谈最初一两分钟当他们谈到"问题"时，他们怎样把自己调整到他们联结结构的习惯模式上。对于患者的问题怎样被"联结的闭合回路"所规定，怎样打破患者自己所不知道的不变的习惯联结模式，你能观察到什么程度？你可以做什么样的干预帮助患者从中摆脱出来？

2. 观察到了什么程度，患者才是开放的、可改变的，并且是有能力跟随你的；到什么程度他们是固执、封闭、难以改变的——事实上是期望你去跟随他的。艾瑞克森在评估患者到了什么程度会是一个好的催眠被试的过程中，寻找患者的"反应专注度"（个体对他人在说什么的专注程度）。反应专注度越高，越是好被试。因此，我们可以认为，患者对治疗师的指令越开放，他对治疗师正在说什么的专注度越高，他作为一个催眠被试的能力就越大。

这要求治疗师不但要聚焦于他们与患者反应关系的"过程"，也要聚焦于其"内容"。想成为擅长催眠疗法的治疗师，要训练自己观察在移情－反移情关系中"可用性"①和"跟随"的心理动力（关系）。开放性和可用性越大，跟随和催眠性反应的能力就越大。什么能帮助患者对治疗师更加开放和可用？治疗师做些什么可使自己对每个患者更加开放和可用？

我们注意到可用性和跟随形成双行道。治疗师越能敏锐地对患者的需要、情感和世界观做出反应，患者就会越多地学会对跟随治疗性暗示保持开放和可用。治疗师对患者在我－你关系中的体验认同越充分，他们的理解就会越中肯，暗示就越容易被接受。

3. 催眠诱导的实践艺术需要治疗师学会观察反应，并把暗示绑定到反应上。面部表情发生了什么变化？你是否观察到患者的眼皮开始颤抖？如果这

---

① 指被利用的可能性。——译者注

样的话，就可以暗示患者将很快眨动眼皮。眨眼反射变慢了吗？如果这样，治疗师可以注意并暗示它很快将变得更慢，直到最后眼皮闭上。当发现患者刚刚呼出气，这是暗示他深呼吸的好时机。当发现他的身体动作越来越慢，此时可以暗示患者会慢慢地变得静止不动，而且很快将完全平静和舒适。治疗师可以变得如此地精通暗示，他们可以自动地根据患者的显见反应给予进一步的暗示。他们逐渐发展出源源不断的语言，让他们流畅地陈述和反映患者的反应，同时精心研究患者的反应以决定下一步暗示什么。你可以在很多日常生活情境中练习这种细心的观察。演讲现场观众中的人以及公共汽车、飞机或火车乘客中的同伴，他们会处于某种状态，位于从紧张警觉到催眠恍惚之间某个适当的范围内。学习辨识与这些状态相关联的反应。在实际诱导初期，你可以学习观察反应的艺术，对它进行评述，再加入你将预见和进一步发展那种反应的暗示。在接下来的晤谈中，我们将逐渐诱导各种形式的间接催眠暗示，当你有了更多体验时，这些暗示形式你自然会学会。

临床催眠中的意识和无意识

艾瑞克森强调意识与无意识某些方面的关系，以及在他临床催眠工作中出于治疗性目的的利用途径。这是一个重要主题，在最初的说明中先做了介绍，在几乎所有接下来的研讨中，我们将做进一步讨论。我们认为意识被现代理性主义者的态度和信念程序化了，它被令人痛心地限制住了。据估计，大多数人充其量使用了不超过10%的心理能力。我们中的大多数人根本不知道如何利用我们的个人能力。我们的教育体制只教会了我们如何达到某种外部的学习标准。我们学习如何读写 ABC 及类似本领。我们学习的充分性是用我们在标准化成绩测验中的分数去衡量的，却不是用我们为了我们的个体目标而对我们独特的神经回路的利用程度来衡量。但至今，我们的教育体制仍然只有极少或根本就没什么办法训练和测量个体利用其自身反应模式和联结过程的能力，尽管这种*内在*能力对于创造性和人格发展至关重要。

意识就这样被编程去迎合外部已成共识的成就标准，而这一切，在那些停留在搁置状态的个体身上是独特的。也就是说，我们大多数个性仍然停留在无意识和未知状态。艾瑞克森会说："让人们知道他们的无意识比他们平常所认为的要智慧得多，这是很重要的。无意识中有极为丰富的储备材料"。患者出现问题，是因为他们的意识程序化已经过于严重地限制了他们的能力。解决这一问题的办法，是帮助他们突破他们意识意向的限制，释放他们的无意识潜能。

我们会一次又一次地发现，艾瑞克森引发催眠和问题解决的途径，通常指向避开患者的意识和习惯意向所形成的僵化的习得性限制。我们将稍后示范和讨论"弱化意识定势""处理意识"等这类短语的含义。所有这些短语都表示同样的意图：*把个体从习得性限制中解放出来*。艾瑞克森非常清晰地指出："你围绕着让意识心理从任务中退出，而把任务全部留给无意识的指令去构建你的技术"。

为了实现把无意识潜能从意识的限制中解放出来这一目标，艾瑞克森率先发展了催眠暗示的*间接途径*。这些途径与大多数以往和目前仍然把直接暗示当作主要治疗方式的催眠工作截然相反。接下来的对话和评论将是这些间接途径循序渐进的入门。这些可能的间接途径，其层次如此丰富，数量如此众多，致使艾瑞克森无法把它们组织到一个综合的系统中；实际上，他也并不总是知道它们为什么这样，以及它们是怎样工作的。因此，间接途径仍然是一块处女地、一个未知的领域，有待于一些读者满怀希望地探索，并在自己的研究和治疗实践中进一步地拓展。

催眠暗示的利用理论

最近，我们把*催眠暗示的利用理论*概括如下（Erickson and Rossi, 1975）：

催眠是一种特殊状态，它可以强化治疗关系，把患者的注意集中到几种内部现实上；催眠并不能确保暗示的接受性。艾瑞克森依靠某些沟通策略……唤起、调动和移动患者在某些方面的联结过程和心智能力，从而间或达成某些治疗目标。他认为催眠暗示实际上是一个过程，它以超出其平常意识或自主控制范围的方式，唤起和利用患者自身的心理进程。

有效的催眠治疗师会学着使用言语、语调、手势以及其他东西引发患者自己的心理机制和反应过程。催眠暗示不是某种施加于患者身上让他去做任何事情的语言魔术。催眠暗示的有效性取决于他们活化、限制或改变患者内在自然心理机制和心理联结的程度。艾瑞克森喜欢强调：催眠暗示可以诱发和利用早已存在于患者身上的潜能，而不能强加一些完全外来的东西。暗示性亢进并不是治疗性催眠被应用时的必要特征。

艾瑞克森在他发表的第一篇关于催眠的文章（1932）中，发现"暗示性亢进并未被注意到"是一个催眠的必要特征。他与300名被试一起工作涉及数千次催眠使他得出这个结论：

> 完全不用让他们变得高度易暗示，我发现，与他们相处，你得非常会调节气氛才能不会失去他们的合作，你常常能觉得他们会发展出某种对催眠师的补偿性否定，以抵消所增加的易暗示性。即使被试原本受过训练，在打一个响指后立刻进入深度催眠，但当他不情愿，或者他对其他东西更感兴趣时，他可以成功地阻止自己进入催眠……总之，似乎可以认为，尽管在催眠中暗示性的增加确实在不断发展，但它的影响也可以是忽略不计的。

有这一发现的，不只有艾瑞克森一人。韦曾豪弗尔（1961, 1963, 1971）在回顾其催眠经历时曾指出，最早的研究者（如：伯兰特、德斯潘和布雷德）并不认为暗示是催眠的本质特征。是列必由特和伯恩海姆，他们两人为把暗示性亢进当作口头催眠或恍惚的必要条件奠定了基础。这可能已经被现代实验取向的研究者（Hull, 1933; Hilgard, 1965）所接受，因为它很容易地为发展"催眠感受性量表"提供了依据，他们认为这些量表对于催眠现象的定量研究是必需的。但是，韦曾豪弗尔坚持认为有必要把*催眠*和*易暗示性*的概念当作两个分开的课题进行研究。

对于艾瑞克森来说，催眠和催眠性暗示是各自独立的两种现象，它们在每个特定的个体身上和特定的时刻可以有联系也可以毫无联系。因此，艾瑞克森（1952）非常强调"催眠诱导与催眠利用"之间的不同。在他的早期工作中，他发现"在试图进行催眠性试验或治疗之前，有必要花费4 ~ 8小时或更长时间，去诱发催眠和训练被试充分地发挥作用"。在本书中，艾瑞克森与S医生一道工作的8次晤谈，便是这样一个训练被试体验催眠的典型例子。人们将会看到，催眠是一个高度个性化的过程，甚至同一名被试在不同场合也会产生非常不同的体验。但出于临床催眠的治疗性目的，我们将把兴趣集中放在探索和助长催眠的某一特定方面上。*我们对催眠的治疗方面感兴趣，在催眠中，人们平常意识定势和信念系统的限制被暂时地改变了，这样，个体对其他联结模式和心理运作方式的体验会更容易接受。*

艾瑞克森把单独的催眠暗示主题视为某种沟通和利用过程中的问题。要助长暗示，你必须学会怎样更有效地沟通。本书的一个主要目的是挑选出艾瑞克森用来助长暗示的催眠沟通形式。*这些催眠形式是可以促使患者引发和利用其联结、潜能和自然心理机制的沟通策略，它们通常被患者自己体验为无意识的。*通常，每天非催眠性暗示都在发挥作用，因为我们已经把它们看成平常的意识意向，并且把它们确立为可以接受的指引我们行为的指南，我们以自主方式执行它们。相比之下，催眠性暗示则不同，在催眠性暗示中，患者会惊讶地发现，他们的体验和反应似乎以某种无意识的方式被改变了；体验似乎超出了个体平常的控制感和自我导向。*这样说来，成功的临床催眠体验应该是这样的：在体验中，催眠改变了习惯意向和运行模式，因而，精心拟制的催眠性暗示可以唤起和利用其他联结模式和患者内在的潜能，以实现特定的治疗性目标。*

催眠诱导的利用途径（Erickson, 1958, 1959）以及对患者当前反应和症状的利用，作为一个完整的治疗部分，是艾瑞克森对临床催眠领域的原创性贡献之一。这种利用途径，每个患者的个性都得以被仔细地研究、促进和利用，它是"临床"催眠术不同于通常在实验室中进行的标准式催眠实验研究的众多方面之一。通常只有当临床医生有能力对患者的独特性以及他们千变万化的现实生活情境中的紧急状况进行评估和利用时，最显著的催眠性和治疗性结果才有可能被获得。这种利用途径之所以能够发挥效果，恰恰是因为它们激活并进一步发展了那些早已存在于患者内部的东西，而不是试图从外部强加一些不适合患者个性的东西。

大多数由艾瑞克森首创的用以助长他利用途径的间接催眠暗示形式，在未进行详细的效果分析和控制性实验确认的情况下，在临床实践和现场试验中得到了发展。因此，在这本书中，我们将开始对大量间接催眠暗示的措辞进行分析，首先达到对其应用的了解，其次，提出进一步探索其性质和用法所需要的研究。在这一章，我们将讨论作为间接催眠暗示两种最基本形式的"事实陈述"和"不做，不知道"。

利用心理机制进行事实陈述

暗示最简单的形式是事实陈述——一种简单的陈述，描述患者的反应事实，这是他经常体验到的，所以他无法否认。艾瑞克森经常谈论这些心理过程，有如他在简单地描述患者的客观事实。事实上，当语言描述激活那些已存在于被试内心的意念动力和意念感觉过程时，它们可以起到间接催眠暗示的作用（Weitzenhoffer，1957）；这种事实陈述可以唤起和利用患者自己内心储存的生活经验、联结和心理机制。当我们以平常的会话方式交谈时，**一般现实定向**（Shor，1959）常常会不请自来地进行检查，以维护这些主观联结和心理机制。但是，当注意力在催眠中被吸引和聚焦时，下面的事实陈述实际上会激活所暗示的反应其字面的和具象的体验。

1. 你已经知道如何体验像太阳照在你皮肤上所产生的温暖之类的愉快感觉。

2. 即使没有完全意识到，每个人也都有这种点头表示"是"或摇头表示"不"的经验。

3. 我们知道在你睡觉时，你的无意识会做梦。

4. 而当你醒来时，你很容易忘记那个梦。

实践经验表明，像在例1中那样，通过描述具体图像引发被试的个人经验，是唤起意念感觉体验的有效方式。温暖的"意念"和照在皮肤上的意象从过去经验中引起个人联想，从而导致皮肤上真切的温暖"感觉"。与之相似，像在例2中那样，谈论点头表示"是"这样一种普通生活经验，便是一种往往会引起真实点头"动力"反应的"意念"。这种意念动力和意念感觉过程早就被认为是许多催眠现象的基础（Bernheim，1895），而且现在它们可以很容易地被心理生理学仪器测量到。例如，很多种类的生物反馈仪（Brown，1974）可被理解为通过电子仪器放大和加强了的意念感觉和意念动力反应。像例3和例4所述的那样，当催眠师通过描述被试一般很难否认的事实进行暗示时，便可以助长诸如做梦和遗忘等更多的认知过程。如此说来，这就是催眠暗示的基本机制：我们以某种特别生动的方式提供简单的事实，它自动地引发条件性联结反应。暗示是一个唤起和利用早已存在于被试内部或许超出他们平常控制范围的潜能和生活经验的过程。治疗性暗示帮助患者获得利用他们自己的联结和能力去解决他们自己问题的机会。

利用时间进行事实陈述

事实陈述的一种重要形式是它与时间结合。当艾瑞克森想要得到某种确切的行为反应时，他通常会利用时间去调节它。他决不会说"你的头痛好了"，因为实际情况可能不是这样，客观一些地说，这样说患者会开始感觉到信心不足。相反，艾瑞克森说，"你的头痛将会很快好转"，他把这种直接暗示变成陈述一个事实。"很快"可能是几秒钟，几分钟，几小时甚至几天。类似地，以下暗示全都是"事实陈述"，由于时间因素允许患者利用他们自己的联结和经验使之成真。

早晚，你的手会抬起来（眼睛会闭上，等等）。

一旦你的身体准备好让头痛离开，它（或任何问题）就会马上消失。

只有当你准备好，它才可能会发生。

我们将允许无意识以它所需要的充足时间来让这一切发生。

事实陈述练习

1. 设计怎样把"事实陈述"对心理机制和时间的利用，应用于助长催眠诱导和对于任一经典催眠现象的体验。

2. 针对你的患者为治疗性目的而有兴趣探索的任一心理功能（例如：记忆、学习能力、时间观念、情感过程）做同样的工作。

3. 整理你在专业工作中已经接受过训练的，可被用来改变身体温度、消化、呼吸或其他任何心理生理学功能的暗示。开始，你可以把这些用直接的形式写下来，然后，再把它们转变为对时间和日常自然心理生理过程进行描述的"事实陈述"。

4. 设计怎样把"事实陈述"对心理机制和时间的利用，用于帮助你处理你曾被训练去处理的典型临床问题。

不做，不知道

催眠体验的一个基本方面是允许心理过程任由它们自己发生。我们让被试去"放松，让事情自己发生"。"不做"便是这样一种间接催眠暗示形式，它在催眠诱导中具有独特的价值。大多数人不知道，我们多数的心理过程是自发的。他们认为他们通过驱动和引导他们自己的联想过程进行思考。但当他们放松下来，发现联想、感觉、认知、动作以及心理机制可以完全靠它们自己运作时，便会感到一份惊喜。这种非指导性体验的自发涌出是认定催眠的一种简单方式。当治疗师的指令，对促进那种自发的涌出在某一方向或另一方向的表达，具有意义深远的影响时，催眠性暗示便开始发挥作用。

当一个人放松时，其副交感神经系统处于优势地位，此时，他天生的生理倾向便是不做，没有想做任何事情的主动意图。正因为如此，在催眠诱导的开始阶段，接受以下"不做"的暗示是非常容易的。

你不必说话、移动或做任何形式的努力。你甚至无须控制你的眼睛睁着。

你不必费力地试图听我说，因为你的无意识可以听到并由它自己去反应。

人们可以睡一觉而不知道他们在睡觉。他们可以做梦而不记得所做的梦。

"不做"是大多数催眠体验的先决条件。放松到一定程度，多数催眠现象可被体验到，那时我们只不过放弃了控制和自我指导的习惯模式。这与日常生活中我们专注地试图记住的平常情境是相反的。在催眠状态，我们乐得忘记（催眠遗忘）。在平常生活中，我们喜欢去注意；在催眠状态中，我们被鼓励允许思绪漫游（遐想、催眠梦游）。在日常工作中，我们被迫按年龄行事；在催眠状态中，我们只需允许某种舒适的年龄退行发生，就可以成功摆脱年龄的束缚。在平常生活中，我们不断地奋发努力以达到真切的感知；在催眠状态中，我们允许感觉和知觉发生扭曲，甚至可以在幻觉中满足我们自己。从这个角度看，我们可以知道，相比于留在平常清醒状态需要那么多的努力，体验催眠真的是多么地简单和令人愉悦！

因此，在催眠训练中，艾瑞克森最初的指令是帮助被试在不做中找到某种舒适的体验。这常常会被暂时地体验为某种失能，通常以某种自动的、不假思索的方式行事。被试会失去站起来或把手保持在大腿上的能力。他们会失去集中视力清楚地看东西的能力；他们会失去说话的能力。日常生活中我们不也经常会说"我站在那里，像个白痴，在这种情况下，不能说甚至不能想任何事情"。那便是一个常见日常恍惚的例子，那时的某个片刻我们沉浸在不做中。

与不做密切相关的是*不知道*。在日常生活中我们必须不断地劳心费力才能"知道"。因此，找到一种情形，我们可以放松，并且不需要知道什么，这多么令人高兴，多么轻松啊！大多数被试可以把催眠体验看成一种新找到的自由，可以摆脱对这个世界的需求。他们真的无须知道也无须做任何事情；他们的无意识会自行全权处理。

为帮助被试意识到这一点，艾瑞克森经常给予某种前诱导性谈话，谈论意识和无意识——或心理的"前""后"部分。他强调无意识通常会怎样完全自主地调节身体（呼吸、心跳和所有生理过程）和心理。实际上，人们经常出现问题，是因为他们的意识心理试图去做某些无意识可以做得更好的事情。他谈到婴儿和儿童期，当时人是"自然"而幸福的，也是*不知道*的。在某个时间段，他不知道怎样走路、说话，甚至搞不清视觉和听觉印象。他不知道他的手是属于他自己的，就像人们会看到婴儿用自己的右手伸出来拿自己的左手。艾瑞克森经常提出令人迷惑和具有欺骗性的任务，证明当一个人不知道时是多么地好玩儿。他会问一个人是否知道，自己是右利拇指还是左利拇指，很少有人知道。然后，他让人们将其双手放到脑后，手指交叉起来。再让被试将他们交叉的双手放到大腿前侧，看他们的左手拇指还是右手拇指在上面，在上面的就是优势拇指。此外，对于这一点，艾瑞克森强调，尽管患者的意识心理不知道，但他们的无意识、他们的身体这一辈子从头到尾都知道。他用许多趣闻、故事和令人感兴趣的琐碎反应耐心地铺垫基础，帮助患者认识和评估这样一个事实：无意识比意识知道得更多，意识心理可给予的最好帮助就是完全依靠无意识去做事。这可以使被试形成一种善于接受和接纳的定势，让他们不但对自己的内心过程，而且对治疗师的暗示变得更加敏锐易感。

不做和不知道的练习

1. 练习将直接的、肯定的暗示变成"你无须"的间接暗示形式。例如：不说"闭上眼睛，保持安静状态"，你可以说"你无须移动或费力让眼睛睁着"，或者"你只需保持舒适和安静而无须为任何事情费心"。

2. 设计有利于达成"不做"和"不知道"的暗示，使其适合于诱导和保持催眠。

3. 设计达成"不做"的暗示，它要能达到令人对（a）催眠现象（类僵、感觉缺失、年龄退行，等等）和（b）心理治疗的目标（处理恐惧症，强迫症，咬指甲、吸烟、过度进食之类的不良习惯，提高自我认知，等等）感兴趣。

第 二 章
经由重述要点进行间接诱导

　　间接途径是艾瑞克森工作的基本内容，也是他大量独创性的来源。在这次晤谈中，他揭示了他关于患者如何学习体验催眠的信念，并详细说明了他的间接暗示途径。治疗师通过弱化意识定势，在催眠状态与平常清醒状态之间设立一定的界限，或者解离这两种状态，以此帮助患者学习体验催眠。过去几十年催眠探索中的主要争议是两种理论观点之间的分歧，一种是符合传统的临床催眠观点，它认为催眠是一种有别于清醒状态的变动状态，与清醒状态是不连续的；另一种理论认为，催眠是一种特殊的角色扮演（Sarbin and Coe，1972）、目标导向的想象（Barber，1972）或者沟通（Haley，1963）形式。毫无疑问，艾瑞克森持的是传统观点，认为催眠是一种特殊意识状态（Erickson and Rossi，1974），但他最为丰富的创新性和对传统的突破，在他的间接暗示途径中表现得淋漓尽致。

　　在这次晤谈中，艾瑞克森简单地、看似漫不经心地阐述了间接途径的几个基础："是定势"、隐含式暗示、双重制约，以及利用"事实陈述"调整患者的联结过程，以实现创造性催眠工作。他还阐述了卸载阻抗，利用个人动机，以及助长新的学习和个性发展等间接途径。他采取一些初始步骤训练 S

医生体验解离、意念动力信号、幻觉、记忆缺失、后催眠暗示，以及分离意识和无意识的过程。我们目睹了其方法有效性的简单秘密：他以开放的方式*提供*暗示，允许多种可能的合意反应。暗示是以这样一种方式被提供的：患者所做出的任何反应都被当作某种有效的催眠现象接受。这些开放式暗示也是探索患者反应倾向（学习理论和行为疗法的"反应层级"）的诸多方法之一。治疗师可以利用这些反应倾向达成治疗目标。

艾瑞克森通过重述要点，用一种间接诱导开始这次晤谈。在第一次晤谈，他没有从直接要求被试回忆和重述体验要点开始。否则，这样一种直接要求只会唤起一种可怜样——"但我不知道怎么做呀"。相反，他在第一个句子中利用她想要学习的动机，然后立刻温和而彻底地触发了许多联结，它们将会自动唤起她前次晤谈的回忆，由此往往会再进入那种催眠。

适合于催眠的身体定向

E：两脚放在地板上，两手放在大腿上，肘部在身体的两侧。

在这个   镇尺上选择一个点。

> E：在此，我们准确地再现了前次催眠治疗的姿势。她第一次便是以这种姿势进入催眠，所以，现在这种姿势会帮助她做相同的事。

通过重述要点调整到催眠

其实为了你自己的教育，

你自己的训练，

你自己的体验，

你现在所要做的事情，

就是看着那边

任何一个

你想要看的点，

试着回忆

我对你说过的话

继续

思考，

试着回忆

那些字母的、数字的

心理图像的形成，

没必要让眼睛睁着

稍后，允许罗西医生和我交谈

开始或许你会听到

一会儿会开始飘移，越飘越远。

（停顿）

    R：这是一个奇妙的句子，它完全重述了第一次催眠治疗情形的要点。你唤起了她前次成功催眠工作的许多联结，并因此促进你现在的催眠诱导。你也通过谈及"为了你自己的教育"而巧妙地利用她的职业动机。在这一点上，你并没直接暗示眼睛闭上，你只是通过说起"没必要让眼睛睁着"间接地为闭眼做好准备。我注意到在这里你使用"飘移"，她自己在上次晤谈的末尾描述她进入催眠的主观体验时提到过这个词。

    E：在催眠诱导和暗示中，你总是要尽可能多地使用患者自己的词语和体验。

适合于必然反应的直接暗示

你的眼睛现在可以闭上，

    R：这个眼睛闭上的直接暗示现在是更合适的，因为她已经一动不动且目光呆滞地盯着那个点。只有当你完全确定患者已经做好接受的准备时，你才给予直接暗示。

    E：通常，直接暗示某种在事情自然过程中无可避免的反应是安全的。

隐含式暗示

现在你会注意到

这种飘移可以

更快地发生。

对你来说，

与我声音连接

的重要性越来越小

并且你会逐渐

体会到

（停顿）

各种你想要的感觉。

　　E：通过强调"更快地"，你暗示飘移就要发生。

　　R：这样，隐含式暗示就成了引起并谈论现在可能发生也可能不发生的反应的一种安全方式。如果你只是简单地说："你现在将会飘移"，这可能会引发阻抗。

　　E：例如：如果我说，"我不知道你会坐在哪把椅子里……"

　　R：那句话里隐含着你将会坐下；你是在建构他们的行为，但做得如此精妙，所以不会引起阻抗。

　　E：另一个例子：你是用现金还是支票支付？

　　R：通过使用"逐渐地"一词，你把"你会体会到"建构到暗示中，然后停顿，等待它的发生，而且它发生与否的责任在于患者。

　　E：我带着它必将发生的信心去停顿。

　　R：更进一步地说，这是一种很安全的陈述，因为他们必定在体验某些感觉。你允许他们去体验任何他们正在体验着的东西，并因引发这些体验而取得信任。

　　E：没错。

早年学习定势

你不会忘记第一次形成字母"A"的图像

是多么地困难。

但随着你在学校的继续学习

你学会形成

字母、单词和图画的心理图像

越来越轻松

直到最后你所要做的

就只是看一眼。

（停顿）

> R：像你在第一次晤谈中所做的那样，你正在再次唤起早年学习定势。
>
> E：这里面隐含着：就像你过去克服困难一样，你现在也会这样。

限制注意力并减少分心

在体验其他感觉方面

你学会识别冷

热

肌肉紧张。

> E：所有这些事情都正在她身上发生，所以我把她的注意力限制在她自己身上，减低所有外部干扰的影响。我正在通过谈起她的"体验"来谈论她自己的历史。现在，我正在唤起她个人的生活经历，这一点她自己知道并且无可辩驳。

"是定势"

夜里睡眠中你会做梦

在那些梦里你能听到

你看见，你运动

你有好多好多的体验。

> R：这些是关于梦的事实陈述。你提起"梦"，这往往会使梦境的某些方面成为对现在催眠体验的促成因素。我注意到你经常陈述一些似乎可以唤起定势的明显事实。

E：没错！（艾瑞克森此时叙述在他最早的催眠经验中，他怎样发现，他可以问被试十来个不经意的问题，知道明摆着会给出"是"的回答，结果，肯定的势头逐渐建立起来，直到最后他们同意进入催眠，然后成功地进入了催眠。）

E：你也可以通过说"你不用做这做那，"而他们回答"是的，我不用"去发展某种是定势。

R：对有消极倾向的人，你会强调那些他们不愿意去做的事情。

E：从而诱发"是"。

R：这就像心理柔道。实际上这是一种利用技术：你在利用患者的独特意向。

E：没错。

后催眠性遗忘

而在你醒来之后

那个梦　作为那些体验的一部分

正在忘记。

遗忘的体验　从其本身来说

是一种

对任何人都不陌生的体验。

（停顿）

E：对"遗忘"的提及，往往会在不用直接暗示的情况下，引发后催眠性遗忘。

R：类似"遗忘"这样一种用神经心理学机制的文字命名或描述，往往会诱发那种机制。这似乎是现代催眠术的常用技巧。

经由隐含式暗示间接唤起个人动机和新的学习

现在由于你的专业背景

你会对很多事情有很多疑问。

你真的不知道那些问题是什么。

其中某些问题，在它们被回答之前，你不会知道它们是什么。

　　E："你会有很多疑问"，此处隐含着：你将会想要学习所有你所能学到的东西，因此你将完全地参与进来。

　　R：你正在再一次引发学习定势。

　　E：而且是非常强有力地。

　　R：通过提起她作为专业心理医生的背景，你引发她的职业自豪感和个人动机。

　　E：没错！没去冒失地识别你正在做什么。

　　R：是的。你没说："因为你是个心理医生，你将会对这个感兴趣"。你只是说："由于你的专业背景"，从而在她内心引起她作为专业人员最好的个人自豪感。

间接诱发新的学习

有时答案

似乎是一种情况

而结果却是另一回事。

　　R：这在暗指新的学习将会发生：出现新的答案，改变可能是个体问题来源的心理定势或心理习惯。你在为治疗性转变建构一种学习定势。

　　E：是的，有利于治疗性变化的新的不同的学习。而不是说"现在我将把新的认知灌输到你脑中"。

间接卸载阻抗

单词"April"意指一个孩子——

它也表示一个月份。

（停顿）

但它也可以表示愚人节（April fool）。

所以在你的经验中　知道这样一个事实：

那就是，你真的不知道你将去往哪里，

但是你还是会去。

> R：现在你在做一件好玩儿的事。你知道 S 医生有个年轻的女儿名字叫艾普瑞（April，同"四月"），你在这里谈起她。为什么？

> E：她心里会说："不要把我孩子拉进来"。现在，注意我对"愚人节"（April fool）的强调。所有她的排斥将放在"愚（fool）"那一个词上。

> R：我明白了。你已经用那一个词"fool"拿到了她的排斥。你已经凝结和卸载了她的阻抗。

> E：卸载它！

> R：愚人节（April fool）卸载了这个情形中的所有对抗。所以说，如果建立起了阻抗，你已经在这里把它卸载掉了。你用双关语间接卸载它。

> E：是的，而且愚人节（April fool）也有令人愉快的联想。

> E：但它也是在暗示你将去往某个地方。

把动机与以患者为中心的体验结合到一起

它全都　属于你。

> E：如果它全都属于你，你就想要对它负起责任，不是吗？

> R：完成体验的责任被放在她身上；她应该是她自己体验的源头。

> E：因为体验是属于她的，是她想要体验。

> R：所以你再次利用她个人的自豪感并激励她。

> E：是的。

隐含式暗示中隐藏的指令

你可以以你所决定的任何方式去分享它。

> E：在你拥有一个东西之前，你无法分享它。

> R：你的话语意味着将有某些要分享的东西。当你说："你可以以你所决定的任何方式去分享它"时，你再次给出虚幻的自由，但被隐藏的指令是：（1）将有要分享的东西；（2）她将分享它。

激发勇气和自我探索

现在与催眠有关的最好的东西之一是

在催眠状态中　你能够敢于看

和想　而且看到和感觉到那些

你在平常清醒状态时所不敢的东西。

　　　　E：我在告诉她，她有比她所知道的更多一些的勇气，并且将有比她所知道的更多的东西被觉察到。

　　　　R：这当然又是准确的事实陈述：我们的记忆库和联结结构中，有比我们通常在平常意识状态时所能知道的更多的东西。在这里，你利用这种事实陈述引发自我探索定势。

事实陈述引发心理机制：来自无意识的保护和流动

让某个人认为他会对他自己的想法感到害怕是不太容易的。

但你可以知道，在这种催眠状态中

你有来自你自己无意识的完全的保护，

它曾经在你的梦中保护过你，

允许你梦你想梦的，

在你想梦的时候梦，

并且只要你的无意识认为需要，

或只要你的意识心理认为满意，

便保持着那个梦。

　　　　E：她有完全的掌控。

　　　　R：她有她所需要的全部保护。她不需要害怕，它的无意识心理将会照料她。是这样的吗？

　　　　E：没错！

　　　　R：你又在口头描述某种准确的事实或者自然心理机制，这往往可以经由联结使那种机制发挥作用。你先前以这种方式引起遗忘，现在唤起自我保护，以此作为让她彻底放心的手段。

弱化意识心理

但只有在你无意识心理同意的情况下，你的意识心理才会保持它。

    R：这又是在把意识心理置于无意识的控制和保护之下吗？

    E：是的。并且强调无意识可以给予意识心理这些控制和保护。

    R：再次为事情涌入意识心理打开一种自我探索定势。我越来越多地明白这一点：出于此时此地的治疗性目的，在这个例子中，你又在利用一种自然的心理机制：无意识为意识心理提供控制和保护。

助长隐藏的潜能

现在对你来说

最重要的收获

是认识到

每个人

并不知道

他自己的能力。

（停顿）

    E：谁是最重要的？是她！当你停下来认真思考时，没有人真正知道自己的能力。

    R：所以你再次利用一种准确的事实；这种情况下，你在以所有可能的方式，促使她努力提升她隐藏的潜能。

    E：没错。

给暗示以时间

而你必须以你所希望的任何缓慢的方式去发现这些能力。

    E：换句话说，你不必觉得你必须立即做到。

    R：这是实施暗示的一个重要原则。当你不知道她的无意识是否做好准备执行某个特定暗示时，你给她一段非限定的时间去执行。给暗示一段非限定的时间是一种万全之策。如果暗示没被立即执行，它不会被认为是一种失败。在它被执行之前，暗示一直保持着某种潜在的条件反射。

（这时，艾瑞克森介绍了一个许久以前的案例，一个患者在治疗结束16年后给他打电话，告诉他生活中某个新进展，与他在催眠中曾告诉过她的某些事情直接相关。）

患者的中心角色

我想让你了解的事情之一就是

你无须听我说话

R：再次遣散意识心理以有利于无意识活动。

E：有时我也会说："我不是什么重要人物，你才是。"

R：我明白，之所以再次强调患者的中心角色，是因为患者往往会认为治疗师是重要人物。

E：而他不是！

R：患者一直拉着治疗师，想从他身上寻求治愈、魔力、改变，而不是把他们自己看作改变的推动者。你不断地把改变的责任掉头还给患者。

E：不断地还给他们！

言语引发心理机制

你的无意识心理可以听

我说话，不用带着

你的认知，

它也可以同时处理别的什么事情。

（停顿）

E：一种准确的事实陈述，就像你沿着路边的台阶不假思索地上去下来。

R：实际上，你正在仅仅通过口头描述，引发在无意识层面听的这种心理机制。当你停下来认真思考时，这颇有些意味深长：你正在用言语描述一个你想让它发生的心理机制。你的言语描述便会引发这种被描述心理机制的发生。

E：的确如此。

助长变化和发展

一个寻求心理治疗的人

进来告诉你一个在意识层面完全可信的故事

而在非语言层面会给你一个完全不同的故事。

而无意识心理已经没有什么机会

对它自己的理解方式进行识别。

R：又一个治疗性的事实陈述，但你为什么呈现这个呢？

E：我是在告诉他们，"你们其实并不知道你们的问题在哪里"。你告诉他们这个，这样他们就不会认为，"我对我的问题、我的疾病什么都知道"。

R：你又在发展一种学习定势，以适合某些新东西的加入。你正在试图打开他们的眼界，拓展他们的体验。这就是治愈将要成为的样子。你表明无意识将有新的机会表达它自己。

E：意识反应太过经常地使你处于过于忙碌的状态，以至你剥夺了无意识表达它自己的机会。这是另一种准确的事实陈述。

R：这里的此番陈述，开辟了改变和内心发展之路。

利于头部意念动力信号的间接暗示

我们学会了点头表示"是"，摇头表示"不"。（停顿）

E：这是一个事实，你用停顿让他们对这番陈述的真实性质进行深入思考。他们有机会明白，实际上你是在说一种大实话。

R：实际上，这是你诱导她产生意念动力信号的方式。你并没告诉她用点头或摇头来表示"是"或"不"。你只是提及这种非语言沟通的可能性，让她自己的个性决定怎样发生、何时发生。

促进个性化

但并不是所有人都会这样。

最近发现，南太平洋岛屿上的穴居人有他们自己的非语言沟通方式

这种线索在他们那里比在我们这里更加细微。

  E：是的，我们每个人都是独特的个体。

  R：我知道了，用"他们自己的沟通方式"描述这些穴居人，是一种暗示。你在暗示她个性的存在，并由此唤起它。

  E：是的，由此唤起它。

  R：因为那实际上就是患者的问题所在：他们的许多症状或所称的心理问题是由于其个性的压抑。治疗便是让那些个性解放出来，并以其所有独特的天性进行绽放。

  E：非常好。这就是你所要做的，也是他们为什么来找你的原因。

意念动力信号表明暗示被接受

而你依靠你的无意识心理

去做任何对你来说有趣或有价值的事情

的这种意愿

是非常重要的。

（S医生开始非常缓慢地点头）

  E：强调她将要做什么。

  R：她开始以自发意念动力反应所特有的方式非常缓慢地、重复性地点头，这个事实可以表明她在依靠她的无意识心理接受你的暗示。

开放式暗示：忘记和想起

你不仅要学习积极的东西

而且要学习消极的东西。

（停顿）

你需要学习的消极事情之一 就是 忘记。

你可以有意地对自己说，

"我将记住这件事"。

忘记某些事情对有些人来说似乎很难。

但如果他们进入他们的经历中去看看，他们就会知道，

他们可以很容易地忘记。

在教医学院的学生时

你言之凿凿地 告诉他们："考试将某月某日在某某教室进行， 在C楼，

将于下午两点开始"。

他们都带着极大的兴趣在听，

而当你转身离开教室，

你会看到学生们在相互靠向对方

在问，哪一天？

什么时间？

哪座楼？

你知道他们都听到了，

但他们立刻忘掉了。

（停顿）

    R：在这里，你又说到忘记，并举出日常生活中常见的忘记的例子，助长在后催眠暗示中引发忘记的可能性。在你说话的过程中，她一直在持续地、非常缓慢地、轻轻地重复性地点头。这意味着她在接受你的说法并将遵照它们行事吗？这种情况下，她会忘记并体验到一种遗忘吗？

    E：某种程度上，她在用认可或接受回应我所说的话。但我不知道她是否会照之行事。

    R：你可以提供这种轻松建构起来的关于忘记的联结网络，实际上，它可能会，也可能不会启动她自己心里的遗忘机制。你并不强加暗示或指令，你只是提供语言联结，她的个性可能会加以利用，也可能不会。催

眠并不能保证暗示的接受性（Erickson and Rossi, 1975）；它只是一种可以让患者的心理过程有机会以一种更为自发自动的方式与治疗师进行互动的状态。在催眠训练的早期阶段，你只是在探索她的个性将会怎样回应你以开放形式所给予的暗示。

对立面并列

那是一种便利，可以促进符合很多良好目的的反应。

你会喜欢学着去忘记　　不单单是想法

还有非言语的各种举动。

当你决定你就是要像你是个孩子时所做的那样

喜欢另一个不同的名字时

有意地忘记你所记得的某个名字

或许半天之后，你就高兴地接受了你的名字是达琳

或安·玛格丽特。

（S 医生似乎重新开始对这一点缓慢地点头，表示对所说话语的赞同或接受。）

E：这是在孩子们中一个很常见的游戏，这让她想起了某个已经忘掉的游戏。

R：还给她举了另外一个关于已忘记的经验的例子。这是一种证明你会遗忘的方法。

E：但用这个游戏，他们将回忆起他们经验中已经忘记的记忆。

R：当他们想起时，他们就要做与忘记相对的事情；然后他们证明他们曾经忘记过。

E：与此同时，他们也是在确认我所说过的话的正确性。

R：这样做，你便有可能引出了一段已忘掉的记忆。所以，你做了两件相互对立的事情。你促进了忘记，你也促进了回忆。你在并列两种通常非常微妙地保持着平衡的心理机制：忘记和回忆。在神经生理学上，它们被精巧地平衡着，而你出于治疗性目的在这里巧妙地平衡它们。我

们把你试图平衡两种对立心理过程的做法称为对立面并列。这种小心的平衡是你给她的个性以自我表达机会的另一种方式。

遗忘和解离：失能

发现在某个片刻，

你会丢失一只胳膊，

一条腿，

这是非常不同寻常的事情。

你会忘记你在哪里。

（停顿）

  R：这是另一组例子，说明忘记怎样经由解离而发生。

  E：每个人都有那种体验。

  R：是的。你不会冒险去说一些每个人并不经常有的事情。你用事实去说话，让每个人都可以接受。人们不得不接受你所说的，因为那全是真的。然后，你停顿一下，让他们去消化你的信息。

  E：我是在引发回忆。

意识和无意识

现在有一些不同的方式，心智可以在其中发挥作用，

无意识可以在其中与意识结合，

有很多不同的方式，无意识可以从中避开意识心理，

不让意识心理 知道它刚才

收到过礼物。

（停顿）

  R：这是一系列关于意识和无意识关系的事实陈述。你继续利用这些事实陈述：（1）让人们承认你是真实性的可靠来源；（2）唤起某些心理机制和运行模式。当这些事实陈述激活所描述的心理机制（例如，无意识把一段遗忘的记忆释放到意识中）时，你也可以因此以非常安全的

方式确立催眠的有效性和价值。在治疗性工作中，你从来不用直接挑战去验证催眠。

  E：没错。

  R：这是一种更为有效而有趣的确立催眠有效性的方式，你似乎极少引起阻抗。

通过隐含式暗示助长隐藏的潜能

由于心理功能的极其复杂性，

你可以进入催眠　去找出

你可以做的　一大堆事情。

它们是如此之多，远远超出你所能梦到的。

（停顿）

  E：这意味着：在将进入的催眠中，你确实有个重要目的。这不是我所能做的，而只有你，患者，才能做。你强调患者可以做所有的事情。

  R：你在利用隐含式暗示开启内部探索过程，促使她进一步认识自己拥有却不自知的潜能。

唤起早期经验

你可以梦见你孩提时的自己，

却不知道那个小孩是谁。

  R：这有可能会唤起早期记忆或年龄退行，但"不知道那个小孩是谁"是一种安全距离策略。在治疗的早期阶段，你并没促使患者进入一种真实体验，去重新体验过去，因为那可能是某种创伤。

  E：你并没引出常见反应："但我不可能是个孩子"。但他们会疑惑这个孩子是谁。当他们不知道时，他们会说"我可以是那个孩子"。

  R：你在"你可以梦见你孩提时的自己"的上下文中提到它。那实际上正在唤起梦的形成机制吗？

  E：是的，并且是在用另一种方式应用它们。

R：所以，你再次通过口头唤起一种自然的神经心理学机制，去利用它。

E：当你说："你可以梦见"时，它意味着，你也可以用其他任何你想用的方式去做。

R：你并没说"你将梦见你自己"，这样只会限制它去梦。你说"你可以梦见"，并且暗示"但你可以想像它，对自己谈论它，或做其他任何你想做的"。

E：你可以用你所希望的任何方式去做，但你确定会做。

确认年龄退行

你可以看到那个小孩一周一周地，

一月一月地，

一年一年地，

慢慢长大。

直到最后，你可以知道那个小孩是谁，

知道是谁正在长大。

（S医生似乎非常轻微地点头。）

R：现在你正在通过让她观看自己长大来确认年龄退行。

E：是的，如果她观看她自己在长大，那便暗示并确认了她在体验自己是个孩子这样一个事实。

经由解离促进能力

每个人都有

不为自己所知的能力，

受到自己怀疑的能力。

如果有某种能力 无意识不承认为己所有，

它可以检验那种能力，

充分地、完整地检验，并且当它希望时，

便忘掉那种能力

但带着对某种忘却已经发生这一事实的充分认知去做。

（这时，艾瑞克森花费大约15分钟时间，对无意识怎样忘却一段记忆给出相当复杂的临床示范）

E：每个人都这样做，这又是一种事实陈述。

R：通过讨论对能力的这种否认，实际上你是在为促进解离的过程做准备吗？

E：你只是忘掉何时有那种能力。通过主动阐述它，你证明它就在这里。既然它在这里，我们就要利用它。

R：你在引发无意识中的忘却机制吗？

E：是的，但只是暂时让她知道它在这里。

R：哦，你是否在暗示无意识已经忘记了许许多多的事情，但如果它想，它也可以带着它们前行？

E：是的。

R：所以你正在为她建立回忆起任何无意识已经忘却的事情的可能性。

E：不错。只是她不知道你在做什么。

R：在这里，你在直接对她的无意识说话。

E：利用她自己的成长和体验，你说的就是这个。

隐含式暗示甚至可以在直接暗示中

现在，我正在试着标示出你能学到的某些东西。

R：在这里，你做了这样一种直接陈述。我有点吃惊。

E：既然你对我感觉友好，"我正在试着"，这意味着：你将会帮助我。

R：又间接地把本质性的责任放到了她身上。所以，即使你做某种直接陈述，你可能也在暗示其他事情，并且真正重要的暗示包含在那个隐含式暗示中。

幻觉训练

现在，在视觉性幻想中，

有时你想从一直闭着眼开始

并且知道它们在闭着。

（停顿）

没有什么规定的时间

让你去学习

在眼睛睁得大大的情况下依然进入催眠。

（停顿）

E：这时，她开始认识到幻觉不只是一种精神异常现象。她也能在自己的心灵之眼中看到它。

R：你把幻觉重新定义为闭上眼睛可在心灵之眼中看到的某种东西。你正在把它变成一件他们可以做的安全而舒适的事情。

E：它可能看起来像是种挑战，但实际上它不是。你可以"从一直闭着眼睛开始"，这在暗示，无论你的眼睛是睁是闭，对它的影响没有什么区别。

R：然后你顺便带上这个安全短语："没有什么规定的时间"。它可以发生在现在也可以在下星期。

E：在最后的停顿中，你流露出一种自信。

催眠是常见体验

你曾有过在两眼睁得大大的情况下，进入催眠的某些经验。

（停顿）

E：任何一个在催眠体验讲座中茫然地看着窗外的人，都是在两眼睁得大大的情况下体验催眠。当你把心思调整到内部现实时，你对外面的讲座和你的环境并不在意。每个人都有过这种经历。

R：你正在以这种方式定义催眠：催眠不是把注意力放在你直接所处的环境上，而是在心理上离开，"神游"到其他某个地方。

E：催眠是一种常见体验。观看电视比赛的足球迷能意识到这场比赛，却意识不到他坐在椅子里的身体或他妻子在叫他吃晚饭。

让唤醒成为一个创造性选项

现在，我们将转换到你学习的其他部分。

你可以随意地从催眠中醒来，

通过从20倒数到1醒过来。

> R：当你给她这些醒来的指令时，你似乎颇有些犹豫不决。此时你给她一个创造性选项去唤醒自己。如果在那个瞬间，她专注于有趣而重要的工作，这个暗示可以让她再持续一会儿。这保证了唤醒将是一种令人愉悦的体验，而不是一种粗暴的干扰。

双重解离式双重制约：解离训练

你可以作为一个人醒来，

但你不必作为一个身体醒来。

（停顿）

> R：和下面的句子一起，这形成了一种双重解离式双重制约。
>
> E：是的。你让被试有可能领会到心理与身体解离的想法。

后催眠暗示的可能性

当你的身体醒来时，你可以醒来，但对你的身体一点儿都不认识。

（停顿）

> E：在这里，我正在给出可能的后催眠暗示。
>
> R：而这是你的技术的一个非常重要的方面。你给出后催眠性反应的可能性，而你自己并不知道这些反应中的哪一种会出现。你没有办法知道哪一种将会出现，但当它们发生时，你可以因此而得到信任。
>
> E：你只有给予信任，才能收获信任。
>
> R：当他们完成后催眠暗示时，你只是微笑了一下，但他们知道你已经以你特有的方式参与其中。
>
> R：所以贯穿整个诱导过程，你可以给出很多后催眠性反应的可能

性，但不是以一种冒失的方式，没有像我曾经做过的那样，当时我告诉一个被试他将"在催眠结束后，不经意地触摸那个烟灰缸"。当他醒来时，他说他记得我的后催眠暗示，但他"感觉不喜欢那样做"。下次晤谈时，他回来说，他已经心事重重了一周：为什么他不能触摸那个烟灰缸。很明显，他受到了那个暗示的影响，只是因为我提供暗示时太过直接，以致引起了他的阻抗，并且，事实上让他在触摸和不触摸之间形成了冲突，"为什么不能触摸"的问题整整困扰了他一周。出于舞台表演的目的，催眠师选择那些易于"遵从直接命令"的被试可能会产生戏剧性的效果，但必须与所有患者一道工作的催眠治疗师，他必须仔细研究进入治疗中的每个独特的患者，他有什么样的自然倾向性可被治疗性地导入有用的后催眠性反应。

探索自我同一性的形成

我们对自己的认识是非常复杂的。

孩子首先学会，

我爱我，

（停顿）

然后，到有一天，

我爱我的兄弟，我的父亲，我的姐妹，但孩子真正在说的是——

我爱你们中的我

（停顿）

这就是孩子的爱。

你们中的我。

（停顿）

随着这个孩子慢慢长大

（停顿）

这个孩子现在学会

爱你的美丽，你的优雅，智慧，

但那是他对你的感觉。

（停顿）

    R：这里的重点是放在个体的自我同一性及其如何发展上吗？

    E：你正在引发："我就是我，我正在这么做，我将继续这样做下去"。

    R：你正在聚焦于那些将由她在催眠中去做的工作。

    E：是的。

    R：通过对自我同一性形成的一般描述，你正在提供一系列事实陈述，这样可以帮助她持续聚焦于她自己个性化的内部工作。你也可能在帮助她探索她关于其自身自我同一性发展的重要事实。

催眠中的正向激励和奖赏：促进自我同一性发展

在最后阶段，我将在你的快乐中学习

获得我的快乐，

（停顿）

而这是一种身份的分离，把一个人

从其他人的身份中分离出来。

    E："在你的快乐中学习获得我的快乐"。每个人都希望给予和获得快乐。他们的快乐现在就可以在催眠中部分地获得。

    R：我明白了，实际上，你在激励她去完成某些她会感到快乐的事情。你力所能及地做每一件事情，以便在催眠体验中创造一种激励和奖赏的氛围。通过把这种积极的感觉点缀到探索她自我同一性的笼统语境中，你也可以把奖赏与个人自我同一性的发展和分离结合起来。你间接地促进其自我同一性的发展。

在给与取的关系中自动醒来

（被试自动睁开眼睛，调整她的身体。）

    R：这时候，你不知道她要睁开眼睛？

    E：是的，不知道。

R: 但你在前面给了她这个选择项: 从20倒数到1醒过来。你的开放方式给了她这种创造性选项: 当她感觉准备好时, 便醒过来。你构建某种唤醒方式, 即便那对你不太方便, 你还是给她以自由。

E: 没错。你给他们自由, 可以在你不方便唤醒时醒来。然后, 他们会兴致勃勃地为了你继续下去。

R: 在你和患者的关系中, 有给也有取。

确保催眠安全: 把意识从无意识中分离出去

E: 现在, 你怎么了?

S: 我?

E: 是的, 你怎么了?

(停顿)

你等待, 而不去讨论它, 因为你将要做的, 是分离出你的认知, 澄清它们, 并对它们进行个性化处理。

(停顿)

目前, 你有部分意识认知和部分无意识认知, 我们不知道该把重点放在哪里。

(停顿)

R: 现在她已经醒了, 我们进入了确认催眠的关键时期。她的反问: "我?" 表示她还没有完全调整过来。许多人需要一两个片刻从催眠中醒来。这是另一个真正催眠体验的标志。

E: 你将 "分离出你的认知", 这意味着你已经有两种认知: 意识的和无意识的。

R: 而随着时间的推移, 你要做更多的工作。

E: 没错。

构建临床调查用的参考框架

治疗中有件事情是如此地重要。

（停顿）

当你触及另一个人的情感时，

（停顿）

你总是触到脆弱的地方，而他们并不知道那些脆弱的地方在哪里。

（停顿）

你已经有了第一次快速退出的经验。

（停顿）

或许你正在试图弄清楚你为什么会退出

或者你刚才是在从哪里退出。

S：我不知道我刚才在退出。

R：你是说你不知道你刚才从催眠中退出？

S：是的。

R：在这里，你通过笼统地谈论治疗中的脆弱之处和情感，去软化她唤醒过程中可能出现的任何负性暗示。你为谈论脆弱的情感，提供参考框架。你避免直接问及这种脆弱之处，因为这往往会引起阻抗，或者最多只是引出某种囿于各种意识压抑和限制的回应。另一方面，借由为她提供一个温和的参考框架，你在为她提供机会，让她在想说时，可以说点儿对她来说重要的事情；你在给她提供一个成长的机会，可以自动地适应她所处的任何意识层次，因为在你提供的框架内，她可以选择说任何她想说的话。

E：我在探寻她可能在想什么，但没用直言不讳的方式，也没把她放在当场。

R：是的，你关于退出的陈述提供了一个框架，只要她可能体验为负性的任何东西，她都可以说出来。她不知道刚才正在退出的陈述表明她的醒来是某种自然舒适的终止，而不是一种生硬的退出，也不是从催眠期间某些不愉快中的逃离。

转移注意以维持催眠与清醒之间的分离

E：顺便问一下，你认为现在是什么时间？

S：我想大约是4:30。

E：是否感觉半个小时过去了？

> R：你是想通过顺手抛出那个问题，转移我们的注意？

> E：是的。它是一种分心。你不想让她立即出现太多的自我分析。一个人刚从催眠状态中出来，他仍在那周围徘徊，无意识认知非常容易获得，但你不知道它们是否可以使用。所以你转移开它们。

> R：你想要在催眠和清醒反应之间做一种明确的区分。你不想要一种差别模糊的中间状态。

> E：你不想模糊这种区别。

营造催眠安全

S：哦，这有些难以判断，因为我正回想起我16岁时。我想到我第一次穿越未来进入40多岁时的时间，当时我们正在看望艾谱瑞的孩子，那里有4个小孩在围着一棵榕树爬。

R：你当时进入了未来？

S：是的，当时我生活在未来。

哦，我曾经想过，而我也梦过。

E：当你在想艾谱瑞和她的孩子时，她在哪里？

S：她在哪里？我不知道她在哪里；看起来她好像离开去做什么去了。她不久将回到这里。

E：那个地方在哪里？那是个什么地方？

S：她正在让这些孩子围着榕树玩。就在将来的某个时间。

> E：当然，这些话的含义是S医生想要有4个她自己的孩子（这一点在后面被证实为真），现在她把它投射到未来的想象中，在想象中她可以与她女儿艾谱瑞的4个孩子一起玩。但她并不知道我知道这一点，她不

知道是她自己想要4个孩子。她的无意识知道很多她所不知道的东西。因为不做即时分析，也不告诉她这些，我只是让她知道以这种方式想象和投射她自己是安全的。

R：是的。你使催眠成为让她感觉安全的体验。你没有从她的催眠中了解任何将来可能会惊吓到她或使她的心理受到伤害的事情。你使催眠成为一种安全愉悦的体验。

E：所以她会相信我。

R：这样，我们才可以继续以让人感觉安全的理性方式谈论催眠。

（艾瑞克森举了一个患者的例子，当时在第一次唤醒的时候，她还部分地处于催眠中，因为她还没有准备好有意识地谈论催眠中的事情，她横扇了他一耳光。）

催眠的主观体验：视幻觉的第一步

E：你知道你刚才说了什么吗？

S：不知道。

E：有些人形成正性幻觉的途径是什么？

S：一段时间之前，你说了些关于不必把注意力放在你的声音上之类的话，但你的声音已经变得非常遥远，因为我感觉相当放松。但你刚才提到了幻觉之类的事情。就在那时，我看到一颗巨大的心脏，它有不同的层次。我不知道它是否与那个（指的是那块带有绿颜色的不规则玻璃，她常用它来当作一个眼睛凝视点）有关。哦，我第一次看着它时，它看起来像是海草，而我正在想象我就在海里游泳。

（停顿）

我想我现在正在到处跳跃。

E：是的。要获得一种真的幻觉是不现实的，而还有什么比艾谱瑞的四个孩子更不真实的？

S：哦，从那方面看它像是一个梦。

她们是可爱的小女孩，在围着树爬。

R：在这里，她极好地描述了催眠的某些主观体验。特别值得注意的是她的评论，大意是：当她放松时，你的声音已经变得"非常遥远"。在放松中，我们自动地减少所有感觉形式的主观体验。

这是利用放松和催眠处理疼痛及类似问题的基本原理。

她在闭眼情况下的内部意象是睁眼时视幻觉体验的一种象征形式。这是她对于你之前关于视幻觉暗示所做出的第一种反应。

E：而且是一种非常有效的反应。她对于用辞非常富有经验——更是超过她自己所意识到的——而她通过看见艾谱瑞的4个孩子不知不觉地暴露了这个事实。

R：看见艾谱瑞的孩子是以视觉形式、视幻觉的形式。

E：是的。

增强第一阶段的视幻觉

R：你都看到了？所以这是你幻觉体验的第一条途径。

E：而且是非常、非常真实的途径，是那样一种复杂而不知自己复杂之人的途径。

R：并且是在不知道她正在产生幻觉反应的情况之下。

E：在一个十分复杂的层面上。

R：我问一下，你所说的"复杂"是什么意思？

E：她知道幻觉是什么。她接受我所给的抽象而复杂的"幻觉"概念，并且用它看到一种投射到未来的幻象。

R：我可以看到，在这里，我们两人都在以非常具有支持性的话语，非常迅速地强化她迈向幻觉的第一步。看到她如何不用你暗示而自发调整自己进入未来，也非常有趣。我想或许大多数催眠现象就是这样被发现的。有人自发地做一些有趣的事情，然后，有心的研究者试着用别的方式诱发这些现象。

催眠的特征

S：现在，我正试图更好地思考。在那种状态中，思考起来有点难，四处闪现。

R：在催眠中更难思考吗？

S：是的。

（停顿）

S：当艾瑞克森医生提到回到过去并假装另一个身份时，一件别的事情闪入我的脑海中。我在高中时有段时间用过艾米这个名字，因为那时我们都会使用不同的名字。当你提到安·玛格丽特时，艾米这个身份闪入了我的脑海。

（S继续叙述她在催眠中谈起过的她10岁时的另一段记忆。）

E：从你当年想到艾米，有多长时间了？

S：大约20年。那很有趣。哎呀，我想你说过什么事情，好像是从20倒数数醒过来，还是别的什么事情，我这样做了，但那时我不知道我是否刚好正在醒来。

> R：像催眠中思考是如何困难之类的这种自发的评论，它们暗示催眠（至少像她对它的体验）是一种变动意识状态，它的特征是几乎没有对认知过程的控制。催眠是一种对控制的放弃，不仅放弃对内部过程的控制，也放弃对外部反应的控制。这种认知、意向和情感过程被体验为它们自己以某种自发的方式在流动。唤醒是一个恢复对思考（她在这里表达得如此之好）和反应（身体调整）控制的过程。

动作和身份

E：当时你正在给出某些信号，让我忽然想到身份的定义。

R：什么信号？

E：她身体各处的肌肉动作，特别是大腿上的。

R：我知道了，这就是你为什么观察她放在大腿上的双手的原因。你在观察那些肌肉。我也注意到她的手指在某个点上移动。关于这点我想听你多说些，艾瑞克森医生。关于这些你从她那里所注意到的信号。

R：你提到过当患者的身份被触及时，他们会表现出某些身体动作。当催眠治疗师初学者训练他自己处理这样的事时，你会给出怎样的建议？当患者开始表现出这种动作时，你会唤醒他之后再进行询问，还是就在催眠中对患者进行简单的询问？

E：当你与被试持续相处足够长的时间，他们会逐渐告诉你每一件事，甚至不用你问。

R：是不是通过观察他的肌肉和手指所做的动作，感觉到 S 医生对她的身份特别感兴趣，这才促使你暗示她通过从 20 倒数到 1 来结束催眠？

E：我知道，时机成熟，她将在与身份的直接联系中醒来。

自发的手指信号

E：患者在催眠中一般是保持不动的。当你看到她的动作时，你立即试着把这动作与你一直在用的词语联系起来。

R：当你看到她手指动时，你试着与你一直在说的话联系起来？

E：是的。

R：缺乏经验的催眠治疗师，像我自己这样一个初学者，可能会认为："噢，她就要醒过来了"。但她的醒来具有心理动力方面的意义。你看到那些抽动开始发生，你知道这是认可或认同你刚才所说话语的一种表现。

E：是的。

R：这次晤谈以后，S 医生偶然向我提到她最近曾亲眼看到过一个手指信号的示范。她认为尽管你没有对她暗示可能的手指信号，我所观察到的手指动作是她在手指动作方面的最初尝试。她想要体验手指信号，因为她以前亲眼见到它时便为之着迷。所以，甚至在没告诉你的情况下，她把这次催眠当作一个机会，去体验某些她感兴趣的东西。她说当她看到好像手指全由它们自己在动时，她感到惊奇和欣喜。这是一种令人好奇的解离：她想体验手指信号，而她是以一种完全自发的无意识方式做到的。当然，她的手指信号也可能是你早先头部信号暗示的延伸。

开放式暗示：催眠体验的无意识选择

S：如果我意识不到它们，它们意味着什么？

E：你那时正有一些自己作为孩子的身份闪现，也许有些随着你成长而变化的身份闪现，你作为青少年的身份闪现，然后是某种非常牢固的你自己作为女人的身份认同。

R：所以在这段描述中，艾瑞克森医生，你认可她许多可能性。你利用霰弹方式，允许她的无意识选择那些她刚好想要体验的东西。你以一种开放的方式提供暗示。

E：是的，你以这样一种方式强调你的暗示，使患者自己的无意识可以选择在那个当下最适合的体验。

"是定势"

"是定势"是应对患者僵化和消极意识意向限制的另一种基本形式。在每次催眠诱导中，很多最初的尝试是为了引发某种定势和联结框架，它们将会促进所要完成的工作。例如，在第一次晤谈中，艾瑞克森引发"早年学习定势"，对 S 医生来说，它被当作一种相当于催眠的新学习情境的模拟。就像她以前成功学会 ABC 等字母一样，她也会成功地学会体验催眠。所以，早年学习定势，它自身可被理解为一种"是定势"，可被用作一个框架，把她定向到眼前的催眠工作。

艾瑞克森最喜欢的趣闻轶事之一，便是关于初学催眠的学生的，他们发现"是定势"在催眠诱导中没有什么用处。学生发现他自己面对一个怀有敌意的被试，对方很顽固，坚决否认他能够体验到催眠。这个学生以一种创造性的直觉行事，当时简单地持续询问这个对抗性被试一连串 20 或 30 个问题，都是明显会得到"是"的回答的。如下所列的各种能够被问到的简单枯燥的问题都被问到了：

你生活在 × 街吗？

你在 × 工作吗？

今天是星期二吗？

现在是上午10点吗？

你坐在椅子里吗？

在未意识到的情况下，被试发展了一种"是定势"，但也变得对这个情境有些厌烦。在这一点上，这个学生最后又问这个被试是否喜欢体验催眠。仅仅因为"是定势"，以及渴望逃离对各种问题只说"是"这样一种无趣的环境，被试终于回答了"是"。

"是定势"练习

1.我们认为"是定势"与默契的概念密切相关，后者在传统意义上被认为是催眠中治疗师与患者关系的基本特征。它是艾瑞克森用来接近那些通常不能控制自己的对抗性、防御性和自我挫败反应的"阻抗型"患者所用方法的本质。艾瑞克森（1964）举例说明如下：

> 或许这可以通过一个有点儿极端的例子进行说明：一名新患者，他进入治疗室时的开场白所表现出的特征，非常符合所有精神科医师对这种人进行描述时常用的一句粗话。治疗师直接回应道"你肯定有极好的理由来说这说那"。这几个斜体字表示的话语，并未被患者认为是一种更具沟通性的直接故意的暗示，但它们是最有效的。他带着很多脏话和猥亵的言语，带着怨恨和怨气，带着轻蔑和敌意，叙述他在促成心理治疗方面不幸的、挫败的、反复的、经常持续很久的无效努力。当他停顿时，治疗师顺便发表简单评论"那么，你一定有好多好多好理由来我这里寻求治疗"。（这是对他自己未意识到的就诊理由的概括。）

2.设计你怎样能学会识别、共享和利用患者自己的语言和参考框架，促进"从看似非合作的反应方式到具有良好亲和、被充分理解的感觉和成功实现所寻求目标的乐观期待的态度"的转化。

心理隐含式暗示

对艾瑞克森如何使用隐含式暗示的了解，将为我们提供关于他催眠暗示间接途径最为清晰的模式。因为他对暗示的使用可能隐含着某些超出那个术语标准字典定义的东西，我们会认为他在工作中可能在发展某种特殊的"心理隐含式暗示"形式。对于艾瑞克森来说，心理隐含式暗示是一把钥匙，它可以把患者杂乱无章的联结过程，在不知道它是怎样发生的情况下，转变成可预见的模式。隐含的想法或反应似乎是在患者内部自动发生的，好像它是他们自己的内心反应，而不是治疗师发起的暗示。心理隐含式暗示乃是一种当患者自己无法做某事时，建构和指导患者联结过程的方法。这种方法的治疗性用途是很明显的。 如果患者由于他们利用自己资源的能力受到限制而出现问题，那么隐含式暗示便是一种绕过这些限制的方法。

如果你坐下来，那么你便可以进入催眠。

用逻辑上的"如果……那么……"形式陈述的任何隐含式暗示都可以成为建构暗示的有用方式。"如果（if）"引导的短语从句陈述一个可由患者接受的或容易完成的条件，如此一来，一个为跟随其后的、终结性的、用"那么（then）"短语来表达的暗示所准备的是定势便建立起来了。

很显然，此时！你将不会进入催眠。

"此时"只持续短暂的一瞬；这意味着一旦"此时"结束，你将很快进入催眠。

当然，在我数到 5 之前，你的胳膊将不会麻木。

这意味着数到 5 之后，它将麻木。

每一个心理隐含式暗示中都有一个由治疗师首先建构的指令和一种由患者随后做出的反应。在上面的句子中，我们先建构一个暗示，它将在可预期的方向上引导患者的联结和反应。实际上，患者将在什么时候进入催眠或者将产生怎样的麻木，完全取决于被试在无意识层面的反应。看看下面的例子：

在你进入催眠之前，你应该是很舒适的。

最明显的隐含式暗示是，一个人在他感觉很舒适之后将进入催眠。但也正是获得舒适感的过程，引起许多放松的无意识调整，也引起对初始催眠体验非常重要的"不做"。

这种非常复杂的心理功能，

一种事实陈述。

你进入催眠去找出

这是一个短语，暗示患者进入催眠有重要目的。

一大堆你可以做的事情。

这意味着重要的不是治疗师能做什么，而是患者能做什么。

并且有非常多的事情，远多于你所能梦到的。（停顿）

这个停顿在暗示，患者的无意识可以进行搜索，以发现某些她以前没意识到的独特的事情。

在表述心理隐含式暗示的过程中，重要的是要认识到，治疗师只是提供刺激，而心理隐含式暗示的催眠效应则是由听者在无意识层面所创造的。任何暗示，其最为有效的方面是能够把听者自己的联结和心理过程扰动成自发的动作。是听者自己的联结和心理过程这种无意识的活动引起了催眠体验。

可以肯定，日常生活中充斥着很多粗暴而大多无效的暗示，说话者以非常明显的方式试图对听者进行负性暗示或中伤。很明显，在这种粗暴的用法中，暗示完全是由说话者制造的。但是，在我们的心理隐含式暗示应用中，却有着一些非常不同的东西。在与患者面对面的治疗性氛围中，患者被认为是焦点。每一个心理现实都由患者根据自己应用的可能性有意或无意地接受。这样，心理隐含式暗示就成了用于唤起和利用患者自己的联结去处理其自身问题的一条重要的间接途径。

这在一个同事把一个十几岁的叛逆少年介绍给艾瑞克森时得到了很好的阐释。他静静地倾听那个少年的故事，然后用一个简单的陈述开始了重要的治疗进程。

我不知道你的行为将会如何变化。

这个叛逆少年无意接受心理医生的劝告，事实上，艾瑞克森几乎也真的不知道他的行为将会如何变化。通过公开地承认他不知道，艾瑞克森解除了少年的阻抗，这样他能暂时地体验到一种接纳定势。这时，艾瑞克森设法在那个接纳的瞬间嵌入一个暗示："你的行为将会变化"。于是，男孩留下了改变的概念；他自己的联结和生活经验将会精确地设计如何让那种改变发生。

心理隐含式暗示的练习

1. 隐含式暗示和临床推断练习是艾瑞克森训练第二作者的基本方式。他拿出老的晤谈记录，其中有些有25年之久或更老，他让第二作者读第一页或前两页，然后通过隐含式暗示和推理去推断后面跟着的是什么。另一套练习是研究多斯托维斯克或托马斯·曼小说中对人物的最初描写，再通过隐含式暗示推断人物在小说中的命运。艾瑞克森在他生活的某个时期喜欢侦探小说也是出于同样的目的。研究你自己的治疗性对话特别是初次晤谈的录音，探讨对每个患者的话语进行隐含式暗示的可能性。然后研究你自己的隐含式暗示，有多少确实是治疗性的？

2. 研究催眠诱导录音，特别是你自己的。学习识别在你的声音力学特征（如语调和停顿）和语言内容中所表达的隐含式暗示。

3. 精心设计一些句子，（a）陈述一个一般的心理事实（b）通过隐含式暗示开启某种内部探索，将会（c）唤起和调动听者自己的记忆、联结、意念动力和意念感觉反应，等等。

4. 精心编写一系列心理隐含式暗示的催眠诱导语，使它们能够助长催眠状态和各种典型催眠现象。

治疗性制约和双重制约

双重制约的概念已被人们用很多种方式去应用。我们以一种*非常具体和狭义*的方式，使用"制约"和"双重制约"这两个术语，描述向患者提供在治疗性方向上建构其反应的暗示形式。*制约*提供两个或更多具可比性的替代选项，让被试自由选择——就是说，无论哪个选项，都把反应引导到预定的方向上。治疗性制约是对给定情境中患者有效的建设性反应模式可能的替代形式所进行的委婉的陈述。患者被给以自由，可以在它们中间自愿选择；但患者常常觉得势必接受某个可选项。

相比之下，*双重制约*提供的反应可能性超出了患者平常的意识选择和控制范围。双重制约最初被当作关于精神分裂症中沟通的本质和病因的某种假说提出来（Bateson, Jackson, Haley, and Weakland, 1956），自此以后，大量作者设法利用双重制约这个概念去理解和促进心理治疗和催眠（Haley, 1963; Watzlawick et al., 1967, 1974; Erickson and Rossi, 1975）。既然我们以非常具体和狭义的方式使用这个术语，我们将只是概略地描述我们如何从治疗性催眠和催眠暗示的角度理解双重制约这个概念。

双重制约源于在多于一个层面上沟通的可能性。我们可以（1）说某些事情，而且（2）同时评论刚才我们说的是什么。我们描述我们的主要信息可以（1）在一个客观的层面上沟通，同时（2）在一个通常被称为第二层面或元层面沟通（元沟通）的更高的抽象层面上评论。当在初级沟通中陈述的事情在元沟通中被重新建构或投射到另一个参考框架中时，一种特殊情境便出现了。例如，当需要某种手飘浮的意念动力反应时，我们（1）要求患者把手上举，却（2）体验到如同它以一种不随意的方式在上举。当需要某种意念感觉反应时，我们可以（1）要求患者体验某种虚幻的温暖感，但（2）它通常被认为是超出患者平常自我控制范围的。因此，患者必须允许这种温暖感在另一个更不随意的层面上发展。我们有很多种方式对患者说或暗示，（1）某些事情将要发生，而（2）你不用带有意识意图去做，你的无意识会做好。我们称之为意识－无意识双重制约：既然意识无法做到，无意识必须在不随意的层面去做。意识的意向性和一个人平常的意识定势被放入制约中，它往往会弱化它们的活跃度；这时，无意识潜能便有机会介入。意识－无意识双重制约是以后章节中所讨论的治疗性双重制约的重要基础。

在元沟通的实际应用中，对初级信息的评论可以在言语之外发生：你可以通过质疑的语调、手势或身体动作、精妙的群体暗示和语境去进行评论。隐藏的暗示或无意识的假定也可具有元沟通功能，它会制约或限定日常交流层面上所谈的内容。因为这一点，患者通常意识不到他所接收到的冲突信息。但是，这种冲突常常足以破坏患者平常的运行模式，所以，更多无意识的和不随意的过程会被激活。

在理想情况下，我们的治疗性双重制约是一个相对温和的两难困境，它可以为患者提供成长机会。这些两难困境常常阻止和破坏患者的习惯想法和参考框架，从而使他们不能在意识和自愿层面上很容易地做出选择，就此而言，它们也是间接催眠形式。在这个意义上，每当一个人的平常参考框架不能应付并且他被迫转到另一个运行层面上时，双重制约便可以发挥作用。贝特森（1975）曾经评论过，这个另外层面可以是"一个抽象的更高层面，它可以是更智慧的、更精神错乱的、更幽默的、更虔诚的，等等"。我们只是补充说这里所说的另外层面在其功能上也可以是更为自发或不随意的，就是说，超出了患者自我定向和自我控制的范围。由此，我们发现治疗性双重制约，可以引导个体体验那些我们把它描绘成催眠特征的变动意识状态，以便让以前未能认识到的潜能逐渐显现出来。

在实际应用中，一些情境能否起到制约或双重制约作用，其范围宽广无限。到底什么才是，什么才不是制约或双重制约，很大程度上将取决于它是怎样被听众所接受的。对一个人来说是制约或双重制约，对另一个人则可能不是。所以，在接下来的章节中，我们将描述大量可能引起或未能引起某一特定患者制约或双重制约体验的表述。这些表述是催眠性体验的"途径"；它们不能被当作总是能够在每个人身上引起相同反应的技术。人类太复杂，并且个体差异是如此之大，无法期望相同的语言或情境能够对每个人引起相同的反应。训练有素的催眠治疗师有很多可用于催眠体验的合适途径。他们把它们一条接一条地应用于患者身上，仔细评估哪一条真正能导向期望的结果。在临床实践中，我们只有通过在回顾中研究患者的反应，才能决定什么是或不是制约或双重制约。所以，下列表述只是提供了可以建构期望反应的治疗性制约或双重制约的可能性。

1. 制约和双重制约式问话

制约可以很容易地通过给被试在具可比性的选项中"自由选择"的问话去实现。但是，任何选择都可以使他朝向期望的反应发展。助长对催眠情境的接受性，存在非常多的可能性，如下所列：

你喜欢体验浅度、中度还是深度催眠？

你喜欢坐着还是躺着进入催眠？

当你进入催眠时，你喜欢双手放在大腿上还是椅子扶手上？

我们把这些问题标定为制约，是因为当它们被用来构建催眠情境时，对于多数人来说，它们可以很容易在其平常意识定势下给出回应。但是对有些人来说，第二个例子可能具有双重制约功能，因为如果你观察当他们坐着或躺下对这个问题进行反应时，你可以看到事实上他们已经进入了催眠。

相比之下，下列问题是更典型的双重制约，因为它们不能被人们用平常意识定势回应。他通常必须放松下来，并允许更多自动的或无意识的功能去让它们发生。这种双重制约式问话特别有益于助长对催眠更象的艾瑞克森式体验途径。个体通过把注意力转向其主观体验，以一种能够很容易引发催眠体验和催眠现象的方式，聚焦于内部。这种问话方式也特别适合于那些对初期催眠诱导反应超级警觉、焦虑或紧张的被试。这种问题允许他们利用他们的意识焦点，促进对暗示现象的认知。双重制约问题对于那些在催眠情境中需要用他们的意识保持某些控制的"阻抗"型被试来说非常有用。琢磨一下下列问题：

你的右手还是左手会先觉得变轻？或者它们会同时感觉变轻？

你的右手会先移动？还是抬起？还是移向一边？还是向下按？或者会是你的左手先做？

你会先在手指还是手背开始体验到一些麻木？

你身体的哪些部分会开始感觉最为舒适（温暖、凉爽、变重，等等）？

这些问话之所以可以起到双重制约作用，是因为无论哪个选项被体验到，都是在助长以意念动力或意念感觉反应形式给出的催眠性暗示。当此前毫无经验的被试第一次体验到这种现象时，他们通常会感到惊讶和有些欣喜。这种现象是一种经验性的证明，表明他们可以为进一步的治疗性工作，学着发展潜能和变动运行模式。

2. 时间制约和双重制约

时间是形成制约问题和情境的一个极好的维度。

你想现在还是几分钟后进入催眠？

你喜欢快一些还是慢一些进入催眠？

你是准备在这个周，还是下个周克服那个习惯？

这些问题可用个体平常的参考框架回答，所以可被分类为制约，制约只是把注意力聚焦到期望的反应方向上。无论患者的回答是什么，它们将被制约到现在或稍后二者必居其一的治疗性反应上。对于有些被试，前两个问题实际上可以唤起催眠的最初体验；对他们来说，催眠治疗性情境的语境和催眠师对他们将进入催眠的期待性态度，可以起到元沟通的作用，它可以激活把他们引入催眠体验的无意识过程。

关于双重制约将如何利用时间，在更自发的层面上引发反应，可用如下方式进行构建：

请让我知道那种温暖的感觉何时在你手上发展。那种麻木过程是快的还是慢的？

用你所需要的全部时间，去真正地学习，如何体验到它（任何一种意念动力或意念感觉反应），在那种特殊的催眠时间中，每一个瞬间都等同于数小时、数天甚至数周。

所有这些利用时间的问题和情境都包含强烈的心理隐含式暗示：期望的反应将要发生。大部分催眠反应需要时间。在催眠中，被试通常会体验到"精神活动的迟滞"。在暗示被给出和被试最终能够执行它的时间之间有个延迟。时间制约利用了这种时间延迟并使之成为催眠性反应不可或缺的一部分。

有个例子很令人陶醉，艾瑞克森为一个6岁的男孩提供了治疗性双重制约和利用时间的可能性。

吉米，我知道你父母亲曾经要求过你放弃咬指甲。他们似乎不知道你只是个6岁的孩子。他们似乎也不了解就在你7岁之前，你将自然地放弃咬指甲。他们真的并不知道这个！所以当他们告诉你要放弃咬指甲时，不要理睬他们！

当然，吉米并不了解艾瑞克森已经知道他再过两个月就到7岁了。艾瑞克森的话带有真诚的确信，并用某种秘密的口吻说出，这意味着他正在取得吉米私下里的信任，这些话足以用这个男孩无法有意理解到的方式，把吉米双重制约到两个月内放弃咬指甲的情境中。例如，他无法理解，被允许无视他父母令人恼火的让他放弃咬指甲的要求，这种喜悦怎么竟会助长双重制约，激活他自己的内部资源，以创造某种他自己放弃咬指甲的方法。结果证明，吉米后来可以吹牛，在他到7岁之前，他已经放弃咬指甲整整一个月了。

3. 意识－无意识双重制约

艾瑞克森经常做某种前诱导性谈话，区分意识心理和无意识心理两者的功能。这让患者为接受双重制约做好准备，它仰仗我们不能有意识地控制我们的无意识这一事实。意识－无意识双重制约阻止患者平常的意识模式，因此反应一定是在更加自发或无意识的层面上被中介。例如，对下列情境的任何回应都需要被试体验到催眠。

如果你的无意识想让你进入催眠，你的右手会抬起来，否则你的左手会抬起。

你甚至不需要听我说话，因为你的无意识在这里，它会刚好以适当的方式听到它需要对之做出反应的东西。

现在你的意识心理做什么真的无关紧要，因为你的无意识将自动去做那些刚好需要它去做的事情，以便达到那种麻木（年龄退行、类僵，等等）的目的。

你说过你的意识心理是不确定的和混乱的。那是因为意识心理会遗忘。可是我们知道无意识的确可以利用许多记忆和图像以及使意识心理变得有价值的经验，所以你可以解决那个问题。什么时候无意识将使所有那些有价值的学习可以对意识心理有效？会是在梦里？在白天？它会来得快一点还是慢一点儿？今天？还是明天？

在这一系列的双重制约中，治疗师在使用一种开放式途径。治疗师给出大量关于心理运行的事实陈述，其中的每一个都将有助于解决这个患者的问题。这种开放式途径的价值在于它给患者的无意识以自由，让它以最适合其独特运行模式的方式进行工作。

这种开放式途径连同意识－无意识双重制约一起，也是艾瑞克森应对阻抗型患者方法的实质。当联结的意念动力信号（将在后面的章节描述）显示无意识已经做出令人满意的反应，或已经对问题做出回答时，意识－无意识双重制约便成为一种可靠的手段，用对哪怕最具阻抗、恐惧或误信的被试通常都能够接受的方式，唤起催眠性的或无意识的反应。总之，所有双重制约途径都是用来帮助那些被称为阻抗型患者绕过或消解他们常会阻碍催眠性反应和治疗性变化的错误想法及其信念系统限制的极佳手段。

在这次晤谈中，艾瑞克森通过强调意识之外的无意识潜能，提出一系列相关的双重制约，它们全都朝着弱化意识定势的方向发展。琢磨一下下面的例子。

只有在你无意识心理同意的情况下，你的意识心理才会保持着它。

你不需要听我说话。你的无意识心理在你不知道的情况下，便会听到我的话。

一个寻求治疗的人进来告诉你一个在意识层面上完全可信的故事，但他会以非言语性（无意识）语言告诉你一个完全不同的故事。

无意识心理极少有机会对它们自己的理解方式有所认识。（暗示现在应该很好地给无意识一个机会。）

对你来说，最重要的是，你依靠无意识心理去做某件有趣或有价值的事情的意愿。

现在有很多不同的方式，可以让心理在无意识与意识的结合中发挥功能。有很多不同的方式，可以在不让意识心理知道它刚刚收到一个礼物的情况下，让无意识心理避开意识心理。

如果读者研究这些话语的上下文，就会发现它们总是朝着释放患者能力的方向发展，让它在无意识层面发挥功能，去探索很多被意识心理排除的潜在反应。学习体验催眠和这些催眠中可能的潜在反应，是如此直接地与患者释放他对平常参考框架的指导和限制功能的能力相联结。在这次晤谈结束时，艾瑞克森示范了一种把意识从无意识过程中分离开的重要方法。在催眠正式结束后，他往往至少让患者转移注意力2～5分钟，因为除非患者训练有素，否则将需要很长的时间才能完全地从催眠中脱离并清醒过来。转移注意力期间可使与催眠事件的联结关系被打破。因为被打破，催眠事件往往会保持遗忘。这也有助于在催眠和清醒之间建立一种清晰可辩的界线。这个可辩的界线便会自动地确认催眠是"真的"这一事实。

在典型的催眠实验研究中，研究人员提供一个直接暗示的标准量表，然后直接向被试询问他们的体验，我们把这种研究法视为一种破坏，它破坏了在学习怎样体验催眠的初始阶段的独特性。这种直接询问模糊了正好在学习如何让自己体验催眠的被试身上催眠和清醒状态之间的微妙区别。实验者的直接询问不经意地在催眠的内容与清醒状态之间建立了联结的纽带。*这些联结的纽带实际上破坏了被认为是与平常清醒状态不连续的变动意识状态的催眠体验*。这是一种奇特而悲哀的真实的事实：意识心理通常并不知道它什么时候会进入一种变动状态；正如人们必须学习辨识任何其他变动意识状态（由酗酒、吸毒、毒血症、精神病等引入的）一样，他们必须学着辨识催眠发展中微妙的初期体验。这种观察研究过程受到询问和评述过程频繁地干扰，这是个不争的事实。这对一般心理研究影响特别大，对催眠则影响尤甚。进行不明智的直接观察常常会干扰正在研究的催眠现象。

4. 双重解离式双重制约

在这次晤谈中，艾瑞克森介绍了另一种用来助长解离的更为复杂的双重制约。留意下列暗示之间微妙的相互作用，它们都是为了达到解离的目的，这些暗示涵盖了所有反应的可能性，甚至有同时引发某种后催眠性反应的可能性。

你可以作为一个人醒来，但你不必作为一个身体醒来。（停顿）

在你的身体觉醒时，你可以醒来，但对你的身体没有认知。

在这个陈述的第一部分中，"作为一个人醒来"与"作为一个身体醒来"是解离的。在第二部分中，"作为一个人和身体醒来"与"对身体的认知"是解离的。正因为如此，我们可以称这种陈述为双重解离式双重制约。这个暗示的整体效果是如此的复杂，以至于什么样的反应可能性正在被暗示并不是马上显而易见的。真实的反应可能性如下所示：

你可以作为一个人醒来，但你不必作为一个身体醒来。

你可以作为一个人醒来，但你不必作为一个身体醒来并认识到你的身体。

你可以作为一个人醒来，而且你也可以作为一个身体醒来，但对你的身体没有认知。

双重解离式双重制约这种催眠形式，在*探索个体的反应能力以及中介暗示*方面具有令人振奋的可行性。由于采用开放式暗示，双重解离式双重制约允许一定数量的自由选择，这种自由选择能够以某种甚至让被试惊讶的方式使被试的个性得到充分表达。双重解离式双重制约往往使意识变得混乱，进而弱化它们的习惯定势、认知倾向和习得性限制。在这种情况下，他们自己以一种更为自动和无意识的方式进行创造性表达的可能性也变得更为清晰。通过神经心理学的（Luria,1973）研究我们知道，位于第二和第三区的顶叶－颞叶－枕叶共同联合区能够以很多不同的方式合成和中介相同的心理功能。双重解离制约这种催眠形式可使被试以全新的、超出其以往经验的方式操作和利用这些联合区的惊人潜能。如此看来，双重解离式双重制约可被当作增强创造性的手段来研究，而不仅仅当作一种程序性的暗示。

详细阐述双重解离式双重制约的其他例子如下所示：

你可以在不知道它是什么的情况下写下那些材料，然后

你可以在你不知道你已经做了的情况下，回过头发现其实你知道它是什么。

如上所述的在知道或不知道它的意思，又或知道或不知道他已经写了的情况下的自动书写，并不像看起来的那样随意。对枕叶皮质区和视觉诺斯替（optico-gnostic）功能（Luria, 1973）第二区域的研究表明，当出现大脑组织特殊的器质性失调时，上述可能性中的每一种都可以以失认的形式自然发生。这些失认的每一种都是可能的，不过是因为当它出现时，正常运行的离散的心理机制已经受到干扰。这种失认是识别离散的心理机制的标签。所谓双重解离式双重制约的暗示可能正在利用这些相同的自然心理机制。我们推测，尽管当一个人处于平常清醒状态时，这些心理机制通常是无意识的，但它们在催眠中是可以被打开或关闭的。从这个角度讲，我们可以把"暗示"定义为语言魔术之外的某种东西。实际上，适当构建的催眠形式，可以利用脑组织第二第三区域所特有的皮层功能的自然过程。这些过程在功能上融为一体的，对感觉、体验、识别和认知过程负责。建构催眠形式，既可以阻止又可以助长第二第三区域这些离散的心理机制，这有可能极大地扩展我们对脑功能的认识。对于用催眠形式改变人们的行为并扩展各种各样的人类体验来说，这，可能便是其神经心理学基础。

5. 关于引发催眠现象的一般假设

像双重解离式双重制约这样的催眠形式，也暗示了某种更一般的假设，用以解释经由解离引起传统催眠现象的方式，为如何才能发展新的催眠现象，提供了别的线索。通常，我们可以假设，催眠现象的发生，只是由于从其平常关联的环境中解离出了某一种反应。在我们先前的例子中，艾瑞克森示范了对于身体的认识怎样能从它平常与之关联的对于一个个体的人的认识中解离和分开。当他示范对一个人身体的失认，怎样因为从它平常与作为一个人醒来相关的语境中解离看见（或认识人的身体）的能力而受到影响时，实际上，它是在示范怎样通过解离过程引起负性幻觉。

以类似的方式，传统的类僵式催眠现象，可通过解离使身体的一部分从它平常清醒的关联背景中移开的能力而引起；麻木由对感觉能力的解离引起，遗忘由对记忆能力的解离引起，等等。年龄回溯、自动书写、幻觉和时间扭曲等经典催眠现象，都可被认为是"正常"反应，它们仅仅是因为把它们从其平常的关联背景中解离开，而以某种自动的或催眠的方式发生。现在它成了增强治疗师独创性的一种训练，让他们找寻那些关联背景，使这些传统反应中的任何一种都可以从中被解离出来，从而可以在任何特定患者身上引发催眠现象。我们自然可以预料，不同被试在不同关联背景的各种反应，其优势的方面具有其个体差异性。治疗师的任务是决定哪种反应可以最容易地从哪个患者身上的哪个背景中解离出来。无论何时，只要某种反应从其平常背景中被成功地解离出来，我们就已经引起了催眠现象。当治疗师发展出了这种方式的技巧时，将会有充分的空间，可引起本书中尚未提到的全新效果。无限多的催眠现象可被引发，以用于基础性探索和治疗性目的。

6. 反转定势双重制约

艾瑞克森在孩提时在农场中认识到一些关于反转定势双重制约的东西。他对那些事件详述如下：

> 我清楚记得的对双重制约的第一个有意的应用是在童年早期。一个气温在零度以下的冬天，我父亲牵着一头小牛到牛棚外的水槽。小牛喝饱后，父亲和小牛返回牛棚，但在门口，小牛倔强地撑住脚，尽管我父亲使劲地拉缰绳，他仍无法使小牛移动。我在外面玩雪，看到这个僵局，开心地大笑。我父亲挑战性地让我把小牛牵进牛棚。认识到这种情形在小牛来说是某种无理的、倔强的反抗，我决定让小牛有充分的机会去反抗，因为那显然是它所希望的。于是我通过抓住尾巴向牛棚外拉，而我父亲继续向里拉，我们两人给小牛一种双重制约。小牛迅速地选择对抗两个力量中较弱的一个，把我拖进了牛棚。

> 精神病患者经常会无限期地抗拒和隐瞒一些至关重要的信息。当我注意到这一点时，我强调性地警告他们本周不能暴露那个信息，事实上，我坚持要他们隐瞒它，直到下个周的后半周为止。他们主观上想要抗拒的愿望是如此之强烈，他们无法充分地评估我的警告，他们认识不到它作为一种双重制约，要求他们既要抗拒又要顺从。如果他们主观抗拒的强度足够巨大，他们便会利用这个双重制约透露这些阻抗材料，而无须进一步耽搁。他们因此实现他们沟通和抗拒的双重目的。当双

重制约被用在患者身上时，他们极少会认识到这些双重制约，但他们常常会谈论他们在沟通和处理他们的阻抗感觉时的那种轻松感。（Erickson and Rossi, 1975）

反转定势双重制约允许被试既抗拒又顺从！实际上，有问题的人经常陷在相互矛盾的冲动中。他们陷在对他们自己内心各种冲动和倾向性的抗拒与顺从的矛盾心理中。解决这一困境的有效途径是允许抗拒和顺从这二者都被体验到。从理性观点看，那完全没有意义，而从情感方面来看，它又是有意义的，它可以释放和表达此前被困在相互对立的矛盾中的冲动。艾瑞克森应用反转定势处理矛盾、挑衅、抗拒和阻抗反应的一个清晰的例子，被作为他利用被试自己的反应启动催眠的一次演示记录了下来（Erickson, 1969）。第一步是小心地以某种建立反向定势的方式挑战被试，被试被激起来正好做艾瑞克森所说的相反的事情。然后，他逐步诱导一系列的暗示，这些暗示的反面将会引导被试去体验催眠。

作者的表达方式是既可以通过口头言语也可以通过动作，小心地用话语从诘难者那里引起一个显著的矛盾，这个诘难者被告知他必须保持沉默，他不能再说话，他不能胆敢站起来，他不能再要计谋，他不能胆敢从走廊走过或直接到礼堂前面，他必须做作者所要求做的任何事情，他必须坐下来，他必须返回到他原来的座位，他害怕作者，他不能胆敢冒险被催眠，他是一个聒噪的懦夫，他害怕去看那些坐在讲台上的志愿被试，他必须坐在礼堂的后面，他不得不离开礼堂，他不敢走到讲台上，他害怕与作者以一种友好的方式握手，他不敢保持沉默，他害怕走到讲台其中一把椅子上充当志愿被试；他害怕面对观众并向他们微笑，他不敢看或听作者说话，他不能坐到其中的一把椅子上，他将会不得不把双手放在身后，而不能把它们搁在大腿上，他不敢体验手的飘浮，他害怕闭上双眼，他不得不保持清醒，他害怕进入催眠，他不得不匆匆离开讲台，他不敢保持和进入催眠，他甚至不能发展一种浅度催眠，他更不能胆敢进入深度催眠，等等。

这个学生经由言语或行为非常轻松地对这个过程的每个步骤进行抵

制，直到最后，他被迫进入了沉默。然后，由于他的唱反调被限制成了独自的行为，并被他自己抵制作者的矛盾模式困住，这使得诱导一种梦行式催眠状态变得非常容易。于是他被当成这个课程最为有效的示范被试。

下个周末，他找到作者，叙述了大量他个人的苦恼和不受欢迎，要求做心理治疗。在一点上，他取得了令人吃惊的快速而成功的进展。

这种技术以各种变化形式被部分或全部地反复使用，特别是对挑衅的、有阻抗的患者，尤其是"屡教不改"的少年犯。其意义在于，带着这种出乎意料但充分运用其自身反应所衍生出来的感觉，对患者矛盾心理的利用和这种途径给患者提供的机会，让他们成功地实现好争辩的目标。不过显然，这需要完全满足患者的需要。

7. 不合理推论双重制约

艾瑞克森采用不合理推论或不合逻辑作为双重制约。不合理推论和不合逻辑往往会制约、固定或中断一个人的意识定势，这样一来，选择和反应往往会在一个更不随意的层面上被中介。对不想上床睡觉的孩子，他可能首先用一种时间制约：

你更愿意八点还是八点一刻睡觉？

当然，孩子会两害相权取其轻，他会同意八点一刻上床。如果有更进一步的困难，艾瑞克森会使用某种不合逻辑并令人信服的双重制约，例如："你想睡前洗个澡（bath），还是更想把睡衣穿在浴室（bathroom）里！"在这样一种不合理推论双重制约中，在所提供的替代性选择的内容上尽管没有逻辑关系，但有相似之处（bath 与 bathroom）。一个人在试图理解这样一个命题的意义时，便可能晕头转向。尽管要理解它不是不可能的，但当它被以某种自信和令人信服的方式表达出来时，人们往往会附合它。

8. 对比治疗性和裂生性（Schizogenic）双重制约

艾瑞克森对双重制约的治疗性应用与贝特森等人（1972）在精神病起源方面对它的研究之间的关系，提供了有趣的相似性和*对比性*研究。我们可以把它们并列进行比较。

贝特森的裂生性双重制约	艾瑞克森的治疗性双重制约
1. *两个人或更多人：儿童"受害者"通常被妈妈或者父母兄弟姐妹的联盟"陷害"*	*两个人或更多人：通常患者和治疗师被置于某种积极的关系之中。*
2. *重复地体验相同的双重制约，而不是单纯的创伤性事件。*	*一种或多种形式的双重制约被提供，直到某一种被发现在发挥作用。*
3. *一种初级的负面指令："不要做这做那，否则我会处罚你"。*	*一种初级的正面指令："我赞同你应该继续如此这般去做"。*
4. *一种次级的禁止性指令，它与在更抽象（元）层面上的第一层相冲突，并且与第一层的指令一样，由惩罚或威胁生存的动机强迫执行。*	*一种次级的积极暗示，它位于更抽象层面上，可以促进在初级（意识）和元沟通（无意识）之间的创造性互动。*
5. *一种第三级的负面禁令，阻止受害人从这个领域逃脱。*	*一种第三级的积极认知（亲和、移情），把患者制约到他的治疗性任务中，但如果他愿意，可以自由地选择离开。*
6. *最后，当受害人学会觉察他在双重制约模式中的世界时，整套的材料便不再是必需的。*	*当患者的反应改变使他从移情和被引起的双重制约中解放出来时，他便可以离开治疗。*

从上面的摘要中可以看出，裂生性双重制约使用了*负面指令，它在元层面或抽象层面上被强迫执行，超出了受害者的控制范围，并且无法逃脱。*瓦茨拉维克、比温、杰克森（1967）曾经描述过双重制约的治疗性应用，紧紧模仿了贝特森的说法，其中患者被制约到一个无法逃脱的反应改变过程中。但是，不可否认，这种双重制约是难以进行确切表达的，相比之下，艾瑞克森式双重制约，似乎在其初级信息层面的表述上更为自由一些，但同时，在元沟通层面利用患者无意识动力的许多方面上，则显得更为复杂。艾瑞克森式双重制约总是强调*在元沟通层面上的积极赞同，但是，如果它们不适当，便有可能在初级信息层面上被拒绝。*艾瑞克森曾说："当我把患者置于双重制约中时，他们也能无意识地感觉到我决不、决不会把他们控制在制约中。他们知道我随时都会乐意做出让步。然后我会把他们置于某个其他情境中的另一个双重制约中，去看它们是否会把它用到建设性用途，因为它更能充分地

满足他们的需要"。因此,对艾瑞克森来说,双重制约是一种有用的策略,它可以为患者提供建设性变化的可能性。如果一个双重制约不合适,他会一个一个地尝试,直到找到合适的。

9. 无意识和元沟通

贯穿于双重制约多样性的这个讨论中,读者可能已经留意到这种灵活,我们可以在同一个地方使用"无意识"和"元沟通"这两个术语。实际上,这两个术语在这个过程中是可以互换的。这表明我们可能正在目睹深层心理学中我们世界观的一个根本性的变化。哲学家从来不喜欢"无意识"这个术语,是学术和哲学上对这个术语的拒绝,妨碍了弗洛伊德的精神分析理论早期被接纳。"无意识"这个术语的使用仍然将学术研究和实验取向的心理学家从临床医生中划分出来,如同将物理医学的医生从精神病学中划分出来一样。但是,"元沟通"这一术语,在数理逻辑这一框架内得到发展,正因为如此,它不仅符合研究型学者的世界观,也符合临床医生的世界观。很可能,我们处于新时代思潮的开端,这要求我们修订精神分析学的术语,使之更符合数学、控制论和系统论方面的通用概念。

双重制约练习

1. 通过下列步骤设计你自己双重制约的各种原创清单,让它带有积极的元沟通:

  a. 构建一种催眠情境。

  b. 构建每一种经典的催眠现象。

  c. 确认催眠。

  d. 设计用于各种临床问题(例如,恐惧、强迫、抑郁、焦虑、习惯问题等)的治疗性可选方案。

  e. 设计在各种紧急情况下的纠正方案。

  f. 建构学习、创造性想像和问题解决等,建构意识和无意识间的关系。

  h. 设计实验情境,测试你原创的双重制约中哪一种最为有效。

2. 探索造成如下情况的负面元沟通双重制约的心理动力：

    a. 竞争环境。

    b. 剥削环境（经济的、社会的，等等）。

3. 你可以设计什么样的实验情境，去探索双重制约与战争和经济萧条这种社会性灾难以及神经症、精神病和恐惧症这类精神异常之间的关系？

开放式暗示

艾瑞克森用一种明显的许可，结束对这次晤谈的评述。他经常使用一种霰弹式途径，用开放的形式，为患者提供多种反应可能性；这样，患者自己的无意识就能够选择那些在那个时间最适合的体验。这与那些用非常具体的直接命令和暗示对患者喋喋不休的老的权威式方法是多么地不同！以这种方式进行暗示，他实现了三个重要目标：（1）绝无可能出现对患者暗示失败的可能性，因为所有的反应都被界定为可接受的催眠现象；（2）患者的反应能力（"反应层级"）得到探索，用以提供线索去了解什么样的反应对实现治疗性目标是有益的；（3）既然患者所做的任何事情都被看作适宜的催眠性反应，他们便不能抵制或退出这个情境。无论他们做什么往往都会推动他们进入接下来的催眠性暗示情境中。

例如，艾瑞克森在他1964年发表的关于他处理阻抗患者技术的文章中，设法在意识和无意识之间引起某种解离，同时将几乎任何在意识层面的反应都界定为有效的催眠现象。文章部分摘录如下：

"现在，当你进入这个房间时，你把你大脑的两个部分都带了进来，就是说，你的前脑和你的后脑"。（也可以用"意识心理"和"无意识心理"，这取决于患者受教育的水平，这样附带暗示了某种解离。）"现在，其实我并不关心你是否在用你的意识心理听我说话，因为反正它并不了解你的问题，否则你无论如何也不会在这里，所以，我只想讲给你的无意识心理听，因为它在这里，并且在足够近地听我说，所以你可以让你的意识心理去听街上的噪声或空中的飞机声或隔壁房间的打字声。或者你可以去想任何进入你意识心理的想法，可以是系统的想法，也可以是随机的想法，因为所有我所要做的是讲给你的无意识心理听，并且，即便是你的意识心理感到无聊（无聊导致毫无兴趣、分心，甚至睡觉），无意识也会听我说，因为它在听力范围之内"。

在这几个句子中，读者不仅可以看到这些暗示怎样接受意识心理可能做的每一件事，并把它定义为有效的催眠反应，还可以看到艾瑞克森对事实陈述、解离、暗示、双重制约的一并运用，甚至最后用无聊弱化意识心理的途径。这种开放的多管齐下式途径，用多种手段达到催眠和暗示的目的，这是非常典型的艾瑞克森式风格。我们将在接下来的每次晤谈中，研究这种开放式途径的很多实例。

开放式暗示练习

1. 开始练习以开放方式拟定暗示，容许所有可能的反应，并把它们全都界定为可接受的。这在诱导催眠中是特别重要的，因为在这个过程中，催眠师和被试双方对失败的担心是最为显著的。以开放的方式拟定诱导性暗示可以让双方都能放松下来。其额外的收获是促进探索，形成一个聚合点，它可以极大地促进融洽关系及治疗进程，这是患者和治疗师双方所期望的（Sacerdote, 1972）。

2. 当不能肯定催眠中患者在哪里或者可以体验到什么时，以一种开放的方式拟定暗示，承认任何*种类*的反应都是适当的。

3. 当不能肯定患者对于体验某一特定现象的准备度时，拟定开放式暗示，承认其反应的任何程度都是适当的。这非常有助于催眠治疗初学者去了解并学着识别对于所有催眠现象的所有可能的反应程度和反应增量。

4. 学习以一种容许没有任何失败可能性的开放方式拟定治疗性暗示。

涵盖一类反应所有可能性的暗示

与开放式暗示密切相关，但方向相反的，是精心拟定的涵盖一类反应所有可能性的暗示。虽然开放式暗示把所有反应都当作有效的加以接受，而涵盖一类反应所有可能性的暗示则通常将患者限制在某种可接受的可能性这样一个较窄的范围内。开放式暗示允许尝试能够让患者的创造力得以显现的任何可能的反应。涵盖一类反应所有可能性的暗示将患者限制在一个相对狭窄的选择范围内，他可以在其中进行回应。艾瑞克森（1952）在他的手飘浮诱导技术中对这一方式举例说明如下：

很快，你的右手，也可能是你的左手，将开始抬起，或者向下压，或者一点儿都不动，但我们可以等等看，到底会发生什么。或许拇指会先动，或许你会感觉到你的小指在发生着什么，但真正重要的并不是你的手抬起或向下压或就这么保持静止；而是，你对于你手上可能会发展出的所有可能的感觉进行充分感知的能力。

虽然开放式暗示有助于探索患者的反应潜能，而当我们想要汇集患者在某一特定方向上的反应时，涵盖一类反应所有可能性的暗示则更有用。例如，如果想要让被试朝体验麻木的方向发展，你可以在某种程度上像下面这样开始进行涵盖一类反应所有可能性的暗示：

现在，你可以注意到刚好在哪里，你的胳膊正在感觉些什么，在哪里则不能。刚好在哪里，它会感觉刺疼，或麻木，或一点儿感觉都没有。

当患者表示有些区域他的胳膊是麻木的或没有感觉时，治疗师可以用探索式问话继续，以便允许麻木扩展到所期望的区域。如果想要探索视觉感知方面改变的可能性和正性、负性幻觉，你可以某种程度上像下面这样继续：

现在或几分钟之内，当你的无意识准备好之后，你的视野中可能出现一片空白或模糊。（停顿）而现在，那片模糊会发展吗？会出现迷雾或阴影吗？什么时候这个阴影会把它们自己变幻成确切的形式？（停顿）你的眼睛会睁着还是闭上？（停顿）弄清它到底是模糊的、是雾状的，还是迷离的，这很有趣。或者当你睁开眼时，所看到的东西会是非常明亮的、刺眼的和清楚的？背景颜色会有变化吗？是否会有某些东西特别清楚，而另一些东西根本看不见？随着它在发展，你可以感觉惊奇并舒适地等待着。

这一系列暗示，承认变动视觉感知中几乎所有可能的反应，把它们当作成功而有趣的体验。它帮助患者和治疗师探索在这个特定的时间和地点，变动知觉方面什么样的反应潜能对患者是有效的。

练习涵盖一类反应所有可能性的暗示

1. 设计你可以怎样拟定涵盖一类反应所有可能性的暗示，去汇集患者朝向每一种经典催眠现象体验的反应能力。（在下一章，艾瑞克森用时间扭曲提供了关于这种暗示的一个非常清楚的例子。）

2. 在晚餐、娱乐、购物等平时的日常生活情境中练习涵盖一类反应所有可能性的暗示会是非常有趣的。概括了这种活动是*什么*、*在哪里*、*什么时间*等可能性的这些暗示，可以为你的合作伙伴提高选择的自由度。

意念动力信号

意念动力信号可能是过去半个世纪内所发现的最有用的催眠形式。艾瑞克森（1961）曾回顾了在20世纪20年代和30年代期间的一系列发现，这导致他从应用权威的自动书写，到他所发展的手的飘浮和最后的意念动力信号。艾瑞克森（1964c）用下面的文字概述了用意念动力信号助长催眠诱导、催眠加深和催眠沟通的完整诱导过程。斜体字是艾瑞克森设置的，目的是让读者看清在哪里使用了间接暗示。读者应该能够看清在哪里使用了意识－无意识双重制约。

"每个人都知道的是，人们可以非书面地（倘若低教育程度和低智力水平的人认可的话，改为'用言语交谈'）交流，也可以用肢体语言进行沟通。当然，最常见的肢体语言是你点头或摇头表达是或否。每个人都可以这么做。人们可以用勾食指表示'过来'，或者用摆手表达'再见'。某种方式的手指信号意思是'是的，过来，'而挥手真正的意思是'不，别停在那里。'换句话说，人们可以用头、手指或手去表达'是'，也可以表达'不'。我们都这么做，你也可以这样。有时，当我们听某个人说话时，我们可能在不知道的情况下，对同意或不同意采取点头或摇头。用手指或手来做这个也会是一样地容易。现在我想问你的无意识心理一个问题，它可被简单地用是或否去回答。这是一个只有你的无意识心理能回答的问题。就此而言，无论是你的意识心理，还是我的意识心理，甚至我的无意识心理都不知道答案。只有你的无意识心理知道哪个答案可以被告知，而且它将不得不考虑答案是'是'还是'否'。它可以通过点头或摇头或食指的抬起给出，比如说，右手食指代表'是'，左手食指代表'否'，因为那通常是以右利手为例，反之对左利手也成立。或者右手会抬起，或者左手会抬起。但当我寻找是或否的答案时，只有你的无意识心理知道答案是什么。当问题被提出时，甚至你的无意识心理都不会知道，它是会用头的动作，还是手指的动作给出答案，你的无意识心理不得不想清楚那个问题，并在它构想出自己的答案之后，才决定它将怎样回答"。（这些说明本质上全都是一系列暗示，这样的言语表达，其应答性的意念动力反应附随某个必然事件而发生，就是说，即使没有意念动力反应的实际要求，被试也"将不得不考虑"并"决定"。那是隐含式暗示，而隐含式暗示是难以抗拒的。）

我们认为，由于这种意念动力信号的确是自动和无意识的，患者当时应该处于催眠中或处于某种方式的走神中，所以，他们没机会观察他们自己的动作。因此，艾瑞克森经常喜欢寻找自动点头或摇头的迹象，这是患者最不可能观察到自己的地方。令人吃惊的是，即使未经正规的意念动力信号诱导，患者也会非常经常地与他们自己的语言陈述相抵触地点头或摇头。经常，作为来自无意识层面的动作，有别于其他动作，是一种非常缓慢轻微但持续不断的点头或摇头。这些缓慢简短的动作应该不同于更大更快的头部动作，后者被更有意识地用来当作一种习惯，以强调口头所说的内容。

只要有可能，我们更愿意利用患者自己自然形式的意念动力信号。无论患者在平常交谈中做出什么自然和自发的动作，它们都可被用来研究其元沟通的确切含义。除了更为明显的头和手的动作之外，眨眼（变慢或变快）、身体移动、腿的动作、胳膊的姿势（例如，作为"防御"的相互交叉）、润湿嘴唇、吞咽、面部表情比如皱眉、嘴边和下巴肌肉紧张，等等，都可被当作他们口头所说内容的动作注释来进行研究。

自艾瑞克森介绍了意念动力信号之后，其他研究者（Le Cron, 1954; Cheek and Le Cron, 1968）已经探索了它在促进各种催眠现象方面的有效性。可靠的催眠工作，它最重要的方面是要了解在所有的时间里被试在什么地方。在催眠中很多被试不愿说话，当他们说话时，他们清醒时的常用联结模式和反应则可能被唤起，这往往会抑制催眠体验的自发性。意念动力信号似乎是一个比语言更能自动运行的反应系统。就这点而言，意念动力信号是催眠中的某种更为方便的交流形式。被试觉得，在催眠中动手指或手或头比说话要容易得多。当他们了解他们的意念动力信号是自发的时，这往往确认了他们的催眠是一种变动意识状态这个事实：它们被体验为自动发生的，未做任何有意识的动作。

实际上，在意识、意志和意念动力信号之间有很多可能的联系。起初，许多被试认为他们事前"知道"或能"感觉"到什么动作将会发生。因此，他们并不确定意念动力运动是否真的是自动的，或者他们是否实际上帮助过它。随着催眠体验的加深，动作的意识性越来越少，它们也被接受为更为真实的自动化。其他被试，或许是那些在不了解它（"平时的日常恍惚"，这时个体的注意力被吸引和聚焦，致使环境现实被忽略，就像一个人聚精会神地听一个有趣的说话者、看一个电影、读一本书）的情况下已经在体验催眠的人，对他们来说，意念动力运动作为一种惊喜完全自动地发生。这些被试对这些现象非常着迷，并想知道什么样的反应将会被呈现出。其他被试往往会在实际的意念动力运动之前体验到意念感觉反应。他们在手指产生动作之前，会"感觉"到手指上的瘙痒、刺痛、温暖或某种其他感觉。

对于意念动力信号，一种不加批评的观点把这种动作看作"无意识的真实反应"。当患者口头说某件事情时，意念动力信号却在否定他们自己，这种情形是很特别的。尽管有很多临床经验表明，这种矛盾是那些患者所没认识到的冲突的重要线索，但迄今为止，还没有受控实验去证实这一观点。因此，在我们目前的认知阶段，最好把意念动力信号只是看作另一个必须被研究和检查的反应系统——就像其他任何语言或非语言沟通形式所必须做的。意念动力信号在催眠中特别有趣，是因为它们是一系列与催眠体验的无意识方面相一致的沟通。

意念动力信号练习

1. 从历史角度研究19世纪读心术实验（Drayton, 1899），诸如"桌子转动"和"通灵板"（Bramwell, 1921）之类的现象、谢弗如摆锤（Weitzenhoffer, 1957）等形式中的意念动力运动。很多所谓的神秘学、超心理学现象可被看作无意识发出和接受的不随意的肌肉运动、意念动力运动和意念感觉反应。

2. 研究日常生活中作为意念动力信号形式的各种各样明显的不随意肌肉运动。留意人们在沉浸于内心对话时，将会怎样无意识地点头或摇头，怎样动他们的嘴唇、手和手指。学会辩识面孔，学习识别显示情绪和感觉的细微面部动作。研究作为非语言沟通形式的身体姿势和动作（Birdwhistell, 1952, 1971; Scheflen, 1974）。

3. 设计在催眠中你怎样像自然形式的无意识沟通那样，以适合于每名被试个性的方式，诱导意念动力信号。

4. 学着制定暗示方案，以使患者在体验到某种内部反应（体验温暖、麻木、幻觉等）时，会给出意念动力信号。意念动力信号可与暗示指令（见第5章）结合，建立某种沟通系统，使它能够极大地促进催眠练习并体验所有经典催眠现象。

5. 精心设计和实施受控的临床和实验情境，以评估意念动力运动和意念感觉信号的信度和效度。

第 三 章
握手诱导

在这次晤谈中，艾瑞克森继续示范讲解他的间接方式，并增加了他非语言式的握手诱导。帮助 S 医生学习体验催眠的一个主要问题是放松她在多年正规教育中建构起来的高度理性化和严格结构化的现实取向。非语言技术（Erickson, 1964a）特别适合这个任务，因为它们转移了她的注意力并促进了她的混乱感，现在，这被艾瑞克森认为是他诱导方式的一个基本过程。

S 医生直接体验到类僵、迷雾现象、意识受限和舒适，这些都属于催眠的典型标志。本次晤谈的最后，她正在进行回顾，在这个过程中也许恢复了先前遗忘的记忆，出人预料地，她也开始体验到某种未经暗示的自发的麻木。艾瑞克森常常指出，催眠作为一种变动意识状态，其真实性最为有效的尺度，只能在这种经典催眠现象（连同其他心理生理学指标，比如脉搏和呼吸的减弱）的自发体验中才能找到。

这次晤谈突出了以前未被确定的两种有效的间接暗示方式：条件暗示和复合暗示。当然，艾瑞克森一直在使用它们，但这是罗西医生第一次注意到它们。第一次还注意到的是，他在日常工作中把对催眠现象的确认当作促进暗示的间接手段。艾瑞克森在心理理论中使用"确认"这个术语与"强化"

一词相近但又不相同。确认特别指向患者的信念系统。确认某些事情意思是证实某些已经发生的事情。具体地说，在催眠工作中，艾瑞克森对他想让患者体验并且相信他们也在体验的催眠现象使用"确认"一词。确认催眠是帮助患者认识到并相信他们在体验催眠。确认退行意味着患者稍后将会承认他们确实体验了某种退行。

催眠诱导心理动力中的混乱

E: 现在在心里，默默地，从20倒数到1。

现在，你可以开始数。

（艾瑞克森握着S医生的手，但在松手前拖延着。慢慢地，似乎有点儿犹豫，他用他的手指在她手的不同部位上交替地施加和释放压力。S医生甚至不能确定他什么时候会最后松开他的手。她的手放在半空中呈类僵姿势。在握手期间，艾瑞克森盯着她的脸，但目光聚焦在她后面的墙上。她看着他的脸，似乎想要捕获他的目光，或者仔细观察他实际上是否在看着她。她似乎让他深邃的目光弄得有点儿不安。）

E: 她不安的感觉是她未完成的接触与现实的一种混合。她的理性知道某些事情已经发生，但令她费解的是到底发生的是什么。她对此真的感觉不舒服，她正试图解决它，也正在体验着解决的困难。这是经验丰富的被试的反应。

R: 这是经验丰富的被试对催眠诱导的反应？

E: 是的，这是一种很普遍的反应。

催眠诱导中的混乱

E: 你认为你醒着吗？（说话时不改变他深邃的凝视，目光穿越她的头部。）

R: 现在你问这个极具你个人风格的问题，"你认为你醒着吗？"为什么？

E: 它的意思是"现在你很有可能自己还在睡着而不自知"。

R：这是一种隐含式暗示。

E：这引起他们极大的疑惑，并使他们变得非常地不确定。如果一个陌生人走过来对你说："你认识我吗？"这会使你感觉疑惑，并努力在这个或那个记忆中到处搜索。

R：所以这会让那个人陷入混乱中。

E：是的，混乱，并且它突出了条件性催眠。它让人进入催眠。

R：我知道了。这首先强化了她不安的感觉，表明她已经开始了催眠进程。然后，当你移开你的手时，让她处于不确定状态的握手诱导开始了一个让她困惑的过程，她不知道什么是真，什么不是真。这种诱导的心理动力本质上是一种混乱技术。

E：是的，这是一种混乱技术。在我所有的技术中，几乎全部，都有混乱的存在。这是一种他们内心的混乱。

用作元沟通的无意识语境

S：我真的一点儿都不知道。（笑）

R：这种即时反应再次肯定和确认了正在开始的催眠。

E：当她说："我一点儿都不"时，她已经不知不觉地把它加入所有与你有关的另一个语境中。只是她不知道她在这样做。当你"不知道"时，你是在承认你想要知道，而且你也愿意让其他人指导你。

R：我认为这是你正在制造的非常重要的一个点。当她（对你）说，"我真的一点儿都不知道"时，这看起来像只是随便说说，而你认为这是她向你所做叙述的准确表达，尽管她自己并未认识到她陈述的意义。事实上，她在做元沟通，她正在就她与你的交流进行沟通。大多数元沟通是无意识的（Bateson, 1972）。

迷雾现象

我有点儿，我想——我有点儿雾蒙蒙的感觉。（停顿）

E：这种迷雾现象是某种对现实的模糊。

双重制约式问话暗示变动意识状态

E: 你真的认为你现在醒着吗?

E: 我问这个问题也是在暗示: 你是不同的, 你现在处于某种不同的状态。但她不知道我在进行隐含式暗示。

R: 当你在问这个问题时, 你声音中所含的疑问把它转化成一种双重制约: 如果她回答"是的", 她是在承认只是她"认为"她现在醒着, 但现在必须根据你的疑问重新考虑; 如果她回答"不", 她承认她现在不是醒着。你正再次把她猛然投入催眠, 而她自己并不知道为什么。正是你的这些未被注意到的策略, 如此有效地诱发了催眠, 并助长了对暗示的接受性。它们是有效的, 因为它们以一种绕过患者意识定势和平常的投射、偏见和局限的方式构建语境 (元沟通), 并开启联结。

建构自我暗示

S: 不。(笑) 我真的很舒服。

(停顿)

(艾瑞克森继续看着她, 并把目光聚焦到远处。)

S: 你在目不转睛地盯着我 (笑)。

E: 她关于舒服的陈述是一种让她自己安心的方法, 你不得不有所改变, 以便有理由谈论你的舒服。它也意味着她将停留在这种状态并强化它。这就是那些你不对被试说却让被试对他们自己说的话。

R: "我很舒服, 我将停留在这里, 变得越来越舒服", 其意思是越来越多地进入催眠。这是你的方式所具有的特点, 你并不去冒着可能被患者拒绝的危险进行直接暗示, 你只是构建情境, 而让被试进行适当的自我暗示。如果你能在他们意识不到你正在做什么的情况下, 建构他们的联结过程, 这会更有效果。

E: 没错。没必要说"你将进入越来越深的催眠"。

舒适是催眠的特征

R: 现在, 就像类僵或 "视觉固着" 是催眠的特征, 你会说舒适是催眠的一个特征吗?

E: 是的, 因为你说你感觉舒服, 你甚至正在使不舒适的椅子变得舒适。这需要你的主动合作。

R: 所以我们可以说舒适和想要使自己舒适是催眠的特征。

E: 是的。因为失去现实感是很不舒服的, 你必须用另外的现实去代替那种现实。

R: 另外的那种现实便是 "舒适"。

E: 说得很对。

R: 对那一点, 她也在笑。

E: 笑是一种防御性反应, 你不需要防御你自己, 除非有威胁。

R: 那就是 "外部" 现实的丢失。

体验受限的意识

S: 我感觉有点儿古怪, 因为我闭着的左眼的肌肉还有点儿眨动。

E: 这时, 她只能在一只眼睛上聚集起足够的意识。

R: 她没有认识到这样一个事实, 此时她的意识其实被限制在她的左眼上。正是从这种看似无关痛痒的评论中, 你对患者的意识状态进行重要的推断。

建立期待以助长催眠性反应

E: (对罗西医生说, 但未改变他洞穿 S 医生的深邃的凝视) 注意这寂静的等待, 她内心的期待。只要患者知道你不是在施加压力, 你就等待。你正在让患者发现她会怎样进入催眠。

E: 在不知道某件事将要发生的情况下, 你不会去等待它。

R: 你的等待有隐藏的隐含式暗示: 催眠将要发生。它只是一种隐含式暗示，但它实际上在患者没意识到的情况下建构了反应。你已经在她的内心建构了某种期待，让她开始进入一种对反应特别留意的状态，留意她自己身上任何微小的变化，那可能就是新催眠体验的第一个信号。

偶发反应中的催眠标志

（被试心不在焉地摆弄她的衣服，用一只手抚摩另一只手的手背。）

你注意到她是多么偶然地去感觉自己，或者通过打量着你，想把自己从催眠发展过程中拽出来。

E：她摆弄她的衣服，但现在即便如此，也还不够，所以她又去抚摩她的手。

R：她对自己的这种触摸是一种以前养成的习惯，想要恢复正在被迅速解离的现实。实际上，它是一个聚精会神的标志，也是对自身以外的事情有限觉知的一个标志。当然，那是一种界定催眠体验的方法。

幻觉训练

现在她要做的下一件事情

实际上是发展一种幻觉

比如说，一处特殊的风景。

一处她从前没见过

但她喜欢的风景。

（停顿）

那么，谁知道她会在风景中加入什么呢？

鸟，树，灌木，岩石。

R：为什么谈论她从前没见过的风景？

E：我知道她会在她的记忆中搜寻，但因为想让她做点什么，所以我更喜欢把她交给她自己。通过列举鸟和树这些细节，我把她的注意力聚焦得更紧、更窄。我不用准确地说如何做，便可引导她的注意力。

R：在我初期的催眠工作中，我遇到过正如患者所遇到的认识上的困难。那是因为我还没学会像你所做的那样把她置入某个确定的地方。这就是当你提到你坚定地支持患者朝着她的任务方向努力时所要表达的意思。

联结意识和无意识

对她来说，发展一种特定的幻觉，

保持住它，

并能够描述它

是很重要的。

（停顿）

E：她在这里做些具体的事情是很重要的。她做某些事情是很重要的，某些"具体的"事情。天哪，它到底是什么呢？

R：噢，我明白了，你正在让她为现在的工作做准备。她认为，"我已经有些重要的事要做。好吧，但它是什么呢？"

E：没错。使她逐渐增加对于现在她将要去做的事情的兴趣。

R：这里是不是有个矛盾？在诱导中，目的是解离她的意识，使之不能介入，而在这里，你却在吩咐它。你是在把意识聚集到无意识上吗？

E：不，意识心理将完全与无意识合作。你在向无意识方向培养它。

R：你已经把她所有的自觉意识汇集起来，并给它提供能量向无意识发展。

E：是的。

（这时，艾瑞克森描述了一个他最近的案例，案例中患者的意识心理还没准备好去处理正在无意识中构思的某个观点。这个患者在制作他意识心理还无法理解的象征性图画和文字。）

经由联结进行催眠学习

（在这里，艾瑞克森提供了一个案例，他用了20分钟进行详细说明，这个个案是从前的一个患者，他描绘了他在催眠中所看到的景象，以及这个景象与他个人内在心理动力之间的关系。艾瑞克森似乎是在对罗西医生说。被试安静地坐着，似乎进入很深的催眠中。）

在产生某种与过去有关的幻觉过程中发生了什么？

一个S作为一个喜欢某些很久以前已经忘了的东西

的小女孩

时的情景。

（停顿）

我想让那个情景浮现出来，

变成真的。

我想让S开始那个情景，

像那个情景几年前那样

感觉（情绪），感知（身体），思考。

将没有任何

从那时以后的记忆。

所以，S可以是一个小女孩

在幸福地玩耍，

某些事情长久地忘了。

现在，你可以倒退

进入那时。

（停顿）

（这时，S的孩子们实际上正在治疗室外艾瑞克森的院子里玩，所以我们在里面可以听到他们的笑声和他们轻微吵闹的声音。）

R：当患者在催眠中时，你描述这些案例，这样他们可以经由联结进行学习，他们学着设身处地地认同这个案例，并且他们也往往会做类似的事。

E：是的。那时，她有些年龄退行，在退行中她有些童年时期的梦想和成年时期的希望，并且有一定的真实性。

在患者内心体验中治疗师的声音

在我的声音中你可以听到

窃窃私语的风声，

沙沙的树叶声。

（停顿）

然后，我的声音变成某个邻居的、某个成年朋友的、某个亲戚的、某个熟人的。

> R：在这里，你把你的声音融合到她的内心体验中。

> E：没错。你怎样把你的声音融合到她的内心体验中？你用平常生活教给你的语言"窃窃私语的风声"。我们都有窃窃私语的经验。

> R：结果，这将促使你进入与某些窃窃私语和关系密切者有关的联结中。

> E：关系密切者。

> E：我没让她做任何她不想做的事。这里的关系密切者可以是朋友、亲戚或熟人。

恢复遗忘的记忆：时间扭曲

你将在适当的时候说出一些

现在想起的

已遗忘很久的事情。

（停顿）

一种非常愉快的记忆。

然后，你会想起下一年，

之后的下一年，

之后的下一年，

现在，时间在快速流逝

> E：什么时候是"适当的时候"

R：它可以是任何时间。

E：没错。

R：在这里，你在试着解除某种特定的遗忘？你在努力使她恢复遗忘的记忆？

E：是的。

R：用最后那个短语，你在增大时间解离的可能性吗？

E：是的。

确认年龄退行

你正在不断长大

（停顿）

变成一个大姑娘。

E：这确认了退行，因为如果她以前是小姑娘，现在只能是大姑娘。

R：即使它只是转瞬之间，只是早期记忆的一个闪念，不管当时是如何地多或如何地少，她现在正在确认它。

聚焦和陪伴患者：具有普遍和特定意义的话语

而在某一天，你将遇到某个陌生人

你可以把这事告诉他。

当你遇到那个陌生人时，

你将会告诉他

这个美丽的景象。

E：每个女人都有一个希望遇见某个陌生人的过去。

R：在这里，你是在拾取某种具体的动机。

E：但你没有限定它，你仍然在让她自己去给它定义。

R：你正在探查可以进入她内心的非常私密的通道，不仅仅是某种老套的或普遍的现实。这是一种普遍的现实，你知道每个女人都曾有过，但每个女人对于陌生人都有其特定的经验。用一般意义上的陌生人去暗示，你这样做很保险，但它会在每一个女人心中引起特定的回忆。

E：在这里，对治疗师初学者来说，有个共性的问题。你启动患者进入一系列的联想中，但他们沿着他们自己的思想流飘移，经常把治疗师远远地甩在后面。然后，因为治疗师试图用错误的方式进行干涉，患者变得大怒。他没有使用能够让他紧密陪伴患者的语言。要做到这一点，我们就要使用既有普遍意义又有非常特定个人意义的语言。每个女人在她的少女时代、青春期、青年时期，都希望遇到某个陌生人。那个陌生人最终会变成一个非常具体的人，她的情人或是她的丈夫。

R：即便你不能确切地知道她正在体验着什么，这些既有普遍意义又有非常特定个人意义的话语，让你能够聚焦和陪伴患者进入非常个性化的联结中。

确认年龄退行

现在，在时间的长河中，安然渡过一年又一年，直到你到达1972年10月。

E：你正在要求患者从时间 A 前行到时间 B 和 C。那便确认了从 A 到 C 的这些年是真的。所以你正在以某种方式确认退行。

条件暗示

当你到达这里，当你到达今天这个日子时

（停顿）

你将会醒来

带着全部记忆。

R：当你以到达现在时间为条件，让她从催眠中醒来时，你是在再次确认她一定曾在过去呆过，并从过去前行到现在，醒过来。一般来说，你尽量把你的暗示与一种必定会发生的反应联结起来。你最喜欢的例子是，"不要进入催眠（所暗示的反应），除非你完全地坐到椅子里"（当患者靠近那把椅子时必然发生的行为）。每个妈妈都会说"出去时（当强尼走向门时必然发生的行为）关上门（所暗示的反应）。"

有利于遗忘的解离式双重制约

你将会认识到

催眠术被应用过，

你将不会记得进入催眠。

也没有必要记得进入催眠。

（停顿）

> R：这似乎是个简单的解离式双重制约，以助长遗忘。你从"你将会认识到催眠术被应用过"这个自然的语境中，把"进入催眠"的记忆解离出来。然后，你通过"没有必要记得进入催眠"这一评论强化这种解离。

有利于遗忘的后催眠暗示

S: 嗯。（她通过伸展身体，抚摩脸等动作，调整她的身体。）

E: 你认为你今天上午可以进入催眠吗？

S: 嗯？

E: 你认为你今天上午可以进入催眠吗？

S: 噢，是的，我想我刚才进入了。我认为我会再次进入？

E: 嗯哼？

S: 是的，我想我会。

> R：当她问"我认为我会再次进入？"时，它的意思是她刚才在催眠中。所以，你关于让她"忘记被应用过催眠"的后催眠暗示失败了。

> E：它非但不是什么真正的失败——她正好是在"认识到"催眠。你可以知道有个昨天，但未必知道你昨天做了什么。

> R：即使你知道有个昨天，而你昨天所做的很多事情却可能遗忘。所以，你可以笼统地记起有过催眠体验，但具体内容则没必要记住。当你在最后一部分说她可以"认识到催眠被应用过……你不会记得进入催眠"时，她非常准确地跟随你的暗示。在"认识到"和"记得"之间有某种微妙但非常实在的区别。你不厌其烦地测试在这一点上的遗忘，因为她

这时刚刚脱离催眠，所以她有可能会建立起与它的联结桥梁，这样便会破坏你遗忘暗示实现的可能性。

E：没错。

用问话找准问题

E：脑海中浮现出什么记忆？

S：在缅因州，大海边，看着海星之类的东西。

E：在缅因州？

S：是啊，我的叔叔，一个捕虾渔夫，告诉我明天早晨5点起床，与他一起去海滩。

E：好吧，这个早晨你怎么了？

S：我想我回到了我12岁时的那一幕。

E：你回到了过去，你指什么？

S：我猜我想起了它。

E：那时你多高？

S：1.55米或1.58米。

E：你为什么要说起你叔叔？

S：噢，他没说太多。第二开早晨我真的醒了，和他一块走。

E：现在你还醒着吗？

  R：在这里，你为什么要问这些具体问题？

  E：在治疗中，当你不知道患者的问题在哪里时，你就问具体问题。我正在探索我正在打开的很多不同的方面。

  R：我明白了。或许有某种与这段记忆相关联的情感问题。

  E：是的。如果这里有问题，这些问话中的某一些会给她提供一个谈论它的机会。

分心引起遗忘

S：（笑）我，我认为如此，是的。

E: 今天早上你怎么进入了催眠。

S: 哦，你握着我的手或什么的。

E: "或什么的"是什么意思？

S: 哦，我根本不知道你在做什么。是的，你握着我的手并看着我。

E: 这是你能给出的最好的描述吗？

E: 通过问这些问题，我也是在助长遗忘。

R: 怎么？你的意思是问她怎么进入催眠，是一种分心或无关紧要的细节，将会帮助她忘记催眠中实际上发生了什么吗？

E: 是的。它是一种分心。当她非常模糊地说"或什么的"时，这表明她的记忆正在被收窄。

R: 当她说，"我不知你在做什么"时，她是在承认你分心的方式和限制她自觉意识的方法的成功。

迷雾现象

S: 是的，我认为如此。我对那个不熟悉。当时我正在看着你，但有些局促不安，所以我看着你的头发顶部。然后，它开始变得雾蒙蒙的。

E: 解释一下那种雾蒙蒙的。

S: 好吧，它变得有些模糊。像是阴天或雾天，两眼有点不聚焦。像是远远地，像是在海边正在起雾。你再也无法

把目光集中到一个点上……可能就是这个把我带回到那个情景，因为那看起来

像海上的迷雾……它被扭曲了一会儿。就像你在那块玻璃里所能看到的那样。

（S医生再次提到艾瑞克森桌子上的这块雕花玻璃，她经常用它作为催眠诱导的凝视点。）

东西被扭曲并被拉长了。

E: 现在是什么时间？

S: 真不巧，我刚看过表。11点10分，但实际时间似乎要更长一些。

R：这种迷雾的描述在早期文献中是一种典型的催眠标志，并且最近我了解到吉普赛人便经常从位于他们视野前的水晶球中看迷雾或白云。你曾把它描述为当被试在深度催眠中出现"视觉停顿"时所明显体验到的白色背景的特征（Erickson, 1967）。这种迷雾意味着什么？

E：当你脱离外部现实时，迷雾便会出现。它是一种阻隔现实的方式。它使你感觉孤零零的，就像雾天走在野外时你所感觉到的。

双重制约式问话开启间接催眠诱导

E：你认为你还醒着吗？

S：哦，我觉得有点儿遥远，但我认为，我觉得基本上清醒，我不知道。是的，是这样子。

R：她已经醒了，而现在，你用这种双重制约式问话让她对自己的清醒产生了怀疑。

E：没错。

R：她当即所描述的"遥远"的感觉无疑是另一次催眠正在开始的第一个迹象。

E：进入催眠像是"离开"，因为你正在远离外部现实。

手的飘浮诱导：经由隐含式暗示进行解离

E：现在把你的注意力放到你的右手。

（停顿）

你的右手就会产生一种向上移动的趋势。

（停顿）

它开始抖动着向上移动

朝着你脸的方向

（S 医生的胳膊开始向她脸的方向飘移。）

（停顿）

当你的手触碰到你的脸时，你可以做个深呼吸，

进入深度催眠，

并且无法放下你的手。

    E：你知道。她正在看着一只手。她的其他部分哪里去了？

    R：这个隐含式暗示是在说她已经失去了身体的其他部分。所以这是一种解离效用，而解离是催眠的特征之一。所以，一旦这种解离开始发生，就说明你已经催眠成功。

    E：但你不用煞费苦心地说"不再看见你身体的其他部分"。

    R：那样只能引起典型的反应"我不能这样"。你经由隐含式暗示给出解离的暗示。

涵盖一类反应所有可能性的暗示：利用主观体验

你的胳膊会感觉完全舒适，

放松，

或者它会失去所有的感觉，

或者它会发展出一种麻木的感觉，

一种不是你的胳膊的感觉。

我想让你饶有兴趣地发现你处理那只胳膊的方式。（停顿，S 医生的手飘向她的脸。）

    R：对于她保持她的手靠向她的脸的过程中，她的主观体验可能是什么，你在这里给她提供了很多可能的选项。这让她可以利用她所具有的任何一种主观体验去执行你的暗示。你通过涵盖（或似乎涵盖）主观体验的所有可能性提供支持，去助长某种直接暗示，如"不能放下你的手"。你用一段有趣的自我探索去替代那些如不然可能成为无聊乏味任务的东西。

类僵：适于探索人类潜能的隐含式暗示和间接暗示

当然

有些事情已经在你左手发生，

并且还将保持着，

而当你醒来时

你将失去

所有对你右胳膊的控制。

（停顿）

并且我想让你对你右胳膊的解离

　　——它的性质和特征——

感到好奇，

因为每个人处理这种情况都会有些许不同。

（停顿）

你的胳膊会保持不动。

　　　　R：究竟是你注意到了她的左手有什么事情发生，还是那就是个间接暗示？

　　　　E：实际上我是在告诉她"让某些事情在你左手发生"。这个隐含式暗示是它会模仿右手，这个暗示也意味着她不知道她的左手发生了什么。

　　　　R：这种给出暗示的间接方式加深了催眠。

　　　　E：它总是会加深催眠。S医生向我提出，她想要学到某些知识，可有效地应用于她自己的患者，这成了聪明人的障碍。

　　　　R：这的确是个障碍，因为你不愿意让她的意识如此活跃。你更愿意看到她的个性差异怎样以自发的方式显现出来。

　　　　E：她已经发现了她的差异，并且她不能抗拒它们。

　　　　R：这很精彩！你用隐含式暗示作为间接暗示，去设置在将会帮助她在应对这个情况（右胳膊的解离）的过程中探索她自己个性差异的动作中的反应。你真的不是在操纵和控制她。相反，你正在给出暗示，用这样一种方式，使她自己独特的反应潜能以某种让你们两人都感到惊讶和大长见识的方式显现出来。即使当她的胳膊以一种可能显示为传统类僵的方式静止不动时，实际上你也在为人类潜能的探索留出空间。这实际上是个主观过程，她借此让自己的胳膊静止不动，这会表明她是否具有麻木（"它会失去所有感觉"）、舒适、僵硬、意念感觉反应（"麻木的感觉"）

或其他诸如此类的潜在天赋。

以唤醒为条件的后催眠暗示

现在,我会以任何我所希望的方式,从20倒数到1。

数到1时,你会醒过来,但你的胳膊不会(醒来)。

(停顿)

20,15,10,5,4,3,2,1。

　　　　R:你经常把唤醒与后催眠暗示连接起来。这是另一种形式的条件
　　暗示,唤醒的必然行为以后催眠暗示"你的胳膊不会(醒来)"为条件。

由两个相互增强的暗示引起的后催眠性感觉缺失

S:嗯。(当她发现她的右手在脸旁边静止不动时,笑。她用她的左手抬
起并摩擦右手的手背。)

E:你为什么要摩擦它?

S:因为它感觉麻木。

　　　　R:很容易漏掉这种不显眼地通过偶然摩擦手背所表露出来的"麻
　　木"或感觉缺失。你关于它的问话使人不得不承认它的确是一种麻木。
　　因此,她正在跟从你先前在你"涵盖一类反应所有可能性的暗示"中所
　　提供的关于感觉缺失可能性的一个非常偶然的暗示。这种后催眠性的感
　　觉缺失,其结果也是源自解离,它隐含在你刚才所给的"数到1时,你将
　　会醒来,但你的胳膊不会醒来"的唤醒暗示中。这是一个极好的例子,
　　说明了你怎样利用两个或多个相互增强的暗示去强化一个过程。

适合于间接催眠诱导的问话

E:那么,你的左胳膊怎么样?

S:*右胳膊仍是僵硬的。*①

---

① 回答右,实指左。——译者注

E: 你的左手正在发生着什么。

S:（当她注意到她左手变得有些僵硬和静止不动时，笑了。）

  R: 在这一点上，她似乎是清醒的，但当你问这个问题时，它间接引发另一种催眠吗？

  E: 是的。

  R: 这似乎是用间接方式诱发催眠的一种极好的方法，所以 S 医生甚至还没意识到一种催眠正在被引发。你只是问了一个很简单的问题：她的左胳膊怎么样。作为回应，她不得不把注意力聚焦在左胳膊上。你的问题实际上是某种隐含的暗示：有事情将要发生，而当事情发生时（无论它是一个动作，某种知觉意识，或其他诸如此类的事），这些事情便预示着解离（因为它似乎是在没有被试的意识意志参与的情况下，由它自己产生的）的开始，当然，解离也是催眠体验的主要特征。

  E: 被试对此非常认可。你没有告诉被试"做这个，做那个"。太多的治疗师告诉他们的被试怎样去思考和怎样去感觉，那是非常错误的。

  R: 以患者认可的方式诱导催眠才是更有效的。

用惊奇强化催眠

E: 这让你感到惊奇吗？

S: 这让人感觉有点激动。

  E: 这个问题也是一种陈述。

  R: 你强化"惊奇"，并通过暗示某种混乱状态，去——

  E: 强化催眠！

有利于解离的复合暗示

E: 它将要发生，而你对发生什么将没有任何控制。

S: 我不记得你告诉过我什么与它有关的事情，所以，我也不知道将会发生什么。（注意左手在半空中怎样变得越来越硬。）

E:（对罗西医生）你或许会有个想法：什么正在发生？（当时，她的左手正在变得无法移动，这逐渐变得越来越明显。）

> R: 这是一个复合暗示，非常典型地反映了你的风格。第一部分"它将要发生"的事实陈述，开启了一个是定势，这往往会促使她更容易接受在第二部分"而你对发生什么将没有任何控制"中你强有力的指令暗示。你在说这句话时的这种不经意的方式是如此地让人松懈，致使我当时并不认为你是在进行一种强有力的解离暗示。

类僵和感觉缺失

S: 好吧，这让人感觉有点儿奇怪，感觉我的手就像睡着了或什么似的。我对自己没有把握，但我的左手也正在变得有点儿麻木。

E: 现在试着找出正在发生什么，这样你就可以弄明白那只手怎么了。

S: 好吧，它让人感觉有点麻木。

E: 好像还有什么在发生。

S: 哦，它还有点儿正在移动。

E:（对罗西医生）当然，此时它的动来动去其实是一种阻抗。

（停顿）

> R: 你关于她将会"对发生什么没有任何控制"的暗示，开启了一个混乱过程，并最终产生类僵和解离性麻木。

> E: 最后（对罗西医生）的旁白实际上是间接暗示某事在发生。

> R: 我明白了。你对我所做的评论实际上是对她的间接暗示。

类僵是一种分裂现象

你可以通过你的肘部，再通过你的手腕，发现你的胳膊正在发生什么。

（停顿）

你看到发生了什么。

开始，整个左胳膊都是灵活可动的，

然后，肘部变得有些僵硬，

再过一会儿，逐渐发展到手腕变得静止不动，最后，直到手指。

这样，你的胳膊一点一点地变得僵硬。

（停顿）

那么你认为你下一步将要做的事情是什么？

> E：患者都有他们自己以分裂方式体验催眠现象的模式。她知道怎样做并不重要，但这类描述允许我与她待在一起。与你的患者待在一起非常重要。

> R：所以，这是一种间接催眠诱导，它的做法是简单地暗示她的左胳膊将会发生什么。你发现正在发生的是正在逐渐扩散的不动（类僵）和麻木（感觉缺失）。这些反应是非常个性化的，治疗师的很多技巧体现在揭示他们的自发表现上。证实这些催眠现象之后，你最后用另一个问题"你认为你将做的下一件事情是什么？"来结束。无论她准备好体验何种其他催眠现象，这个问题都为它们的开放式探索奠定了基础。

问话开启解离

E：你能搞清楚吗？

S：对这一点我感觉有点古怪。

E：你（对罗西医生）大概知道将会发生什么。

（对S）当然，你知道你不是完全清醒的。

> E：如果她已经"搞清楚"了，可以肯定那件事情正在发生。

> R：她用"古怪的"感觉所显示的进一步的解离，对你的问题做出回应。

> R：通过助长对她心理状态的怀疑，这两句话把她快速地投入催眠中。

> E：是的。

条件暗示

S：如果我放下我的胳膊，这样可以吗？

E：然后你的眼睛会闭上。

（停顿）

R：这是另一个条件暗示：你把你所暗示的行为（"你的眼睛会闭上"）与一个将要发生的必然行为（放下她的胳膊）连接起来。你的暗示借助了患者自己的动机。你利用她想做某件事的愿望，让她接受另一个将会保持住催眠的暗示。

催眠结束和确认

我想让你的胳膊感觉非常舒服，

然后，你可以很舒服地醒来，

你只能在睁开眼后才醒过来。

（对罗西医生）无论催眠状态怎么样，当他们已经睁开了眼，你让他们先闭上眼，然后再让他们醒来。这来自一生的经验。

（S 医生醒来并通过伸展身体、摸摸脸、拍拍头发、调整裙子，重新调整她的身体。）

E：你现在感觉怎么样？

S：挺好。

E：疲倦吗？

S：不，很好。

E：现在，在醒着时，用与刚才同样笨拙的姿势保持你的胳膊，看看它会变得多累。

（S 医生抬起胳膊，很快承认它越来越累。）

E：因为在醒来前闭着眼睛是人们一辈子的经验，所以你让他们闭上眼睛。

R：出于你自己的目的，你再次利用一种习惯性的内在机制。在这里你有什么经验？曾有人在催眠中从你的治疗室中离开过吗？你让人们在催眠中保持多久？

E：有人从治疗室走出去，又走回来对我说："你最好叫醒我"。（艾瑞克森医生现在重新列举了几个例子，在所举例子中，他让那些特别胜任催眠的被试，按他们解决某一特定问题所需要的充足时间，在催眠中呆了足够长的时间——在一个案例中达到了两周的时间。他们可以在没有任何人发现他们处于催眠状态的情况下，从事其日常生活。催眠的目的是让他们能不断地解决某些内心的问题。）

R：你通过让她"在醒着时，用与刚才同样笨拙的姿势保持你的胳膊，并看看它会变得多累"来确认催眠。当然，这是一个指令，其中包含着她的手将变累的强烈暗示。由于醒着时，手更快地变累，从而证实她刚才必定是在催眠中。

催眠诱导心理动力中的混乱

R：你先前说过，在几乎你所有的诱导技术中，混乱因其打破他们的现实定向而倍受重视。它打破了他们与平常意识的联系吗？

E：是的。在通常情况下，你知道你自己和其他人是怎么回事。当陷入混乱时，你突然变得只关注你是谁，而其他人似乎消失了。

R：对催眠来说，混乱是打开缺口的楔子吗？

E：是的。如果你对自己没把握，你便不可能把握其他东西。

R：实际上，他们正在从你那里得到许多他们的现实感觉，想知道你是否把怀疑扔到了他们心里？

E：它会扩展成他们对所有现实的怀疑。如果你对某个东西没把握，你往往会躲避它。

R：我明白了！如果他们对它没把握，他们便开始从现实中退出。

E：没错！他们不知道那（现实）是什么。

R：如果此时你加入合意的内部现实的暗示，他们会很乐意跟随。

E：任何事情都比那种疑惑状态好。

R：特别是，如果你在每个人都注视你的情况下在某个观众面前出了岔子。

E：你想要摆脱那个情境，但除了催眠没有其他地方可去。

R：这就是为什么催眠术很适合在观众面前表演的原因。这就是舞台催眠能够发挥其影响力的地方。

E：是的。他只是利用了这一点，而且通过他咄咄逼人的方式和他所使用的各种技巧，故意使它令人不悦。他们（观众）会不择手段地去逃避。（艾瑞克森举了几个他怎样制造不愉快情境，把患者快速导入催眠中的例子。其中的某一些在罗西1973年发表的《心理疗法中的心理冲击和创造性时刻》中概述过。）

R：所以这种混乱是你许多非语言手势技术的基础，你同意吗？

E：没错。

R：它是凝视或透视被试（目光聚焦于被试脑后）进行催眠的基础。这些就是让被试产生困惑的方法，让他们对他们自己产生怀疑的方法。

E：他们开始怀疑，但他们不知道怀疑的是什么。这让人感觉非常混乱！

R：甚至在像视觉固着这般简单的事情中：你聚焦于一点，但如果你持续地聚焦于那个点，或早或晚你的眼睛会越来越疲劳，你会变得视力模糊。所有这些事情引发了混乱。

E：没错。

R：所以，混乱真的可以被认为是所有诱导技术的基础吗？

E：它是所有有效技术的基础。正像在闭眼这般简单的事情上这样。大多数催眠工作者不知道，当被试闭上眼睛时，被试切断了原来的视野，真的失去了一些东西，但他不知道失去的是什么。他认为他只是闭上了眼睛。

R：当我们闭上眼睛时，有很多事情在发生，许多现实我们必须放弃。

E：在聚焦于某一点时，你自动减少了边缘视觉。此时，这个点会因其占据了整个视野而变得更大。你认为一个点不会变大，但实际上它会。

R：所以这正在再次扭曲现实，并把他们抛到混乱中。

E：他们不知道该怎么做。所以这时治疗师可以告诉他们做什么。

他为被试设置背景，以便在生活事件中来回移动，并对之进行回顾和组织整理。

R：既然这样，我们是否可以做一个总结陈述：有效催眠诱导的基础便是混乱？

E：日常生活中，周围现实的混乱总是显而易见的。如果周围现实变得模糊起来，他们就想通过被告知某些事情，使之变得清晰起来（例如，我不知道我在这个城市的哪个地方：我在哪儿呢？我不认识这个地方：这是什么？）。

R：这往往会捎带着自动引发某种退行。它把他们与他们孩提时被问到这种问题的时候联结起来。

E：没错！你并没要求它，你只是诱发一种高接受性的态度，你最单纯的问题可由他们去阐释。如果你知道如何问问题，你以这种方式问他们，他们便会领会你的意图。

R：所以混乱是最基本的诱导技术。

E：我们将称之为：模糊不清的外部现实。当外部现实变得模糊不清时，你便得到了混乱。

R：所以我们可以用下图来总结混乱诱导的心理动力：

1. 模糊不清的外部现实

2. 混乱

3. 想澄清暗示的高感受性

4. 适当的催眠工作

握手诱导的心理动力机制

握手诱导是艾瑞克森为开启催眠而发展出的最好最有效的程序之一。它本质上是一种惊奇，它中断了被试的习惯框架，以开启一种瞬间的混乱。如此一来，一种有利于不断澄清暗示的感受性，随着寻求进一步刺激和指导的期望，而被引发。艾瑞克森在1961年给韦曾豪弗尔的一封信中，把他的握手诱导方式描述为一种启动类僵的手段。当他放开被试的手时，它将以类僵方式保持不动，或将在他所开启的方向上保持运动。他用这种方式测试和评估催眠感受性，并把它当作一个诱导步骤。握手诱导成功的先决条件，从被试方面来说是他愿意被接近，还有就是适当的时机，以及情境对于继续体验的适宜性。关于他对整个过程和某些变化进行概述的一个编辑过的版本如下所示：

握手诱导

开始：在握手的开始，我做得非常合乎常规。当我放手时，"催眠性接触"就开始了。放手的过程是从坚定的紧握转换成拇指轻柔地接触，小指依依不舍地撤离，中指微弱无力地轻拂被试的手——形成一种足够茫然的感觉，以吸引其注意力。当被试把注意力放在你拇指的接触上时，你用小指转移接触。如果被试的注意力跟随着，你用中指、再用拇指去转移接触。

这种注意力的唤起，仅仅是一种唤起，不形成刺激反应。

被试从握手中的撤回，被这种注意唤起所阻滞，形成一种等待定势，一份期待。

然后，几乎，但非完全与此同时（确保得到解离的神经觉察），你非常轻地触碰他手（手腕）的背面，轻到只是暗示性地给出一种向上的推力。紧跟着给出一种向下的触碰，然后，当被试的手既不向上，也不向下运动，只是类僵地停在那里时，我轻轻地解除触碰，以至被试未能完全觉察。有时，我给被试一种横向的和内侧的触碰，让他的手更完全地进入类僵状态。

终止：如果你不想让被试知道你正在做的是什么，你可以简单地用些适当的言语吸引他的注意，并貌似不经意地终止。有时，他们会说："你说的是什么？在这刚才的一会儿，我有点心不在焉，什么也没注意到"。这让被试有点沮丧，并且，这个事实显示出他们的注意力非常集中，固着于那个让他们即刻进入神志恍惚状态的手的刺激上，而听不到你所说的话。

利用：任何利用都可以增进催眠深度。所有的利用都可被当作起始过程的延续和扩展去进行，很多可以用非语言形式去做。例如，如果有被试正在茫然地看着我，我会慢慢地把我的目光转换向下，促使他们看着他们自己的手，我正在接触的他们的手，如同在说："看着这里"。这会强化催眠状态。然后，无论被试正在看着你或他的手，抑或只是茫然的空视，你都可以用你的左手从上面或从旁边去接触他们抬起的右手——只要你能恰好给出某种向下运动的暗示就行。有时候，需要向下的推动或施压。正如在检查感觉缺失时，需要用点力或轻轻地推一下。

有几个同事不愿跟我握手，除非我先向他们一再保证，因为当我把这套程序应用在他们身上时，他们发生过完全的手套样麻痹。我与他们握手，用眼看着他们，慢慢地，之后突然迅速地固定我的面部表情，然后，我把目光聚焦在他们身后稍远的一点。然后，我慢慢地令人难以觉察地把我的手从他们的手中移开，并慢慢地移向他们的直接视野之外的一边。我对此已做过不同的描述，但下面是其中最细致的描写之一："我听说过你，我很想认识你，你看起来非常有趣，而且你的握手是这样的热情。突然，我的胳膊伸出来，你的表情发生了变化，并且变化是如此之大。这时，你头部的左边开始消失，我只能看到你脸的右边，直至右边也慢慢地消失"。在那个瞬间，被试的目光被吸引得直直地朝前，这样，当我移动到他直接视野之外的左边（原文如此，译者认为应是右边）时，我的左脸首先"消失了"，然后右脸也"消失了"。"你的脸慢慢回来了，你走近、微笑，并说你非常喜欢与我共度周六下午。然后，我注意到我的手，并向你询问，因为我感觉不到我的整只胳膊。你只是说，只需保持这种状态体验一会儿。"

你通过轻轻的触碰，给那只抬起的右手（现在在握手的位置上处于类僵状态）一种向下运动的暗示。与此同时，你用另一只手给被试的左手一种轻轻的触碰，引导它向上运动。然后，你让他的左手上抬，右手下落。当右手落到膝上，就停止。左手上升的进程可以停止或继续。我喜欢给它另外一种接触，引导它向脸部靠近，这样，某个部分会触到自己的眼。在一句话不说地诱导深度催眠状态方面，这种眼睛闭上的结果非常有效。

"还有另外一些非语言暗示。例如，如果我的被试对我在他右手上施加的暗示没有反应，这种情况看起来是多么糟糕？如果他没在看我的脸，我缓慢的、轻轻的、与当时情境有些不搭调的动作（记住，是不搭调）会迫使他看着我的脸。我凝固我的表情，重新聚焦我的目光，通过缓慢的头部动作，引导他的目光盯向他的左手，我的右手缓慢地、看似毫无目的地移向它。当我的右手用轻轻的、温和的向上移动的动作接触他的左手时，我的左手用非常温和、坚定、刚好足够的压力作用在他的右手，直到它开始移动。这样，我确信并再次肯定，连同左手飘浮的触觉型暗示一起，他接受了暗示，他的右手向下运动。他已在与我同步呼吸，并且，当他开始吸气的瞬间，我的右手给他左手那种向上的触碰，这个事实扩大了左手向上的运动。当我吸气时或者缓慢向上和向后升高身体和头时，无论他的边缘视觉是否注意到我身体的轻微向上运动，当我给他左手向上的触碰时，他左手的动作都会进一步得到加强。"

艾瑞克森关于握手诱导的描述对于初学者来说有点透不过气来。人们怎样把这些全部记在脑中？人们怎样发展出这样轻柔的接触和这种技巧？最重要的是，人们怎样学会，将在这情境中发生的所有事情当作进一步调焦被试注意力和内心卷入的手段，去发展催眠？显然，发展这个技巧需要相当大量的潜心研究和极大的耐心。这比以某种方式进行的简单握手要多得多。握手仅仅是艾瑞克森实现与人接触的背景。然后，他利用这个背景锁定对方向内的注意，进而设定可能有助于发展催眠的情境。

握手时，艾瑞克森把自己的注意力全部聚焦在被试注意力所在之处。最初，被试的注意力放在不期而遇的常规社交上，然后，由于他们的手撤回时的意外接触，会产生刹那间的意识混乱，并且，他们的注意力迅速集中到他的手上。在这一点上，有"阻抗"的被试会迅速撤回他们的手，结束这个情境。那些准备体验催眠的被试将会对正在发生的事感到好奇。他们的注意力被锁定，他们保持开放状态，准备接受进一步的指导性刺激。接下来的引导性接触非常轻柔并与众不同，以至被试的认知无法对它们进行评估，被试已被给予一连串快速的非语言暗示，以保持他们的手固定在某个地方（见*开始*一节的最后一段），但他们不知道为什么。他们的手对引导性接触做出了反应，保持静止不动，但他们不知道为什么。这只是肌肉运动知觉层面上一种自动反应的情形，最初，被试无法相信理性分析，因为被试先前没有这种经验。由于在意识和认知中出现一个类似的缺口，为握手诱导而做的引导性触碰在同一层面上做出响应。

被试发现他们自己在不知为什么的情况下，以不同寻常的方式对催眠师的诱导做出了反应。他们的注意力此时在一种强烈探索中被导向了内部，想要寻找一个答案或一种可以让自己塌实的东西。这种内部定向和探索是"催眠"的基本特性。被试会变得如此全神贯注于内部探索，以至关于我们往常一般现实定向的感知觉过程马上被中止。这时，被试会体验到某种知觉缺失，某种视觉和听觉的空白，某种时间扭曲，某种记忆幻觉，某种掉向或眩晕的感觉，等等。在这个瞬间，被试处在一种接受进一步语言或非语言暗示的开放状态，可强化在一个或另一个方向上的内部探索（催眠）。

非语言方式练习

1. 学习催眠诱导非语言方式的关键是观察、耐心和一步一个脚印地学习。你可以通过发展一种习惯，在你与人以平常方式握手时，仔细观察他们的眼睛和脸，去学习握手诱导。下一阶段可以是练习比平时稍慢一点儿地松手。然后学习在松手时怎样明显地迟疑，仔细观察被试的脸，以便"读出"他对你的迟疑所做出的非语言反应（例如，困惑、期待）。随着经验的积累，甚至在这个层面，你将开始知道谁可能是在很大程度上可以接受你的迟疑的好被试。那些"与你待在一起"并允许你掌控握手节奏的被试，显然比那些匆匆撤回手的被试更敏感，更易于产生反应。

下一步可以是仅仅半松开手，这样被试会立刻陷入困惑中。然后你可以练习非常缓慢地松开刚才未完全松开的手，使被试觉察不到松开是何时发生的，手当即在半空中保持悬停。有时你可以通过非常柔和地讲话，使被试的注意力被进一步转移到对你的注意中，以此增强这种效果。最后一个阶段，学着加入引导性接触，以此作为静止不动（类僵）或移动（手的飘浮）的非语言刺激。萨塞尔多特（1970）曾描写和分析过一个类似的以非语言方式诱导类僵的过程。

2. 在日常生活中，还有其他什么非语言接触情形，你可以学着加以利用，以吸引和向内聚焦注意力去引发催眠？

复合暗示

接受定势、强化或符号逻辑的范式

艾瑞克森式诱导途径一个出奇简单的方面是它对复合暗示的运用。最简单的复合暗示形式由两个语句经"和"或一个轻微的停顿连结构成。一个语句表达某种典型的显而易见的事实，开启一种"接受定势"或"是定势"，另一个语句是适当的暗示。例如，在这次晤谈中，当 S 医生感觉她的胳膊变得僵硬、静止不动和有刺痛感时，艾瑞克森用一个复合暗示增强这种解离的趋势：

E：它将要发生，

    R：这是第一个语句，表达一个显而易见的事实，因为当 S 医生自己演示和描述时，它实际上正在发生。

E：而

    R：连接词"而"连接这两个语句。

E：你对发生的事情将没有任何控制。

    R：第二个语句包含一个将会增强她目前解离体验的恰当暗示。

一些带有很多隐含式暗示的更为复杂的复合暗示呈现在艾瑞克森在本次晤谈所做的最后陈述中。

E：那么，当你醒来时，

　　R：这强烈预示催眠已经结束，并强化她的清醒状态。因为她真的知道催眠结束了，这也是一个事实，可以使她开放，以接受随之而来的暗示。

E：用与刚才同样笨拙的姿势保持你的胳膊，

　　R："保持"这个词暗示她必须做出努力，而"笨拙的"暗示这有些难。这有力地建构了一种可能：随后的恰当暗示确实将会发生。

E：并且

　　R：连接词"并且"把随后的暗示与先前的事实（她醒来，并以那种笨拙的姿势保持着她的胳膊）连接起来。

E：看看它会变得多么地累

　　R：恰当的暗示。她自然很快就会承认她的胳膊很累，从而承认催眠情境与清醒状态的这种不同。这也包含着人们可以在催眠中做不同事情的暗示。

　　其他复合暗示的例子如下所示。

E：就这样看着那一个点，并且我将对你说话。

　　R：在这个例子中，治疗师可以控制他自己的反应（"我将对你说话"），并且通过简单地与他说话，确实可以增强"看着那一个点"的暗示。

E：不管你无意识心理想要做什么，除了无意识活动，再没什么是真正重要的。

　　R：无意识活动的重要性被暗示，并通过它独立活动这一明摆着的事实得到增强。

E：我们知道无意识心理可以做梦，而你可以很容易地忘掉那个梦。

　　R：这个做梦的间接暗示本身就是一种准确的事实陈述。它受到人们会忘掉梦这样一种常识的进一步强化。只不过提到"你会很容易忘掉"本身也是对遗忘的间接暗示。

E：你已经改变了你的呼吸速度、你的脉搏和你的血压。

在不知道的情况下，你艺术地展示了一个好的被试可能演示的静止不动。

R：初期的催眠诱导之后，当被试实际上非常安静时，这个关于身体功能改变的语句，便成了事实陈述，它可以开启一种是定势或接受定势，允许治疗师间接暗示"你是一个好的催眠被试"。

E：你可以继续享受一小会儿放松舒适，醒来后，你可以讲述一两件你乐意分享的事情，你可以把其他事情保持在无意识中，在那里它可以继续它的建设性工作。

R：在令人满意的催眠治疗性晤谈的最后，所得到的"放松舒适"往往会强化此前发生的一切，同时开启一种"接受定势"，以利于回忆和忘记这两种后催眠暗示发挥作用。"你可以把其他事情保持在无意识中"，这是一个遗忘的后催眠暗示，允许无意识在它自己的层面上继续进行治疗，不受治疗师和患者双方意识定势的限制和偏见的影响。

从这些例子中可以清楚地看出，复合暗示由下列两部分组成：

1. 一个事实陈述，它包含一个可接受的事实，可以为暗示或强化暗示建立一种"接受定势"。如果这种事实陈述对患者有激励功能，它会更加有效。

2. 一个恰当的暗示，它可在事实陈述之前或之后出现。当这种事实陈述在复合句的暗示之前出现时，它为随后的暗示开启"是定势"或"接受定势"。当这种事实陈述跟随在复合句的暗示之后时，这种事实陈述能够发挥强化暗示的作用。从上述例子可以看出，艾瑞克森用了这两种形式。确定这两种形式是否同等有效，将是未来的研究课题。如果是的话，它表明在符号逻辑中如此普遍的交换率（在句中，事实陈述和暗示的位置可以互换），也适应于我们对复合句的使用。这意味着这些催眠形式遵从在符号逻辑中发现的各种规则（Henle,1962）。如果发现强化形式（事实陈述跟随在暗示之后）更为有效，那么它表明古典学习理论的规则更适合于我们对催眠复合句的理解。如果发现"接受定势"形式（事实陈述在暗示之前）更为有效，那么它将证明，艾瑞克森所认为的如此重要的积极期待，实际上是催眠暗示中更为有效的因素。

复 合 句

震惊和创造性瞬间的示例

复合暗示的另一种具有挑战性和趣味性的形式，利用了震惊和它所形成的创造性瞬间（Rossi, 1973），在这个瞬间开启了在患者内心联结过程中的无意识搜索（Erickson and Rossi, 1975）。以下是几个例子。

E：现在，第一步，当然，是分开你的双腿

（停顿）

并

分开你的双手。

R：艾瑞克森开始给一个迷人但僵硬的女人做催眠，他用了这个碰巧提供的句子，由于使用了具有性意味的"分开你的双腿"的暗示，产生一种微妙的震惊效果。此处的停顿，允许震惊产生，并开启一个创造性瞬间，它利用了震惊快速集结起来的模糊的、混乱的和将成未成的问题，这些问题可以唤起高层面额外的无意识活动，用以搜索"符合准则的"隐含式暗示。第二部分"分开你的双手"使上面带性意味的震惊，回过头来看具有可接受性。性的影射现在已经被合理化成一些并非真的蓄意的东西。但是，震惊的效果在无意识层面继续有效。现在对"分开"的第二次提及，把被性震惊所开启的高层心理活动分流到与"分开"相联结的其他网络和路径，并在多个层面打开更多探究定势。

E：我可以听窃窃私语

（停顿）

来自树林中的风。

R：人们对单词"窃窃私语"会有某种震惊反应，当然，这个词会在很多层面上（隐私、性，等等）有很多隐含的含义。停顿可使震惊和创造性瞬间开启某种高层面的无意识探索。然后，"树林中的风"使上面的话语变得无伤大雅，同时发展出一种诗的意境，让比喻的话引起白日梦、幻想和其他导向催眠的活动。

E：隐私、感觉、反应等你似乎不愿意谈论的东西（停顿）

可以私下地、客观地在你自己的心里，在你自己的催眠中被检视，

（停顿）

以帮忙解决眼前的问题。

R："隐私"是另一个让人震惊的词，它在催眠的安全保障中开启创造性瞬间。停顿可以使震惊和内部搜索被激活，以找寻非常情绪化的记忆。由于现在把这个情境定义为"私下的"和"客观的"评估，于是，潜在的令人不安的记忆此时变得相对安全。另一个停顿让这种安全探查可以继续进行。然后，用最后的短语施加进一步的正性强化，确保这项活动将"帮忙解决眼前的问题"。

在这些例子中，停顿是个决定性的因素，它使创造性瞬间得以发展，以便对复合句中第一部分的震惊做出反应。催眠暗示开始的震惊部分，显然是最有用的，它开启了高层面的心理活动和搜索，它们可被释放到由第二部分打开的联想网络中。实际上，这时，这种暗示形式允许人们开启高层面的心理活动，然后以某种预定方式把它聚焦到问题领域。

复合暗示练习

1. 在这一节我们介绍了一种分析复合暗示的途径。可以看出，还有很多基础研究需要去做，以确定复合句的功能是否取决于接受定势、学习理论或符号逻辑（或这三者全部）的范式。研究者可以通过设计和实施受控的研究，探讨这些范式的相对效果，去探索这些问题。临床取向的读者可以通过构建两种类型的复合暗示，使之用于工作实践以促进暗示的接受性，去探索这个问题。可以发现，由于有些临床医生的语言表达风格、声音力度和其他特征的不同，他们会对其中的某种形式或另外一种形式应用得更为有效。

2. 回顾治疗环节的录音，研究患者和治疗师讲话中自然的复合句。当患

者描述个人问题时，研究他的复合句，以了解是什么联结模式导致了他的症候群和症状，等等。当治疗师对患者讲话时，什么意念作用模式和反应正在有意或无意地受到他话语中自然复合句的强化。

3. 构建催眠诱导，旨在把暗示与患者特别能够接受的事实联结起来。设计如何用易于接受的复合句把各种催眠现象与这些事实联结起来。

条件暗示和联结网络

当艾瑞克森设定条件，让患者正常的"自主反应流（flow of voluntary responses）"的产生以催眠暗示（"条件暗示"）的执行为条件时，便用到了另一种形式的复合暗示。在患者反应层级中可能较低的催眠反应，与患者反应库中较高的和通常已经在发生过程中的反应模式相联结。患者发现正在进行中的反应势头很难停止，所以，他们只是加入催眠暗示，让它作为那些已经开始并迫切要求完结的反应模式得以完成的合意条件。条件暗示只是"顺便搭（'hitchhikes' onto）"在患者正在进行中的反应流上。必然发生和最可能发生的反应，它们的发生被设定为以催眠反应的执行为条件。这样，艾瑞克森以一种极有可能引起勇敢者少许异议的方式，把他的暗示交织到患者的自然反应流（flow of responses）中。

条件暗示最简单的形式可能是当约翰跑出门时妈妈的命令"出去时关上门！"。已经正在发生的反应流"出去"被设定为以"关上门"为条件，因为妈妈实际上在暗示"你不能出去，*除非你关上门*"。被用来系统加深催眠的其他例子如下所示：

当你继续看着那个点时，你的眼睛会感觉疲劳，并完全由它自己闭上。

当你继续闭着眼睛坐在这里时，你会发现自己正变得更加放松和舒适。

当你感觉那种不断加深的舒适时，你知道你不必移动，不必说话，也不必让任何事情打扰你。

当你身体其他部分保持这种作为好的催眠被试所特有的静止不动时，你的右手将在纸上移动这支铅笔，自动书写一些你想要在催眠中体验的东西。

这种"互锁链式"的关联暗示创建了一个相互加强的指令网，逐渐形成一种新的自洽（self-consistent）的被称为"催眠"的内部现实。正是这种联结的互锁网络结构，用它自己的标准、规则和"现实"，给作为变动意识状态的催眠赋予了"形体"或实质内容。

条件暗示更为复杂的形式是艾瑞克森曾在许多场合用过的例子，他曾在大型团体面前用过，在他首次诱发催眠的被试身上用过，也在私下里对那些对催眠训练有素的患者用过。当一个人走近他的椅子时，艾瑞克森会说："不要进入催眠，除非你完全地坐到这里的那把椅子里"。

不要进入催眠

E：用否定的"不要"解除对于暗示"进入催眠"可能有的阻抗。

除非

E：一种条件形式，此时它以患者可以接受的方式再诱导可能的催眠。

你完全坐到

R：作为正在进行的必然反应流中的一部分，它为之前的叙述建立一种"是定势"或"接受定势"。

这里的

E："这里"意味着，如果他们确实坐到了椅子里，他们便是在接受进入催眠这个选择。不用说，还有其他椅子他们可以坐，而不用进入催眠。

那把椅子里。

R：一个可接受的指令，它把另一个即时的正效价（positive valence，指一个人喜欢他可以得到的结果）放到所有前面的话语上。

这个复合条件暗示遵循这样的一般流程：否定→暗示→条件→进行中的反应流。

一个经典例子，它的联结网络由导致视幻觉、遗忘和后催眠暗示等戏剧性体验的条件暗示的互锁链构成，它是艾瑞克森在观众的"阻抗"

分子身上诱发催眠的途径。例如，有一次，一个牙医怂恿他妻子自愿充当示范被试，这样她可以学习体验催眠。她坚决拒绝，甚至试图藏在礼堂一根柱子后面的座位上。艾瑞克森侦察到她，便像下面这样开始：

E：我喜欢志愿者，并且我也喜欢挑选我的志愿者。

    R：这个复合句引出令人愉悦的"志愿者"一词，并使每个人成为潜在的志愿者。

我想挑选的是那个戴着白帽子，躲在柱子后面的漂亮女孩。

S：从科罗拉多瀑布来的路上，我丈夫一直怂恿我来作被试。

E：那么，你是说你曾以为你不想作。

    E：用"曾以为你不想作"，这番话的隐含式暗示把她不想作志愿者的想法放到过去。这个短语也是一种双重制约，因为它包含另外一个隐含式暗示：在意识层面"曾以为你不想作"可以意味着你在无意识层面真的想作。

既然你已经完全从柱子后面走了出来，你也可以完全走到讲台上。

    R：这是一种条件暗示，"完全走到"被顺便搭在她从柱子后面走出来这个正在进行的行为上。

S：（当她向前走时）但我不想做。

E：当你继续向前走时，拜托，不要进入催眠，除非你完全地坐到这把椅子里。

    E：另一个条件暗示，利用否定的"不要"识别和表达她还在拒绝的消极态度。

当你在讲台上时，你知道你不是在深度催眠中，

    E：这是一个她不是在深度催眠中的事实陈述和宽慰。这意味着她可以是在浅度或中度催眠状态。

E：但你正越来越靠近那把椅子

    E：结合前面的句子，这意味着她越走近这把椅子，她将越来越进入催眠。

你正开始认识到你并不在意

R: "开始"一词开启一种内部探索，它现在利用了她"不在意"的消极态度……

是否你将进入催眠。

R:……使她转而进入"你将进入催眠"的可能。

你越靠近，你就越能认识到即将进入催眠的舒适。

R: 另一个条件暗示，它被加上了"舒适"这个积极的动机。

E: 但不要完全进入催眠，除非你完全坐在这把椅子里。

R: 如前所述经典的条件暗示。

完全地坐下，（正好在她坐下时说）

R: 这是一种双层沟通；它是一个带有双重含义的句子：（1）"完全地"坐下，（2）"完全地"进入催眠。她坐下的行为意味着她正在第一个层面接受这句话，但当她坐下时，在没有意识到的情况下，她也在第二个层面接受进入催眠的暗示。

E: 通过把每一段正在进行中的反应与另一个容易接受的暗示互锁到一起，我把她每一个将要出现的动作与催眠另一部分的发展联结起来。

你从科罗拉多瀑布一路上（all the way）走来，完全地（all the way）坐到椅子里。

R: 这是在以一种奇怪的方式暗示从科罗拉多瀑布一路走来的每个动作都是朝向她目前催眠体验的不可避免的动作。通过赋予它一段很长的经历，这加深了她催眠的意义。

你曾以为你不想进入催眠。你曾以为你会喜欢别的什么东西。你认为它在那里

R: 一连串的三个事实陈述，它位于接下来的暗示之前。

是别的什么东西。

R: 一个适当的暗示，再次把她置入内部探索中。

那么你为什么不看着它？

R: 一句聚焦她注意力的开放式问话。这也是可能导致视幻觉体验的间接暗示（"看着"）。

（停顿）

S:（看着白墙）透过我厨房的窗户看着那些滑雪者，我感觉非常愉悦。

  R: 她准确地对上述话语做出反应，带着艾瑞克森一段时间之前所暗示的"愉悦""看着那些滑雪者"。

E: 还有什么？

  R: 这是另一句开放式问话，允许她引入更多个人不断浮现的联想。

S: 当我看那些滑雪者时，我总是开着那台高保真音响。对于洗盘子来说，这是最轻松的方式。

  R: 她加入了音乐，它属于她的个人经验。诱发幻觉反应最简单的方法是唤起患者自己的联结，而不是用武断的暗示。

H:（对于这一点，被试的丈夫在观众席上站起来并说了下面的话。）

是的，她一边洗盘子，一边从我们家厨房窗户看着滑雪者从山那边滑下来。

（这个丈夫随后给艾瑞克森送上来一个纸条，表示他希望艾瑞克森能够为她将来的分娩，开始进入催眠性训练）

E: 我想或许你会喜欢在你将来的某个时间进入催眠中。

  R: 这是一个开放式暗示，给她一个关于将来反应的新选项。

你应该在醒来后就此对我提出要求。

  R: 这是一个后催眠暗示，允许她提出她自己关于将来催眠工作可能的希望和需求。如果没有在她清醒时先获得她的要求，将来所做的催眠工作，诱导为分娩进行特定催眠训练的暗示，可能将不仅是不道德的，而且是非常有害的。

S:（她醒来并环视一下讲台。）我前面对我丈夫说我不想作催眠被试志愿者！

我此前一直就躲在柱子后面，而现在我怎么在这里了？！我进入过催眠。

E: 你感到多么舒服，难道不明显吗？

  R: 一句问话，也是某种事实陈述（舒适是催眠的特征），它唤起积极情感，以弱化她反应出的愤怒。

S: 催眠中我做了什么?

  R: 这意味着某种遗忘。

E: 你真的想要知道,不是吗?

  R: 这梳理了她催眠体验的记忆痕迹,使它们做好进入意识的准备。

S: 我当然想!

E: 看那里!(这时艾瑞克森意味深长地看着并指着她第一次出现幻觉时所看着的那面空白的墙。)

S: 噢,他们在滑雪!(她继续在幻觉中生动地看着那些滑雪者,描述他们的动作。)

  R: 经由提供引导,让她睁着眼睛,盯着同一面墙,以视幻觉方式,有意识地体验那些记忆痕迹,她的强烈动机在这里得到了利用。经由某种让人感觉惊奇的方式,允许记忆痕迹以幻觉形式浮现出来,催眠被再次诱发。

(S 这时带着对第二次催眠的遗忘再度醒来。)

E: 当你第一次走上讲台时,你是怎么认为的,你那时确实在催眠中吗?

S:(S 说起她正好看到滑雪者,并再次重述有关滑雪者的全部细节,就像她前面从没说起过似的。然后,她接着说出内心的疑惑,她将来是否可能用不上催眠。)

  R: 她现在正在跟随关于可能在她将来的某个时间进入催眠的后催眠暗示。

E: 好吧,你结婚了。

S: 是的,我打算要个孩子。(然后,S 讨论利用催眠辅助分娩的可能性。多年以后,她非常成功地做到了。)

  R: 关于结婚的联想自然唤起了结婚—分娩—催眠三者之间的联系。

条件暗示练习

1. 第一章所强调的在患者的反应中观察其规律的意义，现在将显现出来。条件暗示的有效性，很大程度上取决于它们能否恰如其分地与进行中的反应的规律模式合拍和联结。患者被"锁定"到某一特定反应模式上越紧，适当的搭便车暗示的搭载能力就越强。

拟定简单和复合两种条件暗示，你可以把它与你在个别患者身上已经观察到的任何非常自动化的正在进行中的日常行为模式相联结。这可以简单到只是鼓励患者把所有正在进行中的联结或反应模式继续下去。逐步学着怎样加入矫正性暗示和决定性暗示，建构进一步的治疗性反应。

2. 设计你可以怎样利用简单和复合条件暗示助长治疗性反应。

3. 构建可以助长催眠诱导和催眠现象的联结网络。艾瑞克森在构建人为模仿变态心理和实验性神经症方面的工作（Erickson, 1944），对于研究他构想联结网络的方法具有特殊意义。这种联结网络的构想或许最清晰地说明了催眠现实的结构。

多重任务和串联暗示

正如我们所看到的，提供两个或多个催眠暗示常常比一个更为有效。完成简单任务的势头常常会有助于更复杂些的任务顺势发展——正如条件暗示中所看到的情形。

串联式或互锁链式暗示，是另一种建构反应模式的有效方法。一个项目的完成，成了下一个项目的暗示线索和刺激。艾瑞克森在其早年对催眠现实的学习和实验研究期间，经常使用这种串联暗示。他会让实验室中的实验被试去想象，并"在心里以正确的顺序一步一步地经历这个过程"：伸手去拿想象中的桌子上的一个想象中的水果（Erickson, 1964）。如果你确实要伸出手拿一个真的水果，那么肯定与你身体外真实物体之间要有一系列刺激－反应的相互作用。不过，如果你在心里完成这个任务，那么，你就要完全在自己心里，用记忆中的感官刺激、知觉模式、动觉线索等，去体验这种相互作用。对个体自身心理活动的这种内部聚焦和利用，正是催眠体验的本质。所以，给患者赋予一种心理任务，它需要用一连串的步骤去利用他们自己的内心活动，这是另一种很重要的催眠形式。

正因为如此，艾瑞克森经常像做复合陈述一样，给出串联的、多重的或复合的任务。他最喜欢的一个词似乎是"and"。"and"让艾瑞克森可以把暗示连接成串，以便它们互相加强，与此同时，让被试在内心保持一个全神贯注的焦点。

把注意力向内吸引和聚焦于一个想象中的任务上，乃是一种催眠诱导的间接方式。通过让被试回顾一系列早期记忆，视觉化一系列场景或电影（视觉类型的），倾听内心的音乐（特别是那些有音乐素养的人），等等，这种向内的催眠诱导聚焦不难实现。这是想象和视觉化催眠诱导（"房－树－人"或"黑板"可视化，等等）的基础。

形成联结网络的一连串不经意的、自然的暗示，对助长后催眠反应特别有效。下面这个例子来自艾瑞克森早期的研讨会（Erickson, 1939），它特别令人印象深刻，因为这一连串关于香烟的暗示，就它利用所有吸烟者的典型反应模式和共同动机来说，是非常自然的。患者只是沿着或多或少已经在内心建立起来的行为事件的自然链条向前飘移。

醒来之后，被试将(1)注意到 D 医生徒劳地搜遍他的口袋，去找香烟盒，(2)然后被试会把他自己的一盒烟给他，(3)D 医生会心不在焉地忘记归还香烟，于是，被试会感觉非常渴望要回它们，因为他除此以外再也没有了。

这一连串暗示，其自然的或"固有"的方面，利用了自动的或部分无意识的方式，习惯反应模式正是用它们才得以执行。初始阶段的催眠训练，经由利用被试已经非常熟悉的反应模式，得到了极大的促进。这极少需要或根本不需要意识努力，所以不大可能对仍很脆弱的初期催眠体验造成干扰。

多重任务和串联暗示练习

1. 设计让被试忙于两个或多个任务的催眠诱导。当（1）看着那个让被试看的点时，被试被吩咐（2）去注意眼皮可能发展出的所有感觉。当（1）留意手的飘浮时，（2）无意识可以掌控解决问题所需要的所有联结和记忆。

2. 设计需在意识和无意识两个层面执行的多重任务，这样，双重制约便可以开始发挥作用。

3. 设计串联暗示，使之能够一步一步地导向解离和每一种经典催眠现象的体验。

4. 设计串联暗示和联结网络，使之能够经由利用被试自己的自然反应模式助长后催眠反应。

第四章
相互催眠诱导

　　艾瑞克森最喜欢训练催眠被试的方法之一，是给新手机会去观察处于催眠中的富有经验的被试。但在这种情况下，艾瑞克森会再多做点事情：他精心安排相互催眠诱导，让两个被试以这种方式相互作用，这可以促进彼此的催眠体验。

　　在这次晤谈中，艾瑞克森从对开始催眠时的许多生理心理学迹象进行说明开始。然后，他寻机讨论催眠的许多其他显著特征：患者对于距离的主观感觉，患者的内部现实和亲和感，患者音质的改变，以及学着在催眠中说话。当艾瑞克森概述在患者身体不同部位所能观察到的脉搏的重要性时，他进一步强调了对患者进行仔细和持续观察的必要性。他特别仔细地注意患者反应中的痛苦迹象。有各种各样精妙的途径可以探询这种痛苦，它将保护患者内心意识和无意识认知之间平衡的完整性。

　　这次晤谈中，特别重要的是对艾瑞克森关于催眠是能动的无意识学习状态这一观点的说明。他指出，他有个被试（一个住院患者）花了200个小时才搞明白原来他能够做点事，而不只是坐在那里。但这个患者没有被期望会像人们平常清醒时的情形那样，能够有意识地控制自己。这种学习不是在学校实施的那种智力型的学习。这种心理活动的动力来自无意识。它自动进行，是体验式的，而非智力型的学习。艾瑞克森指出，S 医生的大部分学习一直是智力型的学习，但在催眠工作中，她可能通过放手和体验达到最佳学习效果。通过个体自身的内心体验所进行的自发学习，被认为是加深催眠的另一种方式。

惊奇松动心理定势

（作为一个惊喜，H 医生，一个经验丰富的催眠被试，近期处于艾瑞克森医生的治疗中，为这次晤谈，他被邀请加入 R 和 S 中。）

R：在你的工作中，惊奇的作用是什么？

E：惊奇的作用是这样的：患者带着某种心理定势来找你，他们期待你会习惯于那个定势。如果你让他们猛地感到惊奇，他们便会松动他们的心理定势，这样你便可以为他们构架另一种心理定势。

R：你在给他们移除造成问题的错误意识定势。

E：是的。这也是你在混乱技术中所做的。

间接暗示

E：现在我正好要看看她。我希望你们两人（R 和 H）去观察她的眨眼反射。

（停顿 30 秒，3 人都在观察 S。）

E：在这里谈论 S，实际上我是在给她间接暗示。一旦她以看似自动的方式显示出催眠开始的迹象时，我就在这里评述催眠开始的判定标准。

R：这是你最喜欢的间接暗示途径之一：你对观众说某些事情或谈论另一个人的体验，以此作为一种方法，在患者心中启动一连串联想，它们最终可以在催眠反应中达到顶点。这是一种间接形式的意念动力或意念感觉暗示。

间接诱导中的意念动力活动：催眠开始的判定标准

她的眼皮有种轻微的颤动。

连同那种颤动一起的，是被"熨平了的"面部肌肉。

呼吸开始变化。

血压也在降低。

心跳频率也在减慢。

眨眼反射在减少。

她意识到了我正在对你们谈论她。

现在节奏稍有改变。

并且她正在开始飘移

就要进入深度催眠状态。

  E：我说 S 的每一件事，对 H 也是某种暗示，但他并不知道。我对 S 的每个暗示都会引出 H 心中的某种理解，而这种理解要求他在某种程度上为他自己表现出来。

  R：这是催眠中意念动力活动的基本原理。在这里，你利用它，在他未觉察到的情况下，开启对 H 的催眠诱导。

  （艾瑞克森在这里描述他用几名天真被试在一个观众面前所做的示范催眠的典型程序。他将用几名合作型被试围绕一名阻抗型被试，演示各种现象，直到这名阻抗型被试被整个围绕他的催眠"氛围"所影响。当这名阻抗型被试开始感觉到被影响时，他很快会表现出"惊讶的表情"，而艾瑞克森将通过评述这些感觉是多么地有趣和令人着迷，去强化这份惊讶。经常可以看到，那些开始害怕的人，一旦他们用这种方式离开了他们的害怕，他们将更加深沉地进入催眠。）

患者的现实和默契

她正在把她自己从这种现实中移除

到另一种不同的现实中

在那里，R 的现实和 H 的现实已经变化了

而我的则变得越来越不重要。

而我的声音？

现在我不能确切地知道

她怎样听到它。

或许像遥远的声音

她并不觉得需要去听。

我离她非常近

足以让她听到我。

从那往后失去或改变身体的可动性，

你可以跟随它，

它可以告诉你某些与正在飘过她脑海的字符和想法有关的事情。

（艾瑞克森太太被叫了进来。她进来，被告知去试着阻止 S 的孩子们，他们在治疗室外玩得声音太大了。）

E：把她从我们的现实（由艾瑞克森、罗西和 H 三人分享的三部分的现实）中分开，有助于通过把她聚焦到她自己的现实中，而加深催眠。

R：我明白了！如果催眠治疗师在对话的中间中断了，必须对刚刚敲门的邮递员或水管工说话，这会加深患者的催眠现实，因为他们被排除在外，被单独留在他们自己的内部现实中。

E：我备尝艰辛才学到。我的部分早期经验在于，被试一直清醒着，我遇到过很多难题。曾经，我有个被试在一个房间，另一个被试在另一个房间，当我离开房间时，他们便会醒来。我发现我必须以一种特定的方式离开他们，这样他们才会把自己保持在催眠中。我必须向他们保证他们不会被抛弃。他们可以依靠我让他们恢复清醒，我只是暂时离开。开始，我口头告诉他们，后来，我学会怎样利用非语言暗示线索。

R：比如说？

E："我在这里，你在这里"（艾瑞克森示范了怎样通过在遍及这个房间的不同位置重复这句话，让被试产生一种想法：他与他们一直保持着

密切联系，而无论实际上他身在什么地方。）当我离开时，我会说"无论我到哪里，我将永远在这里"。人们并不知道他们对声音定位了解多少（Erickson, 1973）。

　　R：这都是无意识学习。

　　E：是的。［艾瑞克森在这里引用了一份他正在写的（Erickson, 1973）手稿，讲的是，他怎样仅仅通过上下左右摆动摇晃，模仿在水中颠波起伏的船上的声音轨迹的变化，改变他的声音轨迹，让处于催眠中的被试真的产生晕船。］

学习在催眠中说话

R：S，此刻你感觉怎么样？

S：嗯（非常柔和地，好像非常遥远）很好。

R：你可以给我们描述一下你的意识状态吗？

　　E：一直以来，人们都知道在睡眠中讲话是不被社会接受的。令人惊讶的是，有多少人害怕他们会在睡眠和催眠状态中出卖他们自己。

　　R：所以你必须对于他们在催眠中讲话的能力，给患者特别的指导和保证。而你只是通过询问他们感觉怎么样来做这个。

　　E：我已经用了像"舒适"和"很好"这样的词语，所以当她使用"很好"一词时，我便知道她在跟随我感觉舒适的暗示。

催眠中的声音特质

S：我能听到你。（如同远处机器人的声音。）（停顿）

　　R：你认为是什么原因造成她声音的特质像机器人似的，或听起来非常遥远？

　　E：是由于发音肌肉的不同。她的脸面无表情，所有的肌肉柔软而放松，包括控制声音的肌肉。

催眠中的外来刺激

S：（笑）你弄得我发痒了。（个人正常的声音，好像她快要醒了。）

（实际情况是，当罗西在调整麦克风时，无意中弄得麦克风的线在她的膝盖上快速抖动。）

R：那纯属意外，那是麦克风的线。你刚才怎样体验的那种痒？

S：我想也许你在做这个，想看看我是否会脱离这个状态。（大笑声）我知道艾瑞克森太太进来过，她踩了我的脚尖，但它并没受伤。（周围更多的笑声。）

R：此刻你的清醒程度是怎样的？

S：噢，我正在醒来。

R：完全醒了？

    E：她有这种清醒反应，是因为我并没有给她特别的指令让她忽略催眠中所有的外来刺激。你需要知道某些外来刺激可能会进入催眠情境中，你需要学会怎样去处理它。当电话响起时，艾瑞克森太太可能处于深度催眠中，她可以保持在催眠中应答电话。如果电话中是陌生的声音，她会立刻醒来，但如果她知道是谁，她可以保持在催眠中，改变她的声音，这样那个人就不会知道她是在催眠中。但如果对方是我的催眠被试，他们将会认出催眠来。

催眠中的距离感

S：噢，我回来了，但感觉还是有点儿远。（停顿）

    E：这种"距离"感是催眠的标志。没有人真正解释过那种在远处的感觉。

    R：你会怎样解释它呢？

    E：每个演讲者，他在观众面前都会有种感觉：他们是和我在一起还是未和我在一起；他们是远离我的。

    R：此时，这种距离感是由于感觉缺少可以共同分享的世界（Rossi，

1972a）。

　　E：是的。

弱化意识认知

E：S 已经有过机会发现她可以做那个工作。现在我有权变得愚笨之极。

它不需要我，

完全弄明白。

对于你，

对于 H，

对于其他人，可以有渐进的认识。

（停顿）

而且，H 不必害怕

有什么憎恨，

或者害怕这个词：爱。

你害怕对那些词的新的认识。

（停顿）

　　R：通过说你"有权变得愚笨之极"，你是在进行夸张和幽默的暗示：你需要多么少地用意识去理解。这意味着，在这一点上，S 和 H 也不需要用意识。他们可以在以后发展意识认知，但现在让无意识去处理这些事情。然后你向 H 讲了几个与"害怕"之类有关的具有治疗作用的词语。

声调的暗示

这次，R 和 S 来加入我们当中。

他们打电话询问他们是否可以参加，我知道让他们参加，会对他们有益，对你（H）也有益。

　　R：显然，你是从非语言暗示线索中觉得，在这一点上，H 需要一些安全感，所以你简单地说起这次联合治疗的实际考虑。然后你强调大家在一起符合每个人的共同利益。

E：是的。注意，当说到 H 和不同声音方向时，我用了不同的声调去说"你"。

R：这些声音暗示线索会被 S 和 H 自动进行正确的解读，所以，尽管你用非人称代词，但当你谈到每个人时，他们自己总是知道。

催眠中的其他名字

因为

我可以引起某种相互影响

这对你，对赫比（以前在催眠中送给 H 某一人格的名字），对 R，对 S，将极为重要。

R：当你对某些被试做全面的催眠工作时，你有时会给他们另起一个在催眠中的名字。为什么？

（艾瑞克森举了很多日常生活中的例子，某个人——情人、配偶、父母或孩子——会给另一个人起个昵称，以唤起某种特别的情感，或他们关系的某个方面。孩子会在不同的场合称呼"父亲""爸爸"或"爹"去呈现与父亲关系的不同方面。催眠中，患者可以体验特定的自我状态，治疗师想要给这种自我状态起个特别的名字，这样他便可以帮助患者以后再次返回到这种状态。）

相互催眠中的默契

（H 一直在非常仔细地观察 S，大概是在研究她的意识状态。但是，在赫比被提到的瞬间，他的观察变成了更为固着的凝视。S 似乎注意到了这一点，他们以某种固着的、不眨眼的方式，默默地、深深地注视着彼此的眼睛。）

R 可以观察 S，而你（H）可以发现某些事情。（停顿）

（S 和 H 轮流眨眼。S 的眼皮最后颤抖着闭上，然后，H 的眼睛也闭上了。）

现在 S 已经有个新发现，然后你（H）也会有新的发现。

（停顿）

R：你营造一种催眠氛围，两人都在静静地、聚精会神地坐着，这样逐渐发展出一种浅度催眠。现在，当他们相互对视时，他们自动地相互模仿对方的催眠反应（例如，盯着和眨眼），从而更深地进入催眠。

E：是的。在这一点上，H 的距离比 S 大很多。

R：你是说他进入催眠更深一些？

E：他离现实更远一点。H 倾向于进入某种现实，其中包括他自己和我在内，但不包括 S 和你。

R：所以在这里，你刚才正在试图把 S 和我更多地带到他的内部现实中。但你怎么能说他倾向于排除 S 和我？是因为他的身体转离我们，而朝向你吗？

E：一个人可能正在看着你，但是，甚至在连他们自己都不知道他们没在注意你的情况下，你知道他们没在注意你。

R：是的，他们的眼中会有那种遥远的目光。

E：但你能用更确切的术语去定义那"遥远的目光"吗？

R：那会很难。这时你会说这都来自经验。到目前为止，你所说的几乎都是无意识凭直觉获得的认识。

E：是的。

催眠和词语的个人意义

现在你们两人都想要

深刻的催眠，

带着真实的幻觉

和不真实的，

以及难以名状的事情的组织。

难以名状的事情，难以名状的情感、关系

和身份。

（停顿）

E：通过说"你们两人都想体验深刻的催眠，"我在这里开始在他们两人之间形成分离。

R：你是在说他们中的每一个都是独立的人？

E：是的。他们每个人都可以有他们自己的催眠，对每个人来说，它带有它自己的独特意义。对H来说，作为患者，重要的是把他的弥漫性情感体验为他治疗的一部分。对S来说，作为接受训练的治疗师，重要的是学着识别难以名状的情感和关系，因为她以后可能会被约诊去用专业手段处理这种问题。

R：同样的话，对于不同的人来说，会有不同的意义。这也符合你对某些话语的频繁使用，它们在同一个人身上，在不同的层面有不同的意义。

时间扭曲：暗示所有可能的反应

当你花费时间时，

时间可以有不同的松紧度。

它可以被压缩，

它可以被拉长，

所以你可以用几秒钟的时间回顾你一生的历史。

（停顿）

这几秒钟的时间可以被拉长

成

几年。

同样，几天的时间也可以被压缩

成一个瞬间。

对你们两人来说

这是关乎你们教育的问题

（停顿）

在与患者的治疗过程中，

你可以感觉到某个患者的痛苦，

并教患者把所有的痛苦，体验

成某种转瞬即逝的刺痛。

即使它整天持续，

它也可被体验为仅仅非常剧烈的一瞬。

你们两人都想学习如何拉长时间，

扩大意识，

而你们两人都需要知道

存在这样一种事情

比如时间、感觉、疼痛、情感的压缩。

持续了一小时的令人愉快的讲座，当一小时结束时，

可能看起来，它像是才刚刚开始。

而在无聊的讲座中，椅子开始令你不适，

你感到疲倦，并且你想知道

什么时候这课时才会结束。

你们两人过去都曾有过这种经验。

你们知道你们曾有过那些经验。

现在你们将把它们应用于你们自己，

用某种有助于增强你对自己的了解

和你对其他人的了解的方式。

（停顿）

E：在这里，时间扭曲将在他们不同的语境中，对他们两人有所帮助。

R：你暗示所有可能的时间扭曲类型（缩短和拉长），无论患者发现他们自己在使用何种程度的时间扭曲，它们都可以发挥作用。你是在沿用你暗示所有可能反应的基本技术，所以这种暗示几乎不可能失败。无论患者体验到什么，都已经被你的囊括式暗示所涵盖，从而可以被视为成功。

E：在这里，关乎教育的问题将再次由他们每个人以不同方式领会到。诸如此类的这种素材还有很多。

R：你用日常生活中的常见事实（这两个都受过良好教育的被试当

然都经历过）去诱导某种"是定势"，以此提高你暗示的可信度和可接受性。

催眠是一种能动的无意识学习状态

你们两人都

完全了解

催眠状态

并非真的由我引起，

而是由你们自己。

（停顿）

H看到S在她的眼皮上做些什么，

然后他重复它。

而S在观察H的过程中，

转而重复H所做的，

她进入了催眠。

然后，H也进入催眠。

至于对R来说，

他已经知道，

就像俗话所说的：

见样学样，

一个催眠被试与另外一个的相似性

也是如此，

这也是了解孩子

的一种方式：

他们看什么学什么。

（停顿）

在我对你们说的话中没什么重要的，

只是时间在流逝，

而我可以做我想做的。

（停顿）

　　R：你正在这里把催眠学习的责任放到被试身上，这样他们就不会被动地依赖催眠治疗师。

　　E：是的。当他们知道他们在承担催眠学习的责任时，他们便知道他们可以改变自己的反应。

　　R：所以这是一种重要方式，它可以减少对催眠师的魔力感，而激发他们自己在自我改变的治疗方向上进一步发挥作用。治疗师为患者提供开展创造性工作的情境和机会。实际上，催眠是一个能动过程，在这过程中，无意识是能动的，而不是由意识心理指导的。是这样的吗？

　　E：没错。

　　R：这是你对现代催眠术的重要贡献之一：摆脱催眠状态机械应答的概念，而把催眠定义为一种非常能动的自动发生的内部学习。是这样的吗？

　　E：是的。

　　R：在催眠状态中，你已经把无意识释放出来，让它在没有意识干扰的情况下，做它自己的工作。

　　E：这样做符合被试的体验性学习。

　　R：以前催眠被认为是被试被动接受治疗师暗示的一种状态。

　　E：通过被告知做什么和怎么做。

　　R：但你的方式经常与之相反。你只是让被试进入催眠状态，在那里，他可以做他自己的内部工作。

催眠中的能动学习

现在你们每个人都在学习一些

适合于你们自己的东西。

你们在发展你们自己的心理学技术和心理疗法，

而无须有意识地知道你们正在发展它们。

H 现在意识到了

他对 S 所给予的视觉刺激的绝妙反应。

而 S 也意识到了。

（停顿）

> R：比如，在这里，你正在诱导他们为他们自己，去进行自己的内部学习，去做他们自己的内部工作。他们不仅仅是被动地坐在这里。这有可能是 S 正在体验的某些困难吗？她还没有做自己内部工作的想法，她还有些太被动。

> E：她告诉我们她一直在四处跳跃，只是在看。

> R：这是很多我正在学着与他们一道工作的被试所共有的特征。他们只是到处活跃。但这不是你要寻找的状态。

> E：我有个被试用了 200 个小时来学习。他只会坐在这里。S 已经是个学生，一位学者。她用理性学习，但她不知道怎样体验性地学习。我已经向她解释过她将经由体验去学习。

观察脉搏

E：（对罗西医生）注意那脉搏（S 外表的）。

现在我将同罗西医生交谈，所以你们不必留意。

> R：你想就脉搏说点什么吗？

> E：在观察催眠状态中的被试外表的过程中，你可以在各个地方看到脉搏。根本不需要你用手按在他们的手腕上。你可以用眼睛观察患者的脚踝、颈部、太阳穴，观察脉搏的变化。这些波动经常可以告诉你一些事情。你会认识到脉搏与肌肉紧张度的关系。你可以突然了解到脉搏的加快意味着肌肉中存在更多的紧张性冲动。在肌肉紧张度发展到某种程度之前，你无法真实地看到它的发展，但从加快的脉搏中，你可以知道肌肉在变得更为紧张。那么变慢的脉搏带来的是肌肉紧张度的减小。你应该把身体各个部分的表现都纳入你的观察中。

催眠中的不适：间接问话

E：你也要注意察看出汗、脸色苍白、面部表情改变的征兆，注意察看任何不适的征兆。你要留意这样的时间。

R：当你看到那些不适的信号时，你得特别留意你所说的话。一旦说话不当，就可能产生灾难性后果。

E：是的。

R：所以，即使一个人在催眠中时，你也要特别注意什么可能渗透到他们的意识心理中。

E：在这样的时间，你不能逼迫。

R：那么催眠结束时呢？那时，你会问他们关于催眠不适的事吗？

E：只在最平常的时期。（这时，艾瑞克森做了个示范，演示怎样通过说"你认为这里、那里、上、下、从这个到那个怎么样"等话，轻轻地模仿催眠中患者所做的头部动作。）

R：如果处理这些素材对意识心理是安全的，意识将领会到你最笼统的暗示。如果不安全，它将不会明白你意指何为。

通过自发学习加深催眠

（有大约10分钟的时间，艾瑞克森完全忽略H和S。他与罗西医生谈论他桌子上记载了他们一起工作的一些手稿。）

我想我会先让H醒来。

现在，H，别着急，

从20倒数到1，

每数一个数，清醒二十分之一。

现在开始数。

（停顿）

（H醒来，调整他的身体。）

现在，S我想让你开始默数，

在心里从20倒数到1，现在开始数。

（停顿）

（她醒来，调整她的身体。）

R：很明显，他们两人都用同样多的时间醒来。

E：你知道，当你与被试一起工作时，你不用让他们做任何事情，只是让他们有机会去体验他们的催眠状态就行了。你把他们留在他们自己的世界里。这加深了催眠。他们越来越清楚地知道他们可以做什么。在他们的能力范围内他们越来越灵巧。

R：当你许可被试采用他们自己的策略时，这成了一段他们自由学习的时间。

E：是的。

R：但S一直对你不满，因为她可能不知道怎样由她自己去加深催眠。

E：它不是要你有意识地学会做什么，它在自然地发生，你只是稍后知道它发生了。（在这里，艾瑞克森列举了另外一些自发的无意识反应的例子，例如，热天你会无意识地在食物中多放点儿盐。当人们，甚至年幼的孩子，搬到一个气候更温暖的环境中时，他们就会在无意识层面自动地学会这种反应。）

R：这再次强调了治疗性催眠是一种没有意识干扰的自动发生的能动学习状态。

惊　奇

艾瑞克森经常利用"惊奇"，把人们震出他们的习惯联结模式，力图促进他们自然的无意识创造性的模式。如果给予直接暗示，它的问题是，除非它们能与患者的内心体验融为一体，否则，它们可能会妨碍无意识和催眠体验的创造性。如果催眠是一些内部现实自己运动所形成的聚合，那么，治疗师的直接暗示，便可能成为对这种自发的内部流动的干扰。直接暗示可能会无意中激活患者想在自主层面做点什么的意识意愿。另一方面，通过要求患者只是"等待某种惊奇"，我们允许他们保持静默，同时让无意识过程逐渐调动起一种真正的自动反应。

"惊奇"对大多数人来说是个令人愉悦的词。它使人产生许多愉快的联想，可以是童年的经验、惊喜的聚会和礼物，等等。自我经常喜欢接受惊奇。惊奇总是意味着被试将毫无控制——当然，这样会助长无意识运行。于是，"惊奇"这个词对大多数人来说成了一种条件暗示，它让人们放弃控制并对即将发生在他们身上的愉快事情充满好奇。

E：你是否愿意把它当作某种惊喜？

现在还是稍后？

R：这个问题实际上是在暗示某种愉快的体验将要发生。对此，惊奇又被加上了另外一个时间因素。

不久，我将把你的手抬到半空。此后所发生的事将会让你感到惊喜。

E：在被试经历所有可能的惊奇时，什么会令他们感到惊奇？

R：一件不同寻常的事。

E：这里有什么不同寻常的事情？手会停留在这里，而被试无法放下它。

你几乎知道所有你所能做的事情，但你会有的最令你惊奇的体验是，发现你，现……在……，站不起来。

R：这个句子的第一部分是一种事实陈述：被试知道他能做什么。他站不起来的惊奇是作为一种震惊发生的，这往往会弱化她平常的意识定势，并促使她下半身无法动弹。这种惊奇就是另一种不做的典型例子。在单词"现……在……"上拖长的重音从被试那里引起一种好奇的反应，好像有某个人在对她自己说："那意味着什么？有什么事发生么？发生了什么事？"这些问题提供机会和时间，让不动弹的无意识过程进一步发展。这时，典型的被试会开始动动她的上半身去测试这个暗示，但腰以下的部分静止不动。治疗师经常会在大腿上给被试惊奇的一拍，这样她会体验到一种进一步的骶管麻醉。

当艾瑞克森讨论到他的许可方式，他允许患者去表达他们自己对手飘浮方法的变更时，他举了另一个惊奇的例子。

"治疗师的态度应该是完全宽容的，这样患者才能以任意一种手飘浮的方式进行反应——甚至用难之又难的向下压的方式。这时，我想到一个这样做的大学生。当他这样做了足够长的时间之后，我说'这相当有趣——至少对我来说如此。我认为当你发现你不能停止向下压时，这要看你的了。'他以为他正在抵抗。在惊奇的作用下，他不能停下来的想法完全左右了他，并且当这个念头击中他时，它已经是一个成熟的想法了。那将是他会感兴趣的东西，他会感到惊奇！在他能够停止向下压之前，他不会感到惊奇。不能停止向下压是以有趣的想法和惊奇为条件的。令他惊奇的是，他发现他不能停止向下压，他问：'怎么了？'我说：'至少你的胳膊已经进入了催眠状态。你能站起来吗？'他能吗？这个简单问题使'至少你的胳膊已经进入了催眠状态'变得复杂起来，并把它扩展到了他的脚。他当然站不起来。这只能得出一个结论：他的身体处于催眠状态，因为他不能控制它。显然这便是他想要的——把催眠视为某种你对自己没有控制力的状况"。

这个学生所体验到的震惊和惊奇，一定会是更加令人心烦意乱的，因为他显然已有充分的准备，决不去跟从暗示，这从他的手被暗示飘浮时向下压的动作可以看出来。在这种情况下，艾瑞克森说："不能停止向下压是以有趣的想法和惊奇为条件的"。实际上，艾瑞克森用他激励性的陈述，"这相当有趣——至少对我来说如此。我认为当你发现你不能停止向下压时，这要看你的了"，确实成功地唤起了兴趣、震惊和惊奇。他引起某种震惊和惊奇，立即中止了这名学生的信念系统。在那精准的瞬间，他施加暗示，"你会发现你不能停止向下压"。

练习惊奇

1. 惊奇在催眠工作中有很多可能的功能。

a. 震惊和惊奇可以瞬间弱化个体的习惯心理定势，所以，感觉和认知可以用新的方式被重新组织。

b. 期待令人愉悦的惊奇，可以激发动机，可以使个体开放、注意和期待某些东西。这里所说的某些东西既可以是来自内部的新的洞察，也可以是来自治疗师的重要暗示。

c. 期待令人愉悦的惊奇，可以让自我放松，这样，更多无意识过程可以以与催眠并行的方式发挥作用。

设计一下，你可以怎样利用惊奇的以上特性，去增强对每一种经典催眠现象的体验。

2. 学习某些与个体的基本世界观和习惯参考框架相关的东西，问问他们最"令人惊奇的生命体验"。可能发生在他们身上的最令人惊奇的事情会是什么？

3. 一旦你了解了一个人的世界观，设计一下，你怎样说或做某件稍微超出其世界观的简单而无害的事情，去让他感到震惊和惊奇。当然，这样的冒险需要圆滑和无伤大雅。凭着经验，你可以学着引起人们发愣或发笑，使他们自动地组织他们的认知，并接受你在这个由于惊奇而使他们的习惯定势和认知模式被暂时搁置的关键时刻提供给他们的暗示。这种方式常被专业喜剧演员和某些熟练的演讲者所运用。

混乱重构的途径

在最令人惊奇的环境中，一次又一次被艾瑞克森重申的重要主题，是患者"不知道"正在发生什么。当然，意识始终是有限的。意识关注这里或那里，总是在随时变化。在任一给定的瞬间，它只能关注有限范围内的信息。艾瑞克森通过不断地引起暂时性意识焦点所在外部区域的变化，去利用这种有限性。如果他确定患者的意识集中在 A 区域，那么他会在 B 区域诱发某种改变。当患者的意识重新集中到 B 区域时，患者必定会感到惊奇：某种出乎意料的改变已被诱发。这种惊奇让患者脱离了平常的现实感，他们开始感到混乱，他们会抓住和接受任何暗示，所以，治疗师可以诱发和重新建构遗失的现实。

在第一章，我们讨论了艾瑞克森为何不去寻找催眠暗示性亢进的特征（Erickson, 1932）。现在我们可以更清楚地理解他的意思是什么。很显然，在许多老的权威式催眠诱导方法所营造的震惊和惊奇作用下，"混乱－需要－以便－重新建构（the confusion-need-for-restructuring）"机制非常自动地运行，所以，看上去似乎患者在催眠中是超级易暗示的。但是，这种所谓的暗示性亢进，实际上是自动接受了任何合意的重新建构，这将结束由催眠诱导或任何解构自我平常参考框架的手段所引起的无法忍受的混乱。

暗示如果要通过混乱－重新建构（confusion-restructuring）的方式被接受，需经过以下基本过程。

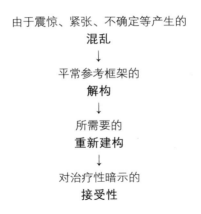

由于震惊、紧张、不确定等产生的
混乱
↓
平常参考框架的
解构
↓
所需要的
重新建构
↓
对治疗性暗示的
接受性

读者可以把上图看作介于第三章第一节"催眠诱导心理动力中的混乱"所提供流程图中第二、第三步之间的一步。对治疗师暗示的接受度将与下列因素成正比，（1）解构的理想程度，（2）治疗师为了重新建构某一特定患者，以治疗性手段进行暗示的适当性。重新建构时，人们能接受什么，在很大程度上受他们的治疗性需要和目标的影响。

艾瑞克森把这种"混乱－重新建构"的基本方法，既用于诱导催眠，也用于助长暗示的接受性。他描述过很多他使用震惊的例子（Rossi, 1973b），例如，扰动患者的问题，这样患者就会抓住治疗性暗示去重新建构目前已动摇的现实感。艾瑞克森在诱导中应用这种"混乱－重新建构"的一个相当戏剧性的例子，是一个护士不情愿地来到观众面前充当示范被试的情形。当她走近艾瑞克森时，他通过出乎预料地指导她从这把椅子变换到那把椅子上，使她搞不清她该坐哪把椅子。（他非语言地示意她坐一把椅子，而口头上指示她坐另一把。）当她完全不知所措时，最后他说，"当你完全坐下来时，进入催眠"，同时明确指明她该坐哪把椅子。

很明显，这种方式只适合那些敏捷机智和有实际经验的治疗师。但是，日常生活中有许多种"混乱－需要－以便－重新建构"的情形，也有很多可被任何治疗师创造性利用的心理疗法。例如，一个大的响声或意外事件所造成的瞬间混乱，会在认知上产生一个瞬间的裂缝，它需要一种解释性的暗示去填充。艾瑞克森经常喜欢在治疗情境中开玩笑，他会引入一些智力游戏和稀奇古怪的问题，它们可以扰乱心智，这样，它就会易于接受暗示。他会问某人一个有欺骗性的简单数学问题，或者，从"信不信由你"的话题中引出某种吸引人的神秘事情。通过这种简单手段，他扰乱平常意识心理的限制性定势，唤起对解释和重新建构的需要。一种"是定势"或"接受定势"被建立起来，这时，患者乐意接受治疗师所能引入的任何新事物。

读者将不得不为他们自己，去确定这些不同层面的"混乱－重新建构"，在自己的治疗实践中，可被舒服地应用到什么程度。不管治疗师对故意诱发混乱是如何感觉的，一个简单意识到的"混乱－重新建构"过程都会具有非常大的意义。大多数患者带着足够多他们自己的混乱，想要通过治疗来解决！但是，治疗师与其把这种消极的混乱视为病理学或问题的指征，还不如把它们看作一个帮助患者重新建构他们世界的机会。

混乱和重新建构练习

1.惊奇、混乱和重新建构都是密切相关的过程。要学会在治疗中创造性地利用它们，需要治疗师的世界观有一定的灵活性。创造性导向的治疗师，会因此寻找能够使他们持续打破他自己习惯框架限制的生活体验（Rossi，1972b）。

2. 不确定、矛盾心理和混乱是那些寻求治疗的人的典型抱怨。这些常常被视为症状，认为治疗师应该移除它们。现在我们会认为，它们其实是可能的创造性改变和人格成长的准备阶段（Rossi, 1972a; Rossi, 1973）。治疗师要在这些抱怨中学会识别出患者世界观正在发生改变的轮廓，以及那些变化可以怎样以一种"成长－强化（growth-enhancing）"的方式得到助长。

治疗性催眠是能动的无意识学习状态

艾瑞克森清楚地说明了催眠是在无意识层面的一种能动学习状态；也就是说，是一种没有意识目的和计划介入的学习。催眠体验可被比作做梦，心理事件通常自动地浮现。

这里可能会有个问题：这是真的学习（在获得新反应的感觉中），抑或只是无意识层面的自动反应。新学习的证明必须总是在结果中得到印证：患者能否确实证明新的反应能力是由于他催眠体验的结果？

艾瑞克森不断强调没有意识参与的学习。例如，在这个诱导部分，他对H医生和S说"你们在发展你们自己的心理学技术和心理疗法，而无须有意识地知道你们正在发展它们"。他明确认为，当患者意识参考框架的许多常见偏见和先入之见不活跃时，这种学习可以在一种变动意识状态中更有效、更具创造性地发生。治疗性催眠是这样一种情形：意识的常见偏见和干扰被减到最低，所以新的学习可以最有效地发生。

这个观点完全符合公认的一般意义上的创造性过程（Rossi, 1968, 1972a; Ghiselin, 1952），在这过程中，意识被认为只是一个接收站，用来接收实际发生在无意识层面的创造性过程的新组合。它也与列比由特、伯恩海姆、布雷德（Tinterow, 1970）等人早年的催眠治疗方法是一致的，他们有时把患者短时间置于治疗性催眠中，然后"唤醒"他们，并不针对怎样让治疗确实发生做进一步的直接暗示。这种早期工作者所提供的"治疗性氛围"，与他们时代的信仰系统一起，对于在其患者内部调动具有"治愈"效果的创造性自发过程，起到一种间接的和非语言暗示的作用。但是，20世纪的现代人被唯物主义和超理性主义的信念系统所妨碍，这往往减低了这些自发治疗过程的作用。现代人有种令人遗憾的意识的傲慢（Jung, 1960），他们相信心理方面所有事情都可在意识和自愿层面得以完成。这种有意的努力时常妨碍自然治愈过程。为了对付这些被误导的意识努力，艾瑞克森发展了像混乱和重新建构这样的间接途径，作为一种手段，用来扰乱患者意识限制，让他们的无意识有机会创造新的解决方案。

第五章
通过联结进行催眠学习

　　在这次晤谈中，艾瑞克森又用了一个更老练的被试，L女士，示范催眠反应性，这样可以让S医生通过联结进行学习。艾瑞克森从一种惊奇开始：他让S医生演示她在其他人身上的第一次催眠诱导。她做得出乎预料地好，她用一种独创的方式，同时还利用了许多催眠诱导的基本原则。这个令人惊讶的要求，其意义是，它阻止了S医生事先的排练，它迫使S医生信赖她的直觉和迄今为止她在个人催眠体验中所获得的无意识学习。艾瑞克森鼓励她学习使用自己的体验而不是知识。

　　在这次晤谈中，艾瑞克森回到无意识学习的主题，把它当作真正催眠工作过程中的一个基本问题。他说，S医生依然"没有完全依靠她的无意识心理去进行所有必要的学习"。他所指的显然是在催眠期间患者在平常模式的自我意识不参与的情况下进行学习。意识对学习来说是不必要的。事实上，艾瑞克森更喜欢让学习在没有意识错误干预的情况下发生。

　　学习确实可在没有意识参与的情况下发生（例如，所谓的潜隐学习），这在实验心理学中已得到证明。这种没有意识参与的学习，是艾瑞克森在催眠中与患者共事的首选方式。艾瑞克森论述过这样一个事实：实验性文献中，很多被认为是催眠的东西，经过了持续几分钟的短暂诱导，再跟上标准化的暗示（没有考虑或有意地利用患者的个体差异），它们其实只是一个混合物，在其中，患者使用了与无意识学习混合在一起的意识层面的意志力。这种对意识层面的意志力和指导的依赖是不够好的被试的标志。这样的被试会很快到达他们体验真正的催眠现象所能到达的极限值，因为他们的意识定势和习得性限制妨碍了无意识地机制有效发挥作用。

有两种利用这种无意识机制的间接方式在这次晤谈中得到了阐明：隐含式指令和问话。这些方式是艾瑞克森和其他人在催眠中发展出来的。在更严格控制的实验室研究以及更广的领域和临床研究中，对这些方式的参数进行研究，这将是极具吸引力的，也是非常重要的。我们现在正在开始充分意识到那些复杂而巨大的未被认识到的潜能，以便用语言去达到治疗目标。

在这次晤谈中，艾瑞克森邀请 L 女士参加，她是他曾共事过的一个非常优秀的催眠治疗被试。在令人吃惊的提议中，他要求 S 去催眠 L。这是艾瑞克森作为一名行家，第一次有机会观察他人的催眠工作。S 从对被试说她的暗示语开始。

成功的诱导实践

S：闭上眼睛，放松，想象你自己在一个你非常喜欢的幻想中的地点。

（停顿）

可以在湖边，也可以在河边，是你喜欢的地方就好。

（停顿）

你让自己感觉越来越放松。做个深呼吸并放松。

（这时，被试做了一个深呼吸。）

你开始感觉越来越舒服。

（停顿）

　　E："想象你自己在一个幻想中的地点，"使它非常个性化。"可以在湖边，也可以在河边，"这是在诱导现实。当她加入"是你喜欢的地方就好"，它就变成了患者的现实。"做个深呼吸"是非常安全的暗示，因为任何患者都不得不呼吸。

R：是的，所以，S顺着L女士正在自然做的事情进行诱导是安全的。

E：你可以加入任何你想加的形容词，在这种情形下是"深呼吸"。形容词"深"是一种暗示，它因与必然反应——患者将不得不呼吸相联结而得到助长。

R：所以，S在这里用的是一种极好的累进暗示。

E：是的。而那些暗示使L女士远离了这个房间。它们把她带到某种特殊回忆中，但S并不知道那是什么。

R：那便是问题所在。真正经验丰富的行家，他会确切地知道患者被放置在什么地方，否则，便需要进行一般性探索。

催眠性同义反复

你会发现这个世界，这个你将非常喜欢的，完全的你自己的世界。

（停顿）

好的。让我们试着给出几个信号，好吗？

（停顿）

让就在这里的手指代表"是"。

E：考虑到刚才所发生的事情，为什么她不应该非常喜欢这个世界？你不是在告诉她应该喜欢它，你只是在开始叙述一个明显的事实。患者不是在机械地服从。在这里，她完全同意她确实喜欢这个地方，并感觉S很尊重她。

R：所以，在这里，S又做得非常好。L女士在一个自己喜欢的地方开始一种放松而舒适的体验。然后，她宣称L女士"会发现这个世界……你将非常喜欢的"。这实际上是催眠性的同义反复：S建立某种愉快的体验，然后说这是一种愉快的体验。但是，L女士如其所是地沉浸在体验中，她并没意识到这种同义反复，她只是感觉舒适和受到尊重，因为S看起来如此准确地描述了她的内心体验。

隐含式暗示和间接暗示

（S 轻拍 L 女士的右手食指。）当你感觉到非常平静舒适时，你可以全神贯注于"是"，

并且你会注意到那个手指向上飘浮。

好   的   ，你现在可以做了。你可以全神贯注于"是"。

（停顿，L 女士的一个手指轻轻浮起）

非常好。

E："你可以全神贯注"，这是一种对事实的陈述，它不是一个命令。如果我说"你可以"，这意味着"你可以做那个，也可以做其他什么事"。这不是直接命令。这是一种不令人讨厌的指导方式。

R：所以，无论 S 是否意识到，其实她一直在她个人与你的催眠工作中学习某些东西：她已经学会怎样应用隐含式暗示和间接暗示。

间接指令

你会发现，每当你想要自己花费几分钟放松、感觉非常舒适和宁静的时候，

你可以回到这种感觉中，

你可以在任何你喜欢的时间，把自己投入这个世界。

有些时间你真的需要这份宁静的感觉。

（停顿）

好吧，现在，任何时间，当你想回来加入我们时，你只需做个深呼吸，伸展一下身体就行。

（L 女士醒来，伸展身体，重新调整她的身体。一段一般性谈话大约用了 5 分钟。然后艾瑞克森同意对 L 女士进行催眠。）

E：不错，那么，"有些时间你真的需要"，那是什么时间？你将自然产生对某些时间的某些回忆。所以这是她自己的体验。她将去探索，但 S 并没告诉她要去探索。

R：这样，S 用一种非常间接和无伤大雅的方式再一次把 L 女士送上探索之路。

E：但是自我探索不是为了寻找名字之类的东西，而是为了寻找宁静。

R：看起来，S 在她与你的工作中一直在学习一些与间接暗示途径有关的东西。

艾瑞克森通过重述要点进行诱导

E：我想让你今天来做你昨天做过的事。

（停顿，背景中 L 女士六周大的婴儿开始很大声地哭，但 L 女士并没注意到。）

你可以让你自己从 1 数到 20。现在，你知道今天有点变化，并非常深地进入催眠，

R：在这个简单的引导性陈述中，你正在概括前期成功的催眠工作，并且你正在活化将会促进你目前催眠工作的联结。

你为什么在这里说到"变化"？

E：我以前与 L 女士一起工作时，没有出现婴儿大声哭的情况。所以她最好自我调整一下，这样她能够适应这个新的刺激而不被打扰。

R：你没有直接告诉她，今天她应该忽略她的宝宝。

E：通过说到"变化"，我给她以足够的信任去领会我的意思。

R：如果你直接说"忽略你宝宝的哭声，"她肯定会拒绝。

E：这种情况什么女人会不拒绝呢？

"失去能力"而不是直接命令

几天前，你学习过

你怎样会失去

站起来的能力。

现在你可以失去把你右手保持在你大腿上的

能力。

R：你并没有命令她"你将站不起来！"你只是突出某种自然反应，因为我们都可能在这个或那个时间失去站立的能力。失去能力是相对容易的。在催眠状态中，相比于竭尽全力做某事，*什么也不做*是更容易的。

E：这是人们对他们自己都不了解的一件事情。他们不知道他们会失去站起来的能力。他们不知道他们会失去说话的能力。但这一直都在发生，就像有时他们说："那种情形下，我像个傻瓜似地站在那里，什么也不能说。我不知道，没法说任何事！"

让暗示成为必然反应

因为无论你做什么

它都会朝你脸的方向移动。

（L女士的手开始平稳地朝她脸的方向移动。）

你会有种完全独自一人的体验，

只与某种声音在一起。

我的声音。

一会儿，你甚至将不知道你的眼睛是睁着还是闭着。

你不需要知道。

而现在你的手贴到你脸上。

（停顿）

你可以回到哥伦比亚。

（停顿）

E：在这里，患者的常见反应是："它不会向上移向我的脸！"但他们正要做点什么，而且他们"无论做什么"，其结果都要触到他们的脸。这有点持续不断地威胁的意思。例如，"再加把劲儿！"无论他们怎样努力地想保持眼睛睁着，你知道它们迟早会闭上。

R：这是很多暗示诱导的逻辑：施术者所说的总是预料中的结果。被试并不知道他们试图做的对抗是不可能奏效的，于是，他们把他们对抗的失败，归因于对施术者暗示威力的让步。

E：还有另一个例子："你不知道你什么时间会改变你呼吸的频率"。

R：每个人迟早会改变他们呼吸的频率。你也因而发展出一种有利于"改变"的定势，这对治疗来说是非常重要的，同时你通过说"你不知道"弱化了意识心理。

无意识认知

我想让你认识到

无论有人相信什么，

你的信念，

你无意识的信念，

你无意识的认知，

才是最重要的。

（停顿）

在从婴儿开始的生命过程中，

你获得知识，

但你不可能把所有那些知识摆在你头脑的前面。

（停顿）

在人类的发展中

在任何需要的时候

无意识的学习

都可以变成可用的。

当你需要感到舒适时，你便会感觉到舒适。

当你需要放松时，

你便可以得到放松。

R：在这里，你正在再次强调无意识在意识消耗（expense of the conscious）中的重要性。

E：是的。

R：前面你提到从婴儿期开始知识的获得和这种知识潜在的可用性，你正在进行某种努力，想要激活通往无意识学习和可被用来处理当前问题的知识的联结。你把这种暗示与那些已经成功在 S 身上建立起来的有利于舒服和放松的暗示紧密联结起来。新暗示与此前已经成功建立的暗示的这种联结，往往可以助长这个新的暗示。

暗示性亢进是种人为现象

过去有很多次

你已经能够听到一些东西

并且马上忘掉它。

（停顿）

这是一种共有的经验。

当你被引见时，

你与人握手，并接着到下一个人。

当你在与史密斯女士握手时，

（停顿）

你想不起琼斯女士叫什么名。

你的大脑有那个

知识，

而你甚至不需要

知道你有。

（停顿）

几个月后，你可以在街上遇到琼斯女士并自动地叫出她的名。

你甚至不需要知道你什么时间在什么地方会遇到她，

因为当时机出现时，

你的无意识将会提供所需的知识。

（停顿）

R：在这里，你通过引导她进入易于产生遗忘的联结途径中，开始引发遗忘机制。这是你的典型风格，你极少进行直接暗示。在你的早期著作（《体验性催眠可能的不良效应》，1932）中，你甚至说，从你数千例的催眠经验来说，"暗示性亢进未被发现"。是不是可能你根本就不认为暗示性亢进是一个催眠的特征？为了产生所谓的暗示性亢进催眠现象，你用语言的或非语言的联结，去代替逐渐引发的自然的心理和反应机制。暗示性亢进是人为产生的吗？

E：是的。它只是被称为暗示性亢进。

R：其实，施术者成功地把患者引入催眠，利用的是自然的心理和反应机制。催眠的艺术是治疗师为特定治疗目标，而成功地唤起这些机制的技巧。

隐含式指令

一旦你知道只有你和我，

或你和我的声音在这里，

你的右手将向下，落向你的大腿，

（停顿，她的手开始下落）

这里只是这里，

仅此而已。

（停顿）

你甚至不需要知道你的名字。

因为很久以前你知道

你是我，

而我是万物。

（停顿）

我想让你从20倒数到1，

现在就开始数。

R：这是一种形式微妙的指令，你不用确切告诉她去做什么，但你确信她会去做某些事情。然后你只是给她当事情发生时她发出信号的选择权。事情实际发生时所给的信号，似乎对隐含式指令来说，既有激励作用，又有强化作用。

E：如果拿日常反应做比较，那便是，你或吃或喝直到吃饱喝足。当你吃喝的时候，你便会知道。

R：你是否认为"隐含式指令"对这个来说是一个适合的名称？

E：是的。我不是在告诉她忽略房间中其他人的存在。没人会那样做。但你可以限制你的意识。在限制我们的意识方面，我们都曾有过大量的训练。

R：我们可把我们的意识限制到一本书、一部电影等东西上。实际上，这是描述聚精会神的另一种方式：心智聚焦在某个受限的区域并忽略其他所有东西。

作为变动状态的催眠

（L女士睁开眼睛，但没有重新调整她的身体。所以她仍在催眠中。）

E：告诉我们，你认为我们已体验到的东西。

（停顿。L女士的宝宝在继续大声地哭。）

L：我们刚才正在谈话，并且我们都非常舒服。

E：你听到你女儿的哭声了吗？

L：是的。

E：对此你感觉如何？

L：舒服。

E：它让你难受了吗？

L：有点儿，但我不想马上去帮她。

E：那是一种奇怪的感觉，不是吗？

L：是的。

E：对学习来说，它是一件好事，

因为它可以教会你客观，

这可以让你能够以正确的方式，

在正确的时间做正确的事。

你女儿所做的一个小练习

对她有好处。

    R：尽管她睁开了眼，因为她没有重新调整她的身体，所以我们知道她仍在催眠中。

    E：她一直感觉"舒服"，并且不愿费事去帮助她正在哭的女儿这个事实也证实了催眠状态。这时，在对自我和情境的整体意识方面，还有某些欠缺。

    R：表明她还在一种变动状态中。

    E：一种变动状态，而且她自己也知道！处于催眠中的人感觉不到某些东西，这也正常。

    R：所以，这可以帮我们把催眠理解为一种变动状态。

    E：是的。她口头表达的意思是：我知道应该照料宝宝，但我没感觉想这样做，不存在某种让我尽力照料她的动力。

    R：在催眠中，刺激的激励特性消失了吗？

    E：通常应该是自发反应的某些东西受到了限制。

    R：与外部世界有适当联系的自我的执行功能受到了限制。除非通过治疗师，否则他们不与外部世界发生联系。

有利于确认催眠的双重制约式问话

E：你真的认为你现在醒着，不是吗？

L：不（认为）。

E：没错，你不认为。

（停顿）

    R：你正在用这种双重制约式问话确认催眠。

    E：是的，我在证明催眠的存在。

负性视幻觉

E：谁在这里？

L: 你。

E: 还有谁？？

L: 我不知道。

E: 这是你女儿的声音吗？

L: 是的。

E: 那是不错的声音，不是吗？

L: 是的。

E: 睁着眼睛待在催眠中，你感觉怎么样？

L: 我更喜欢这样。

因为这时我知道在发生什么。

E: 到底在发生什么？

你喜欢你自己吗？

L: 喜欢。

R: 她不知道还有谁在这里的回答实际上是一种负性幻觉，她显然没注意到 S 和我就坐在她旁边，完全在她的视野范围内。所以，这时她已失去觉察到我们存在的能力，这也是你前面用隐含式指令所暗示她的。

用拘泥于字面的反应评估催眠

E: 我正在干什么？

L: 说话。

E: 还有什么？

L: 在看着我。

E: 还有什么？

L: 没了。

E: 你在怎样看着我？

L: 用我的眼睛。

E: 你还看见什么了？

L: 那本书。

R：这些拘泥于字面的反应（"说话""看着我""用我的眼睛"）是深度催眠的典型标志。你可能看似在随便交谈，但实际上你正在仔细地评估她的心理状态。

用作暗示的问话

E：你可以视而不见吗？

L：可以。

E：我们可以孤零零地在这里。

（停顿）

或者那个叫 S 的可以加入我们。

R：以问话形式间接形成暗示，很少有失败的危险。如果它们不能达到暗示的效果，他们只会说"不"，而不会有任何损失。我们不知道在这里她是否体验到某种视而不见的负性幻觉，因为你没有对它进行测试。

间接激发催眠：阻抗和无意识学习

看看 S。

告诉 S 数到20。

L：S，数到20。

E：数到20时，做个深呼吸。

L：数到20时，做个深呼吸。

（停顿）

E：你注意到她有什么变化？

L：她的呼吸在变慢，

她的头在降低，

她的眼睛闭着。

（停顿）

E：你还注在意到了什么？

L：她很放松，

她的双手放在大腿上。

E：你认为她知道她的手在那里吗？

L：我不知道。

R：为什么现在你让处于催眠中的L女士催眠S？

E：我曾有过一些被试，尽管他们自告奋勇地前来，但他们坚决不进入催眠。我让他们表达他们的阻抗，然后让他们去催眠其他人。当他们催眠其他人时，他们开始想要发展催眠性恍惚。

R：所以，你通过让他们当施术者，把他们的定势从抗拒催眠转变为想要催眠。

E：现在他们想要催眠，但这个催眠不是一定特指其他人的催眠。

R：这是一个有趣的例子，可以说明你怎样间接增强体验催眠的动机。在无意识层面或前语言层面上，个体区分不出"想要催眠"的是他自己还是其他人。想要一种对其他某个人的催眠，经由联结，将唤起他自己身上催眠的部分方面，所以，如果此时给他一个机会，便会提高使个体更容易体验催眠的可能性。在这里，你把S视为阻抗型的被试吗？

E：哦，是的。她的阻抗不是朝向我或朝向学习的。她只是不太相信她的无意识心理会进行所有必要的学习。

R：在她尽力体验催眠期间，她的意识心理不断地闯入。

E：想去证实。

R：这是许多理性的、受过训练的专业人士在无意识层面体验催眠和学习时将会出现的典型问题。

不知道：利用已建立的学习

E：你不必知道你两只手在哪里。

S 不必知道她在哪里

（停顿）

R：在这里，你又使用了不知道："你不必知道你两只手在哪里"。你没有试图直接暗示"对你的手没有任何觉察"。你只是说她不必知道它们在哪里。这利用了一种日常心理机制：在有些场合，我们其实不必知道我们的手在哪里，举例说，就像我们看电视或看电影时。

E：开车时，你不必总是把脚放在刹车板上。你今天不需要穿最好的衣服。生活中有很多不必。

R：你一直在强调所有这些"不必"和你不需要东西，它是一种放松患者自我指导和控制的手段。

E：通过使用已建立的学习模式。

R：所以，你利用存在于被试内心里的、已经建立起来的学习模式，去取代给予直接暗示。

正性视幻觉

我想让你

以某种方式，

看到某个人

一个在你和我之间的人

你已经多年没见过他了。

（其实R就坐在艾瑞克森和S之间。L睁开眼睛，非常仔细地端详R，然后，她带着稍微怀疑的眼光开始与R交谈，后者逐渐承担了她给他赋予的约翰的角色。）

L：约翰！

E：谁是约翰？

L：他是一个在大学的朋友。

E：现在跟他说话。

L：嘿。

R：嘿。

L：你最近好吗？

R：非常好。

L：你还在空军服役吗？

R：我离开了。

L：你现在住在哪里？

R：你期望我住哪里呢？

L：波多黎哥？

R：是的。

（此时，发生在L女士和R所扮演的角色约翰之间的，是一套常见的日常问答。）

R：你以前从来没有对L女士诱导正性视幻觉。你知道她会如此好地对此做出反应吗？

E：她是一个非常好的被试。她个性和善、温柔，简单而不复杂。这样的个性在你给她提供某些东西时不会感觉不安。

R：你不命令甚至似乎都不暗示，你提供并进而利用她自己内心的需要和动机。通过先唤起一连串容易些的现象，你已经建立起你对她的成功暗示。在你感觉十拿九稳可以尝试正性视幻觉之前，你让她保持不受她哭叫的孩子的干扰，失去站立的能力，致力于手的飘浮、忘记和负性视幻觉。这种正性幻觉实际上在幻觉的性质上可能体现得更多，因为她确实正在看着我，并扭曲我的形象，以符合她朋友约翰的形象。大概下一步就会是一种真正的视幻觉，不用任何现实支持，凭空看见某些东西出现。

在弱化意识过程中有疑问的问题

E：现在仔细听听我说什么，并真的弄明白我所说的话。

E："你真的明白吗？"意味着"不相信你的意识心理明白"。

R：你再次抛出对意识心理的质疑，虽然你似乎在说反话。

E：没错！"你真的明白吗？"隐含着一种很强的怀疑。说"你真的明白吗"与"你并不真的明白"意思是一样的。无论你用哪种方式，肯定的还是否定的，你的意思是一样的。

问话确认幻觉

E：约翰刚才为什么离开？

他离开了，你知道。

L：他回家了！

E：他坐在哪里？

L：在椅子上。

E：你可以朝他正在坐的地方看过来！

（L女士看了看一直被罗西医生占据的椅子。她看这个座位的方式，与先前把他投射成约翰正在与他谈话时看他的脸的方式，形成了明显的对比。看着这个座位，像是她被暗示她现在看不见罗西医生坐在那里。）

E：他坐在什么样的椅子上？

L：一把绿色椅子。

E：告诉我你认为他什么时候离开的。

L：几分钟前。

E：他愿意去吗？

L：是的。

E：他为什么愿意去？

L：他不再被需要了。

E：看到他你高兴吗？

L：高兴。

    E：我正在强调约翰刚才在这里。他刚才不得不在这里，是因为后面要离开。

    R：所以，你在确认她刚才已经有幻觉体验这个事实。

    E：是的。他不曾在这里，就不会有离开。

    R：与此同时，你告诉她让他消失。

    E：是的。但你得让她确认他刚才在这里。

    R：你问"约翰刚才为什么离开？"而不是简单地告诉她忘记整个

体验，这样就会有冒险，她可能否认它曾在第一个地方发生过。实际上，我已经注意到，在他们吸引和聚焦注意力到一定程度时，所有的问话都有催眠的效果。这就是你为什么问这么多问题的原因吗？

E：患者需要帮助，他们不知道该看哪里，所以，我最好用问题聚焦他们的目光。

利用患者的动机以利于产生视幻觉

E：你还想见你许久没见的

某个人吗？

L：是的。

E：谁？

L：比尔

L：（法语）你好。

（L女士开始用法语与投射到罗西医生身上的一个幻想出来的朋友比尔说话。现在，当她同他说话时，她看着罗西的脸。）

R：（扮演比尔的角色）今天我们用英语交谈吧。

L：不。

R：通过问她还想见谁这个问题，你在利用她内心的记忆库和动机助长幻觉体验。

难以做到的暗示引起不安和阻抗

R：怎么回事？我不可能学过英语吗？

L：不。

E：L，你朋友的法语真是一塌糊涂。怎么这个人会说几句英国话？

L：他懂一点儿，他认识一两个英语单词。

（L女士怀疑地皱了皱眉，似乎有些不安。）

E：L，一切都好。

非常，非常不错。

（停顿）

我想让你在自己内心感觉很愉快，愿意吗？

> R：因为它不符合她内心对比尔的认知，我关于比尔可能曾学过英语的暗示没有任何效果。尽管她正处于深度催眠体验中，一个明显无法做到的暗示还是行不通的。这唤起了她的不适和抗拒。暗示必须与患者的内心需要以及学习和动机模式相匹配，才会是有效的。

> E：是的，这个困境就是一个很好的例子。

> R：当她表现出对于她朋友比尔懂英语的不一致所产生的不安时，你迅速地安抚她。

间接年龄退行

现在非常仔细地

听我说的话。

非常仔细地去听，并去理解它们。

你认为 A 将会求婚吗？（A 是 L 女士结婚多年的丈夫。）

L：是的。

E：你怎么会这么认为呢？

L：他爱我。

（停顿）

（一番包含一种年龄退行的谈话，L 女士描述了一些她丈夫对她的感情，因为在他们结婚前，她体验过。）

> R：你要求她仔细地把注意力，放到让她准备跟随需要跟随的精妙的间接暗示上。在这里，你通过使用将来时态，暗示 L 的丈夫还没有向她求婚。这把她重新定向到她结婚前的过去。所以你不用任何直接暗示，便造成一种年龄退行。

> E：是的。除此之外，当时我还说"你怎么会这么认为呢？"

建构的遗忘

E：闭上眼睛，

不久我会叫醒你，

当我叫醒你时，

对你来说，似乎将是你才刚刚坐下，并正在等着我开始。

现在可以了吗？

L：可以了。

    R：通过把她重新定向到我们开始催眠工作之前的时间，你在为刚刚发生的催眠工作，制造一种可能的遗忘（Erickson and Rossi, 1974）。

通过反向数数引起惊奇来确认催眠

现在我将开始数数，

20, 19, 18, 17, 16, 15, 14, 13, 12, 11, 10, 9, 8, 9, 10 11, 12, 13, 14, 15, 16, 15, 14, 13, 12, 11, 10, 9, 8, 7, 6, 5, 4, 3,

（停顿）

2,

（停顿）

1,

你感觉怎么样？

L：很好。

    R：你在唤醒她的过程中为什么要反向数数？

    E：你让他们感到惊讶。他们会认为你数错了。然后，他们发现当你向上数到20时，他们正在跟随着指令越来越深地进入催眠中。你再反过来向下数，这时，他们从其个人经验中知道，他们刚才是在较深的催眠中。他们刚才先在较浅的催眠中，然后，再到较深的催眠中。

    R：你在证明数数对催眠深度变化的影响。

    E：是的。我已经让患者告诉了我"当你反向数数时，那是一个极大的震动。"

　　R：那个震动证明和确认了催眠。

　　E：那是他们在主观上对催眠的证明——而不是我的。

成功的后催眠暗示

　　E：你准备好开始工作了吗？

　　L：好了。

　　E：你认为我们将会做什么呢？

　　L：我不确定我们将会做什么。我认为你想让我与罗西医生一起工作，这样我会有不同的体验。

　　我不知道为什么这个磁带录音机在这里。

　　E：你不知道吗？

　　L：不知道。

　　E：S在干什么？

　　L：她好像睡着了。

　　E：你或者我，会不会太烦扰她了？

　　L：我拿不准。

　　E：她睡着了吗？

　　L：是的。

　　R：L正在成功地跟随在上次晤谈中S有部分失败的这个后催眠暗示，这个事实表明L在催眠学习的过程中更熟练了。当S处于催眠状态中时，让她目睹这个过程，这使得她将来更有可能做到这样。

在患者不确定时提供直接的权威式帮助

（S动了一下，好像醒了。）

　　E：她的睡眠正在停止吗？

　　E：（对S）走得很远吗？

　　S：是的。

E: 十万八千里。

（这时，S进入更深度的催眠状态，与此同时，艾瑞克森在与L女士和罗西闲聊，从中得知L女士回忆不起来她曾进入过催眠状态。现在，艾瑞克森继续对L女士进行诱导。）

R: 这时，S看来似乎刚要醒来。

E: 当你看到患者处于一种不确定状态，在这种情形中，你可以使用直接的权威式暗示。当她不确定时，你通过坚定地接管去帮助她。如同当某个孩子不确定某件事情时，你说："我会告诉你什么时间去……就现在！"那是同样的道理。作为帮助，那是可以接受的，因为患者在这种环境中接受帮助已经有很长的历史了。

R: 当患者不确定，处于骑虎难下的状况时，直接的权威式暗示可以起到帮助作用。这种情况下，他们不是真的在跟随暗示，他们只是接受一种有益的推动。

意念动力信号显示意识和无意识之间的冲突

E: 有没有什么事情我们对你做了而你却不知道？

L: 没有。

E: 你现在确定吗？

L: 非常确定。

E: 你见过意识和无意识心理之间的争论吗？现在看看你的右手。如果我今天上午与你做了很多事情，你的右手会抬起。

（她的右手开始抬起。）

那么，今天上午我与你做了很多事情吗？

L: 有点儿。

E: 有多少？

（她的手开始更快速地抬起。）

L: 我不知道如何衡量。

E: 我是否知道了一些我以前所不知道的关于你的事情？

L：是的。

E：是什么？

L：你知道了我去过突尼斯。

你知道了我的一些朋友。

E：可以多告诉我一些吗？

L：我们刚才正在谈论它。

E：什么时候？

L：就是刚才一小会儿之前。

在我去查看宝宝之前。

E：你可以告诉我比以前更多一些的事情吗？

L：我想也许吧。

E：你的手在干什么？

L：待在那里。

E：什么？

L：我认为它在向上抬。

E：为什么？

L：我想你与我做了比我所以为的更多的事情。

（停顿）

E：你相信你自己，还是相信你的手？

L：我的手。

E：你忘记我对你做了什么了吗？

有意地忘记？

L：是的

E：今天在治疗室里，你看到了什么人吗？

L：罗西医生。

E：还有谁？

L：S。

E：在这里，你正在利用无意识可以做某些它们所不知道的事情这个矛盾，来教育人们。她自己正在提供这种证据。

R：所以，你是在向她证明无意识的存在。

E：在她意识心理面前。你证明意识可以用某种方式思考，而无意识可以用另一种方式。你会有机会看到和证明在你自己内心，它们在进行着不同的思考。

R：这是患者必须有的一种非常重要的体验：无意识心理存在的证明。他们往往会因此而变得更愿意尊重和学习与他们的无意识有关的东西。于是，治疗师可以用这种方式，运用意念动力信号去探测和监控任何种类的心理动力冲突。非常有必要进行临床取向的研究，去发展应用意念动力信号的新方法，并评估它们在不同情境中的有效性。

E：就像那时你向患者证明他们戒烟的动机那样。你要求他们，每当他们要点烟时，就向一个大瓶子里投上几枚硬币。一两个季度下来，他们就该买个箱子了。不久之后，那些真的想要戒烟的人就会看见那么一大堆的钱。这进一步激励他们放弃吸烟，省下那些钱。这也成了他们确实想戒烟的证明。那是他们的证据。当他们未能攒下硬币时，这也是他们不想戒烟的证据。

R：我从中看到了这种新治疗技术的可能性：外化（externalizing）内部心理过程和动机，这样患者可以用有形的和易于理解的方式把他们内部的心理动力过程呈现出来。患者在外部用硬币所做的事情可以看作他们内心活动的投射。硬币（或其他任何你把需要变化的内心过程寄托到它上面的外在计量物）起到了认知反馈装置的作用，它可以显示内部心理动力的改变。

意念动力信号似乎是对内部心理过程和动机进行评估的一种特别灵敏的方式，因为意念动力运动所表现出的自动情形，对正在体验它的人来说，是如此地令人信服。在这个例子中，L女士对她手的意念动力运动的信任，确实超过对她自己的意识思维能力的信任。

双重制约问题：经由唤起先前的催眠联结引起自发诱导

E：还有谁？

L：约翰。

E：你看到他了吗？

L：嗯。

E：你知道你现在是在催眠中吗？

L：不知道。

E：你真的可以确实有效地

进入催眠。

你会喜欢

运用你自己的能力。

R：她此前已经醒了，为什么她在这里会再回到催眠中？

E：那是你必须特别留意的事情。在这里，我注意到她的脸开始变得呆板，显得更加放松，不眨眼地盯着，并且她说话时，身体的动作更少了。当对发生在被试身上的催眠现象进行回顾时，催眠往往会被重现。他们开始重新体验他们正在谈论的内容，并开始重新体验催眠，这种情况他们有时知道，有时则不知道。所以，这个时候，你说"你不知道你是在催眠中吗？"他们并不知道。所以你已经正好教他们知道了，在不知道的情况下进入催眠是可能的。

R：这是一种绕过意识的极好方式。

E：是的。

R：你通过谈论催眠中的事情再现催眠。然后你悄悄加入一个双重制约："你知道你现在是在催眠中吗？""是"的回答意味着她知道，"不"的回答意味着她不知道她在催眠中。两种答案都意味着承认在催眠中，只不过这种承认把握不是很大。这进一步强化了催眠状态，所以她确认催眠在她未意识到的情况下发生了。这说明意识心理所知道的真是少得可怜。这是非常重要的学习，因为它可使她认识到探索她的无意识及其能力的价值，它的能力比她意识心理所以为的要大得多。

E：没错。

激发无意识潜能：用事实陈述增强暗示

一个过程，你不知道你拥有它，

但能力，它们存在于你的无意识中。

（停顿）

你两眼睁得很大

并且正在调整，这样它才不会模糊。

（停顿）

R：在这里，你再次强化了这种观点：她拥有远多于她所认为的能力。你总是在让人们不断了解无意识和人们实际上所拥有的巨大潜能，同时弱化他们的意识心理，因为它往往带有对于能完成什么的限制性信念。你短停顿了一会儿，以便让那个信息有时间被完全消化，在她可能对此进行仔细盘算之前，你迅即跟随一个不言而喻的事实陈述：她的两眼在睁着。关于这一点的这个明显的事实必定在她内心引起一种"是"的回答，它可以部分增强先前关于她无意识能力的暗示。你喜欢用陈述一个明显的事实去增强前面的暗示。在你的散布其间技术（Erickson，1966b）中，你用一系列显而易见的事实，去环绕并因此增强每一个暗示。

作为条件暗示的后催眠暗示

E：现在我将唤醒你，并且我想让你感到非常惊讶

你将不能弯曲你的腿

E：我将遵守信用唤醒她，而她将遵守信用进入催眠。

R：你是在把这种条件暗示格式用到这个后催眠暗示中。暗示（"你将不能弯曲你的腿"）与必然事件（现在我将唤醒你）搭配起来。

定势、心理流（Mental Flux）和创造性

E：你将不能，你能吗？

（停顿）

在我唤醒你之后，

你将能够看见它们，但你感觉不到它们。

同意吗？

20，19，18，15，12，10，9，8，5，3，

2，

1，

你现在准备查看一下你女儿吗？

L：不

（停顿）

E：你实际感觉怎么样？

（停顿）

E：从否定（将不能）到肯定（将能够）的这些变化，和有时从肯定到否定的变化，使患者保持持续不断的活动状态。你把心智变成这样，再变回去。

R：保持那种持续不断的活动，其意义是什么？

E：你不让患者形成某种定势，某种他们可以待在其中的心理定势。

R：为什么不让呢？

E：你不想让他们待在他们的心理定势中。

R：你让他们保持着变化，这样，他们不得不在你的心理定势上进行理解？

E：是的，你想要打交道的心理定势。你让他们保持在流动中，这样，你可以不断地去调整他们。但你并没告诉他们："我想让你们注意这样一件事"。

不做：扩展成功的后催眠暗示

L：我的腿还没醒来。

它们不工作。

E：这让你感觉如何？

L：笨拙。

E：当你的腿不工作时，这让你感觉如何？

L：非常受限。

E：它并不使你痛苦，是吗？

（停顿）

E：任何时候，只要需要，你可以用你身体的任何部分去做。

你也可以在任何需要的时候使用它们。

在你所需要的任何时候，你将拥有你的能力。这一点你明白吗？

    E：她拥有硕士学位，却在这里使用幼稚的语言。催眠被试往往会退行到思维、感觉和反应的初级形式。更初级、更年轻、更少复杂的形式。

    R：针对这个不能站立的后催眠暗示，还有更多：你正在强调不做是催眠体验的一种基本模式。你正在给她一种体验，它符合这种基本理念，认为在催眠中，完成催眠暗示的不是自我意识或患者平常的清醒模式。在你关于深度催眠的文章（Erickson，1952）中，你说，"深度催眠是那种允许被试在没有意识心理干扰的情况下，充分地和直接地在意识（awareness）的无意识层面发挥作用的催眠程度"。然后，你以一种简单而微妙的方式，把在她腿上的这种成功的后催眠暗示，推广到身体的其他任一部分。你可以利用这种简单的泛化现象极大地拓展成功暗示的区域。这既是学习理论，也是催眠理论的基本原理。

后催眠暗示和催眠的再诱导

你认为你完全清醒了吗？

L：没有。

E：非常好。闭上眼睛，这次，当我说"一"时，你会醒过来。

现在，一。

> R：她仍处于催眠状态，因为她现在正在执行你先前的后催眠暗示"你将不能弯曲你的腿"。你描述过（Erickson and Erickson, 1941）如何通过执行后催眠暗示，再诱导一种瞬间催眠，用以重建另一次催眠。这说明了这种谨慎，当后催眠暗示被利用时，催眠师必须不定期地唤醒被试。你注意到，此时，即使你经历一个通过倒数到1的正规"唤醒"程序，她也并没出现伸展身体之类的典型觉醒动作，去重新调整她的身体。因此，她可能不是真正的清醒。当她用她的双腿还未醒来的陈述，承认后催眠暗示时，这便得到了证实。所以你问了一个双重制约问题：她是否"认为"她是醒着的。任何（是或不）回答都会意味着她仍在催眠中。她毫无困难地承认她仍在催眠状态中，所以，你简单地着手再次重新唤醒她。

（这时，L 现在通过动一下她的手重新适应一下她的腿等方式，重新调整她的身体。）

确认唤醒和催眠：意念动力运动和解离

你现在有什么不同的感觉？（停顿）

L：我可以做我想做的，做我的意识心理正在思考的。此前，我可以思考事情，但我并不真的感觉想要做什么与它有关的事情。

E：没错。

你还有什么想要补充的吗？

L：哦，当我在催眠状态中时，我感觉更加放松，感觉，挺好，

除了我在一种真正的深度催眠状态中时，

好像我会容易失去平衡感许多，并且我感觉稍微有些笨拙。

> R：问她在醒来时有什么不同的感觉，你是在确认她现在是清醒的，同时确认前面的催眠吗？

> E：是的。当你想事情时，你的身体会做很多意念动力运动。当小孩

看电影时，特别明显，你可以看到他们如何动来动去，这样那样地推挤，把他们所看到的情景付诸行动。在这里，L女士说，"我可以做我想做的，做我的意识心理正在思考的。在催眠中，我可以思考事情，但我并不真的感觉想要做什么与它有关的事情"。在平常清醒状态中，一旦你开始考虑想要挠头，你会立刻用你的手指下意识地去做。但在催眠状态中，你可以在没有阈下动作的情况下考虑它。

R：在平常的清醒状态中，意念动力运动会付诸行动，而在催眠状态中则不会吗？

E：是的。

R：但是，在你利用意念动力运动去开启或加深催眠过程中，手指信号和手的飘浮是怎么回事？

E：那是施术者以某种特殊方式应用意念动力运动的情况。你可以看到正在看电影的小孩，从头到尾在做着他从电影中所看到的动作。但如果你把他放到催眠状态，在幻觉观看同样的电影，他将不带任何身体动作地观看。他只是看。

R：所以，在催眠中，在意念作用和动作反应之间有某种解离。这就是为什么人们在催眠状态中如此安静的原因。这种身体的静止可以当作一个可靠的催眠指标。

E：是的。

助长创造性，提升能力

E：以那样的方式去感觉也不错，但你不必失去平衡感。

你可以以任何你所希望的方式去感觉，而不必采用任何你不想要的方式。

当你感觉冷时，热一点真好。

当你感觉热时，凉一点真好。

当你感觉全身湿透时，怎么样会更好些？

L：让我感觉干爽些。

E：为我描述那种感觉。

　　E：如果她不能以平常方式（在清醒状态下）思考行走并且做到，她便失去了平衡感。（艾瑞克森演示了如果不移动他未麻痹的左胳膊，他怎么就不能真的考虑移动他麻痹的右胳膊。）我无法在右手实现任何微小的动作，所以，即使过去我能，但现在我也无法感觉我以前会如何移动它。身体感觉可以反馈抬起手的想法。现在，L女士失去了她的平衡感，因为她在催眠中失去了她的身体感觉。

　　R：她失去了肌肉给大脑的感觉反馈，所以，她失去了平衡感。

　　E：没错！但如果你指示人们去做这些动作，他还是可以做到。在训练射击队时，我力图使他们记得他们的某些有助于准确射击的下意识的身体动作。当某个铅球选手投掷铅球卡在18米时，我告诉他，他的肌肉并不知道18米和18.125米之间的区别。罗杰·班尼斯特通过把4分钟还原为240秒，打破了1英里①4分钟的记录，因为在这里是按1/1000秒计数。

　　R：这都是源于改变身体反馈，改变意念动力连接。所以，实际上你可以通过突破意识的限制性偏见，提高身体能力。

　　E：是的，未被觉察到的意识偏见。

　　R：或许这就是你在催眠中提高能力的秘密：突破那些作为我们局限性的限制性偏见。

　　E：是的。有人说："我总是早餐吃燕麦粥！我们总是在星期天吃鸡肉！"这些都是僻好或者说意识偏见。当然，如果你认识到这些偏见，你就可以拓展你的能动性。催眠探索者应当知道每个人已经建立了无数的偏见。

　　R：这些偏见正在使他们的实验受挫，它们也是个性差异等来源的一部分。

　　E：能够完成很多事情的人，通常是那些已经从他们的偏见中得到解放的人。这些人才是有创造力的人。

---

① 1英里约等于1.6千米。——译者注

R：你可以把创造力定义为从过去的偏见中得到解放。如果你能摆脱你先前的定势，你就能体验到独创性。

E：当人们说他们不喜欢寒冷时，这只是意识的偏见。有时感觉到一些凉爽也是很不错的——特别是当你太热时。

R：所以，在这里，你正在打破她的意识偏见，用这些指令让她成为一个更为灵活的人。然后，当她说"让我感觉干爽些"对你关于湿的问题进行回应时，她领会了你的灵活理念。

E：是的。

通过去除常见的定势和偏见诱导催眠

L：有点儿冷——不，我很舒服，只是有点冷。

E：很好。

那么你可以感觉干爽一些。

现在我将做点什么。

（停顿）

我想让你有某种感觉

和一种相反的认知。

我想让你感觉腰部以上是裸露的，

尽管你知道

你腰部以上穿着衣服。

我想让你感觉裸露。

（停顿）

R：在这一点上，她已经醒来，但现在，从她说"我很舒服"之后，她似乎在以自动方式回到催眠中。为什么？

E：因为我已经去除了她的偏见。

R：真的吗？你去除了她的偏见和意识定势，所以她自动陷入催眠？

E：偏见是我们意识生活的一部分。

R：是它们让我们保有意识？你还会这么认为吗？

E：它们不仅仅是偏见，它们是我们体验这个世界的的部分途径。

R：也可以说，它们也是我们日常体验背景的一部分，如果我们失去了它们，我们便会突然丧失我们的意识定向。结果便是进入催眠状态。所以，通过简单地去除人们的偏见和成见，他们便常常会进入催眠。我发现这真是令人难以置信！

E：你已经给了他们在催眠状态中某种新的自由。用几句简单的话，你还原自由的感觉，而它属于催眠状态。随后，他们开始感觉到自由。

R：摆脱意识偏见是催眠状态的特征。我们可以称之为经由移除偏见进行的间接催眠再诱导吗？

E：当你用"偏见"这个词时，它太容易被误解。实际上它就是常见定势。

R：去除常见定势就是催眠再诱导吗？

E：是的。另一个例子是，当你与被试谈论催眠事件和感觉时，他会重新陷入催眠。这就是杰伊·哈利在说我将一个人在其未觉察的情况下带入和带出催眠状态时的意义所指。

通过问话确认催眠现象：隐含式指令

E：你想让罗西看着你吗？

L：不。

（L女士现在两臂交叉盖在胸前。）

E：你想让我看着你吗？

L：不。

E：在回答这个问题时，她已经感觉赤裸上身了。

R：所以，你是在确认这种感觉裸身的催眠现象。这是隐含式指令的另一个例子，指令隐含在问话中，要回答这个问题，催眠性体验必须已经发生。

E：没错！

R：你知道，这些事情是如此地微妙，以至于在我努力理解这些事情的过程中，我确实感觉有点儿晕头转向，感觉有点不全在这里。我感觉我好像就在催眠中。这些事情太难理解了。我想我旧的心理定势正在被打破，并且我想要抓住这种新认知的努力使我感觉有点儿迷迷糊糊！

E：这时，她用胳膊盖着她的乳房。所以，我通过简单地问她那个问题，避开了引导她产生裸胸感觉可能遇到的困难。

R：你避开她可能产生的关于她是否真的感觉裸体等问题的所有怀疑。

E：我通过问她那个问题造成一种既成事实。

R：你很大程度上是通过对问话的小心应用，去很好地利用那种既成事实。

E：没错。

矛盾：意识和无意识

E：有种矛盾，不是吗？

L：我想是的。

E：这让你感觉不舒服，不是吗？

L：是的。

E：可以有意识

（停顿）

和无意识地运用你的心智，

这是一件可喜的事情。

（在这里，省略了几句私密的可能暴露身份的话。）

E：这种矛盾是什么？她正在对我敞开裸体（遵从催眠暗示），但她不想让我看她。当她回答"我想是的"时，她并没真正领会我的意思。

R：因为她不理解，你便再次让她失去了平衡感。

E：当她的心智允许她继续裸体时，通过让她知道，存在矛盾是"可喜的"，你可以在矛盾中"有意识和无意识地运用你的心智"，我也让她卸下了任何可以明显感觉到的不安。

R：你让她对矛盾感到舒服，而与此同时又强化她的裸体感。你让她感觉完全脱不了身，除了你所暗示的，她再也无处可去。

E：在"有意识和无意识地"之间的那个停顿，起到分开意识和无意识的作用。运用你的意识心理是可喜的：它让你知道你是赤裸的。你用你的无意识心理去产生裸身的感觉。

R：所以，你让意识心理做某件事情，让无意识心理做另一件事情，并且它们在你所分配的任务中相互合作。

E：没错。她想穿上衣服。那是意识心理要做的事情。她用胳膊盖在乳房上：那是一种有意的事情。但她赤裸上身：这种裸体的感觉来自她的无意识，她在无意识层面感到在赤裸着上身。

R：她无意识地觉得在赤裸上身，是通过感觉过程，而不是用意识的逻辑弄明白的。感觉来自我们的无意识。

E：是的。

突破自我局限：唤起早期记忆

E：罗西医生想要做点儿什么

那涉及某些相当复杂的心理现象。

你是否愿意这样做呢？

L：好吧，只是我对童年的记忆不是很好。

E：我很高兴你这样说。

R：在这里，你小心地征得她的同意，并给她提供新工作所需的准备情境。我注意到当你诱导某些新的东西时，你总是这样做。L以一种实在太经典的方式，表达了她的意识偏见限制她记忆能力的诸多方式之一。你抓住这种自我局限，并寻机突破它。

意念动力信号助长无意识潜能：弱化限制性意识定势

如果你的无意识认为你有一个比你所认为的好得多的童年记忆，

（L女士的手确实抬起来了。）

E：你有种比你所知道的更好的童年记忆。

你是否介意回头看看你的童年?

E: L, 闭上你的眼睛。

(停顿)

我想让你对某些

你可以看到的事情

感到困惑。

首先我需要一些信息。

当你很小的时候,你父亲有个花园吗?

L: 是的。

E: 非常好。

我想让你对你在花园的另一边可以看到的事情感到困惑。

(停顿)

那是一个小女孩。

她是一个可爱的小女孩。

或许她在做某件她不该做的事,

或许她的手很脏,

或脸很脏。

我想让你紧紧地抓住那个小孩,

抱住她,抱住她。

    R: 她的手抬起来表明,她的意识心理和她自己被限制的看法,与她无意识的巨大潜能之间是有差别的。通过显化矛盾,一种在她有意表达的观点与她的胳膊飘浮所暗示的来自无意识的相反观点之间的矛盾,你也在以一种间接的方式弱化她的意识定势和想当然的臆断。你再次示范了怎样在意识和无意识之间引发矛盾冲突,让患者失去平衡感,让他们处于一种创造性喷涌的状态,这样他们便更能够摆脱他们的限制性定势,做出更多对他们自己有益的创造性工作。你对于她将会"困惑"的暗示,引起一种让她感觉混乱的情境,这也将有助于她突破她的意识局限。

扩展暗示唤起特定的个人记忆

我想让你看着她长大。

（停顿）

真正地看着那个孩子长大，

（停顿）

并注意她的变化。

将会有很多的变化，

很多相互矛盾的想法，

深信不疑的，彷徨多疑的，

某些不能与陌生人分享的事情，

而我希望那个小女孩能够长大，

并且过一会儿，你会注意到

那个小女孩其实是 L。

所以，非常有趣地看着 L。

（停顿）

带着兴趣和欣赏看着她，

并且你可以知道所有

与她有关的事情，

但你只能告诉我那些你可以与陌生人分享的事情。

R：现在，你着手做了一连串非常笼统的暗示，它们可以应用于任何人，但它们引起了非常特定的个人记忆。

E：在现实生活中，当一个人成长到青春期时，自然会经过一个极不确定的时期：深信不疑和彷徨多疑。"有些事情不能与陌生人分享"引导她进入非常个性化的感觉和体验，而不用我告诉她去产生个性化的体验。

催眠深度：无意识的飘浮对抗观察者功能

有时感觉到你忘了那个女孩是 L

（停顿）

然后你又会突然意识到是的，她是。

（停顿）

  R：这种类型的忘记是一种在催眠中进一步弱化意识的手段。她被鼓励沿着更为自发的和无意识的幻觉自然漂流，直到她再次注意到自己，直到自我的观察者功能再次呈现，因为它不可避免地将会发生。我不知道在无意识的飘浮和与之相对的观察及部分控制之间这种自然的交替，是否就是在催眠中自动发生的催眠深度交替变化的原因？

青春期发展过程

注意到她的身体开始有了不同的感觉。

（停顿）

注意到有时

那个女孩在思考她自己，

这真的是我吗？

注意到有时你看着那个女孩

你可以看到你自己，

那真的不是我，

但没错，它是，但它不是，但它是。

有一段非常愉快的时光

（停顿）

  E：当一个女孩开始发育乳房和阴毛时，她会经历这种感觉：这是我，但又不是。

  R：因此，在她还没有意识到的情况下，你正在引导她进入青春期感觉的再体验中。

生活回顾中的时间解离

时间是那样的漫长，

（停顿）

无论钟表上看起来时间是多么短暂，

它实际上很长。（停顿）

既然，

你将与我分享那些知识中的某一部分，

挑选出某些你可以与陌生人分享的

有把握的事情，

但只有那些

可被拿来与陌生人分享。

（停顿）

你曾看过鲜花盛开

的电影

那么，你以同样的方式看着那个小女孩

慢慢地长大

从一朵小蓓蕾直到长成盛开的玫瑰。

  R：这个例子呈现了你应用时间扭曲的一般套路，你一般把它（指时间扭曲）插在能够明显促进眼前工作的地方。然后，你通过强调她将只分享那些她可以与陌生人分享的事情来对她进行保护。

  E：这里有另一种对青春期的间接联想：青春期的女子如鲜花绽放。

强化内部工作的唤醒：隐含式指令和后催眠暗示

而当你完成时，真的

看着她，你将醒来

并告诉我们那些你愿意分享的事情。

（一分钟左右之后，L 醒来，并伸展她的胳膊。）

E：嘿，L。

L：嘿。

R：有趣的是，你怎样以完成内部工作为前提条件进行唤醒。那是一种隐含式指令，它包含一个只告诉她愿意分享的事情的后催眠暗示。

E：没错。

R：你知道有时她将不得不醒来，而且她甚至可能急于醒来。她之所以会醒来，是因为她要做那些内部工作。当她最终确实醒来时，这往往会强化内部工作已被完成这样一个事实。

E：是的，是她已经承认内部工作已被完成。以这种方式唤醒她，必然迫使她这样做，但我并没开口说："现在你去做这个！"所以，她也就不会认为是我逼迫她。

催眠结束和遗忘

（L醒来时，艾瑞克森用一个愉快的"嘿"同她致意，然后鼓励她描述她在催眠状态中找到的早年经验。在做了大约10分钟的口头描述之后，原本自己进入催眠状态的S，她自己自动地醒来。询问中得知，S感觉有点儿无聊，或许有点儿怨恨L吸引了所有的注意力，而她只是觉得想要醒来加入我们。通过对自己默默地说"我将数到3然后醒来，感觉精神振奋，意识清醒，"她曾经唤醒过自己，她刚才确实也那样做了。她有点儿过于礼貌，未向艾瑞克森抱怨，但她所采取的是一种对整个过程平静的怀疑和疑问的语气。）

E：唤醒中用这个愉快的"嘿"，是因为"嘿"属于意识的范畴。我正在借此告诉她更加清醒，并忘记所有的无意识活动。

R：通过这样打发走它，你正在让她对你所说的她可以分享的事情之外的其他事情产生遗忘。

E：是的，我通过暗示"全都结束和完结了。现在让我们继续做别的事吧"引起遗忘。

隐含式指令

"隐含式指令"是我们为在当前临床催眠应用中较为常见的一种间接暗示所定的名称（Cheek and LeCron, 1968）。隐含式指令通常包括三个部分：（1）某种时间制约诱导；（2）隐含的（或假设的）暗示；（3）当隐含式暗示完成时，发出的一个行为反应的指示信号。我们可以从这次晤谈中分析一个隐含式指令，如下所示：

一旦你知道

（1）一种时间制约诱导，把患者聚焦到需要跟随的暗示上。

只有你或我，或只有你和我的声音在这里，

（2）隐含的（或假设的）暗示

你的右手将向下落到你的大腿上。

（3）表明暗示完成时的行为反应信号。

罗西医生结束催眠治疗性晤谈时，常用的一个隐含式指令如下所示：

一旦你的无意识知道

（1）一种时间制约诱导，可以助长解离和对无意识的依赖。

下次我们在一起时，它可以再次舒适而容易地回到这种状态，去做一些建设性的工作，

（2）以某种治疗性的激励方式，表达可以轻松地再进入催眠的隐含式暗示。

你将会发现自己正在清醒过来，感觉神清气爽，意识清醒。

（3）行为反应信号，表明以上暗示已经完成。

当行为反应信号显示这种完成是患者期望发生（如上述例子所示）的必然反应时，我们有种情形，也可以使行为反应对暗示的完成具有激励的特性。表明暗示已经完成的行为反应信号发生在自动的或无意识层面上。因此，执行暗示的无意识，当它完成时，也发出信号。

隐含式指令产生一种隐蔽的内部学习状态。说其隐蔽，是因为没人能说它正在发生，因为它是完全发生在被试内心的一系列反应，常常不为意识所觉察，并且通常在催眠醒来之后不被记得。只有当所要求的自动反应（例如，手指信号，点头，从催眠中醒来）发生，发出内部学习已经结束的信号时，治疗师和患者才知道它已被完成。

所以，隐含式指令是一种可以助长强烈内部学习或问题解决状态的方式。我们可以认为被试所有可用的心理资源（例如，存储的记忆、感觉和语言联结模式、各种形式的前语言期学习，等等）都被引领到了一种学习和问题解决的状态。最近关于学习的神经生理学实验表明，在学习期间，确实有新的蛋白质被合成（Rossi, 1973a），我们可以推测，隐含式指令促进了脑内新蛋白质结构的合成，它们可以发挥患者新反应和新现象学体验的生物学基础的作用。

隐含式指令特别有趣，因为它与生物反馈技术非常相似。各种生物反馈电子装置，几乎都被用来在内部反应完成时发出信号。使用隐含式指令，患者自己外显的自动行为反应，可用来在其内部反应完成时发出信号。形式上两者之间的相似之处，可列示如下：

1. 意识心理被赋予一个它不知道怎样由它自己去完成的任务。

把你的血压提高（或降低)10个点。

让你的右手变暖，而让左手变凉。

增加你右脑皮层的阿尔法波。

减少你额头肌肉的紧张。

2. 给意识心理一个信号，使它在被要求的反应方向上有任何反应变化时，能够承认。在生物反馈仪中，这由测量反应（血压、体温、阿尔法波、或在上例中的肌肉紧张度）的电子传感器来完成，并使这种反应的任何变化显示到仪表上，这样可以让被试去监控自己的反应。

相比之下，在隐含式指令中，患者自己的无意识系统充当传感器，表明何时所要求的内部反应（血压变化、体温，等等）已被完成，并把它转换成某种意识心理可以识别的显的反应信号。

隐含式指令对比生物反馈仪的优势是显而易见的。后者是一套相当麻烦的技术，它需要复杂而昂贵的电子设备。它仅限于那些能够被实际测量的反应。相比之下，隐含式指令不需要任何设备，它只受治疗师和患者双方的独创性和想象力的限制。尽管还未进行对比研究，但人们可以预料，生物反馈电子装置操作的可靠性相比于隐含式指令要高。甚至，这是利用任何一种催眠方式都会遇到的一个主要问题：不同个体之间以及相同个体在不同情境之中的反应，其可靠度具有相对性。很可能，利用对生物反馈仪的模拟，这种可靠性问题可以部分地得到解决。生物反馈仪的可靠性取决于电子设备所提供的信号系统的可靠性。通过让患者记住并报告那些开启或伴随所期望的催眠反应在体验和反应方面的变化，催眠程序可以做得更可靠一些。此外，这些变化可以起到在其他场合被用作一种信号，表明催眠反应的重新启动的作用。在这种情况下，催眠和生物反馈仪还有另一个共同的目标：在有意识的思考或反应和先前的不随意反应之间建立联结。

隐含式指令的练习

1.隐含式指令在临床实践中已经在不断地演化，但尚没有研究数据对它的应用价值进行实验性评估。读者能否设计出一些隐含式指令，使它们在受控条件下，以客观的可重复的方式，得到实验性验证？

2.设计隐含式指令，使其能够助长所有主要催眠现象的体验。

3.设计隐含式指令，使其能够助长有益于治疗目标（例如，从某一特定患者自我程序化的局限中释放无意识，以找出新的问题解决方案）的内部学习。

4.因为隐含式指令中包含一个不随意的信号，以表明暗示已经完成，所以，它可被用来替代"挑战"，以测试催眠工作的有效性。在更老些的、经典的催眠训练方法中，在被试被给予他们做不到的暗示之后，施术者"挑战"被试，让他们尝试睁开眼睛或分开手，以这种方式"测试"和"证明"催眠的深度和有效性以及他们暗示的力量。如果被试不能睁开眼睛，那么，他们就通过了挑战，催眠的有效性也就得到了确立。隐含式指令则用某种更具建设性的许可式手段达到同样的目的。它把控制焦点放在了它原本就在的患者的内部，而不是去助长治疗师控制的幻象。所以，它对患者和治疗师双方都是一个非常有价值的指示器，表明期望的反应确实正在发生。治疗师现在可以学着设计隐含式指令，把它作为指示器，显示需要内部反应（记忆、情感、感觉，等等）的暗示所发展和完成的阶段，否则治疗师的观察便会受到限制。

用于聚焦、暗示和强化的问话

这种方式最令人惊讶的一个方面是，他利用问话聚焦注意力、进行间接暗示和强化全都在同一时间。在日常生活中提问显得那样的无知。当别人问我们时，它常常出自他们自己的需要，这种问话意味着我们知道某些东西，并可能会非常好地帮到他们。寻求帮助、指导、建议等问话都属于这个范畴，并且都对聚焦注意力极为有用。

另一类有用的问话涉及能力：我们能如此这般做吗？这种能力问话常常具有很强的激励特性，从童年、青春期、成年早期这多年的努力到成功地迎接发展性挑战："我要试试，并且我敢打赌我能！"因此，倘若他们还未淹没在他们的需求中，这些能力问话对于激励患者非常有用。我们必须小心，因为问话也可能是尖锐的和破坏性的，就像当他们把问话体验成审查或审讯情境中某种残忍的东西时那样。

最近的研究（Sternberg, 1975; Shevrin, 1975）表明，当被提问时，人类的大脑在无意识层面会在它整个记忆系统中持续进行彻底的搜索，甚至在找到一个在意识层面满意的答案之后。即便在人们并未觉察到搜索在持续发生时，大脑似乎也会每秒扫描30条。无意识层面上的这种搜索，其结果在许多熟悉的日常生活经验中是显而易见的。我们不是经常会在我们的意识心理转到别的某个东西上时，忘记一个名字或一个项目，只能完全任由它自己一会儿之后突然出现吗？我们不也经常对某个解决方案感到满意，却不料在一会儿之后，竟会有新的疑问或者更好的答案自动地出现吗？

甚至在意识心理似乎已经满意，并且转而忙于别的事情之后，这种对问题进行反应的无意识搜寻和认知还在继续执行，这个事实确认了艾瑞克森早期的研究，他支持当时一个存有争议的观点，认为心理能够同时处理两个完全分开和各自独立的任务——一个在意识层面，另一个在无意识层面（Erickson, 1938; 1941）。对无意识资源的这种激活，是我们这种间接途径非常重要的本质，我们力图激活和利用患者未认识到的潜能去引发催眠现象和治疗性反应。

照往常一样，这些解释说明和间接途径甚至体现在他对问话的使用中，这些问话通过隐含式暗示典型地建构了患者的内部联结。问话常常是隐含式指令。它们常被用来弱化意识定势，以便患者更能够接受新的反应可能性。我们来分析几个艾瑞克森式问话的例子。人们会发现，几乎不可能对这种问话进行清晰的分类，因为即使最简单的问话，它隐含的含义和影响也是非常复杂的。

哪只手更轻一些？

把注意力聚焦到手上。间接暗示某只手会变轻，并可能轻轻浮起。把变轻和可以浮起当作适当的反应进行强化。这是一种隐含式指令，因为它需要催眠性反应才能进行适当的回应。其中也有虚假选择和双重制约，因为当事人被制约到产生哪只手感觉更轻的催眠性反应中。这个问题间接弱化了意识心理，因为它是如此地与众不同，所以自我意识"平常的"和习惯的参考框架无法处理它，所以患者必须等待某种无意识的或自发的反应。

为什么约翰刚才离开了？

在这次晤谈的上下文中，当 L 女士在幻觉中出现约翰时，这种问话主要起到间接暗示的作用，使那种幻觉状态得到中止。它通过隐含式暗示和聚焦注意发挥作用。

你想让罗西医生看着你吗？

在 L 女士产生她自己裸露上身的幻觉这次晤谈的上下文中，这句问话用一种隐含式指令，使她呈现出一些在相对陌生者面前裸体时的反应

（她用胳膊盖住胸部），从而令人信服地确认了这种幻觉体验。

你是否喜欢

（停顿）

不知道你在哪里？

这是一个需要从多种来源获得其效能的*间接复合暗示*。说它是复合式的，是因为它同时问了两个问题：你是否喜欢？你不知道你在哪里吗？要回答这个双重问题是很难的，以至于患者常常只能是附合它，回答"喜欢不知道他在哪里"。否定式"不知道"的使用，是混乱更深的来源，它常常太难以被理解，所以患者只能附合。"你是否喜欢"间接暗示愉快，因此这也是在强化。

从这些分析中，明显可以看出，在我们笼统的语言理解和特定的问话方面，我们才只是开了个头。催眠治疗师需要尽可能深入地做好被称为语用学的符号学分支——信号和信号使用者之间的关系等方面的研究工作（Morris, 1938; Watzlawick, Beavin, and Jackson, 1967; Watzlawick Weakland, and Fisch, 1974）。

练习分析问话

1. 对下列问话以及你在本书中发现的其他有趣的诱导问话进行类似的分析。

你喜欢现在还是稍后进入催眠？

在什么地方，你的身体感觉最为舒适？

你能说些"什么？（'something?'）"（注意这个问题是用来测试拘泥于字面反应的。）

你真的明白吗？（声音的重点放在"真的"上）

你可以享受放松并让自己不必记得吗？

你的无意识能处理那个问题吗？

你是不是感觉非常舒服地不知道我是谁呢？

适合于间接催眠诱导的问话

暗示最有用的形式之一是问话，它可以：（1）吸引和聚焦注意力；（2）帮助患者进入他们自己的联结网络，去发现有用的反应；（3）把这些反应建构到新的反应模式中。艾瑞克森常常用一连串问题诱导催眠，并进行完全的催眠治疗性晤谈。

你喜欢体验什么样的催眠？

它需要多长时间把你带回到那种催眠中？

你怎么会知道你在开始体验催眠？

现在你是否真的认为你仍然完全清醒着？

你认为你已经在多深的催眠中了？

你的催眠可以多么快地得到加深？

你会让我知道什么时候催眠已经足够深了，不是吗？

那么，在这种催眠中，当它继续加深时，你会喜欢体验些什么？或者，你会喜欢把它作为一种惊喜吗？早一些还是晚一些？

当它感觉温暖（凉、麻木等）时，你愿意让你的手（手指、头）动一下吗？

你并不知道醒来后，你还会让那种麻木感保持多少，对吗？

这些问题的每一个都在患者催眠体验的不同方面引起联结反应。前三个问题的效果不仅重建了先前的催眠体验，而且提高了患者对他们当前体验的动机。问题4和5帮助患者评估他们当前的状态，并帮助他们实现从清醒到催眠状态的转变。问题6和7完成这种转变，并建立信号系统，这样患者可以让治疗师知道什么时间催眠能达到某种足够的深度。问题8、9和10都是前面的变种，可用来探究所有催眠现象或后催眠反应真正的引发机制。对于催眠体验来说，这些问题是一种十分安全的方式。这种问话比其他任何催眠形式，似乎更能自动引发问话所提到的现象的部分方面，所以，它们可以作为可能的催眠反应被表达出来。

分段发展的催眠

我们觉得，通过分段方式诱导催眠，比苛求突然完全进入催眠要更好一些。这种问话方式让患者可以一步一步地体验催眠。它也让治疗师可以不断地监控这个过程，并知道患者自始至终处于什么状态。它与沃格特的分段诱导技术（Weitzenhoffer, 1957; Kroger, 1963）和跟随一个暗示常常可以增加跟随另一个的可能性的"异质性暗示亢进（heteroactive hyper-suggestibility）"过程（Hull, 1933）有相似之处，但又有所不同。

R：为什么分段诱导催眠更好一些？

E：你诱导一小段催眠，再诱导另一段。然后你可以把这两段连接起来。

R：不同的催眠片段，因具有清醒暗示作用的问话而得到发展吗？每一种被接受的清醒暗示加上另外一个催眠片段吗？

E：是的，然后，你把它们连结到一起。你先发展胳膊的类僵。然后你加上"现在有些麻木，你注意到了吗？""你不能把目光从你手上移开吗？""你所能看到的只有你的手吗？""所有无关的声音已经消失了吗？"

R：这些问话，通过加上可能体验到的感觉缺失或麻木、眼睛和头的无法动弹、对无足轻重背景细节的负性视幻觉和听幻觉等，成功地构建催眠。

练习利用问话进行暗示

1. 只用问话对下列催眠方式写出完整的诱导过程：

　　a. 手的飘浮。

　　b. 视觉固着。

　　c. 放松。

　　d. 你所喜欢的其他方式，如可视化视觉景象，等等。

2. 设计一系列问题，要能够以这种可以增强每种经典催眠现象体验的方式，聚焦被试的注意力和联结过程。

3. 设计一系列问题，要能够以一种可以增强治疗性反应的方式，聚焦患者的回忆和联结。

4. 这种问话形式的催眠诱导，与被应用于许多不同学校心理治疗的内省方式非常相似。荣格的积极想象（Jung, 1963; Rossi, 1972）、阿萨鸠里综合心理分析的冥想法以及完形对话方式（Perles, 1969），全都把个体的注意力聚焦到内部现实中。所以，尽管它们的创始人通常并没有认识到，但它们也可以算是催眠诱导。尽管这些方法未被贴上催眠的标签，但它们也可以被认为是催眠的间接途径。艾瑞克森早期与克拉克·赫尔的研究中论证过内省和催眠两者之间在本质上的一致性（Erickson, 1964），当时，他发现，被要求在内省中执行某一任务的一群被试，与他们经过传统催眠诱导时所经历的反应和主观体验是相似的。

在内省和想象中给被试任务，然后要求他们自觉地把这些内部体验与经过传统催眠诱导产生的体验进行对比，这对于催眠初学者来说是非常有益的。从它们的外部反应上可以看出什么相似之处？这种催眠的内省式想象与平常想象之间的关系（Sheehan, 1972）是当前很多研究的课题（Hilgard, 1970）。

弱化意识心理定势：混乱、心理流和创造性

R：你不断让患者保持在流动中，稍微偏离平衡，这样，无论你为他们提供什么方向，他们都将不断地朝着那个方向去领会？

E：是的。

R：这是催眠中的创造性状态之一，患者在这个不断流动的状态中朝着你提供的方向去领会。

E：没错。

R：这与你让患者自己在催眠中保持安静（Erickson, 1955），以他们自己的方式，找出他们自己问题解决方案的情况形成对比。

E：当一个人进入催眠状态，你让他弹来弹去，让他处于一种眩晕状态，然后告诉他静静地处理那个问题。你已经先把他从他的意识心理定势中分离出去了。你已经打破那些有可能一直在妨碍他处理他问题的连接。这是件非常重要的事。

R：你打破他们的习惯心理定势和妨碍他们解决问题的意识偏见，然后把他们定向到创造性的内部工作中。

E：人们总有种趋势，想把对问题的处理推迟到明天。但你通过打破那些意识定势，把他们保持在一种流动状态，让明天成为今天。

R：这是混乱技术不可或缺的一部分，惊奇技术也是如此。所有这些方式都弱化了意识定势的局限。

在这段对话中，艾瑞克森清晰地表达了他在促进问题解决和创造性方面的主要工作。在第三次晤谈早期，我们看到，一个流动的催眠诱导图表运行如下：

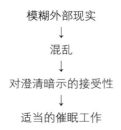

模糊外部现实
↓
混乱
↓
对澄清暗示的接受性
↓
适当的催眠工作

在这一节，艾瑞克森进一步阐述了混乱的意义。混乱（"你让他弹来弹去，让他处于一种眩晕状态"）被用来把人们从他们的"意识心理定势"中分离出去。你已经打破了那些可能妨碍他处理他们问题的连接。患者之所以是患者，是因其错误的心理定势和受限的参考框架。艾瑞克森不断寻求突破这些严格的限制，以开启可以释放患者创造性潜能的心理的流动状态。

这样，混乱就成了打破严格心理定势和开启创造性过程的主要手段。关于这个过程的一个完全自发的例子，出现在这次晤谈的评论中，其中，罗西承认，当他试图突破他自己的心理局限去理解艾瑞克森正在教他的是什么时，感觉有些"眩晕"。这种感觉实际上发生过很多次。打破罗西的习惯参考框架，连同艾瑞克森表达他自己所用的那种复杂性，有时足以产生某种催眠氛围。需要注意的是，艾瑞克森思想的复杂性，并不是因为它的抽象性，而是因为他习惯于应用间接、问话、隐含式指令等方式，它们以某种被体验为非同寻常的和可能不由自主（因而是催眠性的）的方式，频繁转换听众的联结过程。

有多种语言形式，艾瑞克森用它们开启混乱以突破患者的错误意识定势，广为人知的有：利用挑逗性的问话、隐含式指令、双重制约、惊奇、不做和不知道。

在最简单的层面，艾瑞克森温和而坚持地重申：患者所要做的所有事情就是什么也不需要做，什么也不需要知道。实际上，他是在告诉患者的意识心理，它可以放弃它平常的控制和指导，允许无意识心理和自发过程去接管。催眠诱导的整个过程，其目的是放松这些习惯意识定势。随着催眠的加深，患者能够摆脱他们平常意识模式的习得性限制，从而达到一种可以使他们放弃他们所知道的事情的程度。

不知道，不做

你不需要听，你的无意识心理会依靠自己做出反应。

你不需要知道（诸如此类）什么时候这个机会能出现，你的无意识心理会提供哪种知识。

你不知道什么时候你的呼吸频率（或诸如此类）会发生变化。

（对坐立不安的患者）实际上，你不知道正好在什么时候你会感觉需要再动一下。

你不需要知道你的手（或诸如此类）在哪里。

我希望你能学会

无论其他人相信什么，

你的信念，

你无意识的信念，你无意识的知识，

才是最重要的。

在从婴儿开始的

生命过程中，

你获得了知识，

但你不可能把所有

这些知识都保持在你头脑

的前景（相对于背景而言）。

在这个诱导部分中，注意最后两句暗示是怎样逐渐引到艾瑞克森式遗忘暗示上的。

与不做和不知道密切联系的，是失能、否定、疑问、矛盾和对立面并列等相关催眠形式。现在我们将对它们中的每一种依次进行说明。

失能

艾瑞克森喜欢用失能的形式表达暗示，因为它很容易体验，它与催眠的基本特性是一致的，并且由它来证明催眠是一种变动意识状态，令人印象深刻。失能往往会弱化个体日常生活的现实定向，从而使个体更容易接受体验的变动模式。

当你不能再保持你的眼皮睁着时，体验那个瞬间会是非常有趣的。

你会失去把你的右手从大腿上抬起的能力。当你发现你不能站起来时，会不会感到不可思议？

否定

艾瑞克森曾经详细研究过否定的使用。他很欣赏某个演员，他能用16种不同的方式说"不"，以表达从"绝对不"到欣然同意的默认之间16种不同含义的细微变化。以下是几个例子。

你将不……吗？

用声音中怀疑的语气表达时，这有否定的意思——"你将不能"。这只能用在你不希望被试做某事的时候。

你能……，不是吗？

这是否定词"不"通过一种疑问的音调变化发音而变成肯定的一种用法。艾瑞克森认为这个短语满足了患者的需要，因为一个否定平衡了在它之前刚出现的这个肯定的"你能"，所以，这个句子也是他对立面并列方法的例子。

研究表明，要理解否定句式（比肯定句式）是更为困难的（Donaldson，1959）。因此否定的应用往往会弱化意识心理。在催眠状态中，当一个人更愿意"什么也不做"，就这样去跟随一个暗示时，这要比试图弄明白它的含义更容易些。

艾瑞克森也认为，否定的应用是另一种保持心理平衡和补偿的方式，对于后者，我们将在后面的*对立面并列*中进行讨论。否定的应用也使治疗师能够提供一种可对患者的阻抗进行转换和置换的否定。因此，否定的应用可被认为是另一种处理患者"阻抗"的途径。对这种患者使用否定，实际上是在以一种能够卸载它某些方面的破坏性并把它重新调整到建设性通道的方式，利用他们自己的否定。

可用于反转暗示的否定

否定的另一种基本用法是用于间接暗示或反转暗示。曾经有个患者坚持认为他会醒不过来。艾瑞克森接受了，同时也承认那会挺麻烦，因为那天接下来的时间他已经安排了其他患者要见。然后，带着全然的真诚，艾瑞克森提到希望他不要去卫生间，因为那会唤醒他。当然，这个患者很快发现，他有种莫名其妙的需要，要用卫生间，所以就不得不醒过来。另一种反转暗示可以是"好的，你可以试着待在催眠状态中，且不要醒过来"。用稍带疑问语气说的"试着"这个词，连同所隐含的它将不需要醒来的努力，实际上会产生某种唤醒被试的最终效果。

在相反的情况中，当我们想要提高催眠的可能性时，我们会说："试着保持清醒，只去尝试而不要进入催眠"。被试通常会顽强地抵抗催眠几分钟，直到他在所暗示的努力中被耗尽到无力为继时，陷入催眠。否定暗示的这些效应早期被鲍德温（1920）描述为"反向努力定律"：个体越是抵抗暗示，他感觉到被迫执行它的力量就越强。韦曾豪弗尔（1957）曾把这个"反向努力定律"描述为伪定律。实际上，没有任何临床或试验数据显示在"试着抵抗"和"被迫执行它"之间有什么本质的必然联系。韦曾豪弗尔（1957）认为，这种设计的效力在于它们包含一种隐含式暗示：去做与据称被暗示的事情完全相反的事情。

疑问

疑问的应用是一个微妙的过程，艾瑞克森常常在关键话语（在下面的例子里用斜体字表示）上用疑问的语气去表达。艾瑞克森常常利用最小限度的、可能难以识别的、已被某个患者体验到的疑问。因此，他关于这种疑问的描述所含事实陈述的成分不亚于暗示的成分。无论什么疑问，它都确实把一个人置于更不稳定的状态，从而驱使个体去寻找更多条理性和确定性。当然，艾瑞克森随后提供治疗性暗示，它将帮助患者以令人满意的方式进行调整。

你真的明白吗？ 意思是"不相信你的意识心理明白"。

你将真正明白与"你并不真的明白"意思相同。

你认为你完全清醒了吗？ 意味着"你并不清醒"。

现在，你对你自己非常有把握，是吗？ 意味着"你并不是这样"。

矛盾

揭示患者内心的矛盾，证明了他们平常信念的不适当，并准备好方法，用治疗性催眠营造对体验的积极态度。艾瑞克森利用关于这方面的一个游戏，帮助患者认识到在想法与感觉之间的矛盾，当然也是意识与无意识之间的矛盾。他经常运用意念动力运动证明这些矛盾。因此，当患者断言某个重要的记忆无法找到时，艾瑞克森会制造一种令人信服的矛盾，如下所示：

如果你的无意识认为你有一段更好的记忆（感觉、想法或其他任何患者有所怀疑的事情），你的手将会抬起。

当手自动抬起时，它往往会使患者确信，随着催眠工作的深入进行，那段记忆将会很快浮现出来。

当患者怀疑是否已经体验到催眠时，艾瑞克森会用意念动力运动去确认。

你的意识心理可以怀疑，但如果你的无意识心理认为你已经体验到了催眠，它会让你的头以肯定的方式慢慢地上下点动。

所以，艾瑞克森常常可以用创造性的方式，利用患者意念作用中某些方面的强迫、矛盾和怀疑。强迫性人格可被认为是个体充满了意识和无意识之间的矛盾。这些矛盾可被探索在人格内部各种不同倾向之间建立和谐与合作关系。

对立面并列

艾瑞克森催眠暗示的另一种间接形式是他惯用的对立面紧密并置或并列。在他的混乱技术中，这似乎是一个基本组成部分，但它也可以是一种利用其他自然心理机制助长催眠性反应的方法。

在第二次晤谈中，艾瑞克森详细说明了记忆和遗忘这个对立过程的精确平衡或并列。凯因斯伯恩（1974）曾经讨论过"对立系统之间的平衡"为什么是一种基本的神经机制，它被建立在非常结构化的神经系统中。我们所标称的"对立面并列"，可能是利用这种基本的神经过程助长催眠反应能力的一种手段。假使这样的话，艾瑞克森当时似乎是在患者未对记忆和遗忘两者中任何一方做有意努力的情况下，去平衡这个对立过程的。这些对立面的另一种表面上的平衡，实际上是某种如下所示的双重制约：

你可以忘记记得或记得忘记。

对立面并列的其他形式体现在轻松和沉重、温暖和清凉、放松和紧张，等等。

当你的手抬起时，你的眼皮会感觉很沉。

这种抬起的轻松与沉重的并列，以另外一种方式利用了对立系统间的平衡。如果我们强调轻和飘浮，那么我们便是在让被试偏离了平衡，这样将会在被试内心发展出某种相反的趋势，用沉重去平衡和对抗变轻。这种自然的相反趋势最终将会战胜飘浮暗示。但是，如果我们通过暗示另一种可以非常有用的反应（眼皮变沉），去利用这种自然与沉重相反的趋势，那么，实际上我们就是在以一种将会促进两种催眠暗示的方式，利用这两个对立过程之间的平衡。这是一种提供可相互强化的多重任务的方法。利用这种并列所设计的其他例子如下所示：

在移动的冲动驱使你的手横着在纸上自动地书写之前，你可以舒服地保持静止不动。

你既可以在水晶球上看到某种意想不到的影像，也可以完全看不到球。

当你的手变得温暖时，你的额头会变得清凉。当你握紧那只拳头时，你的下半身可以放松下来。

对立面并列的练习

1. 利用温暖和清凉、紧张和放松、麻木和触觉超敏等对立面并列，去设计暗示。艾瑞克森（1958）描述了关于后者（指麻木和触觉的超敏）的一次有趣的应用，那是为了牙科手术麻醉中的一个倔强的个案。在其他人很多次不成功的尝试之后，艾瑞克森通过先暗示这个患者的左手将会变得对所有刺激超级敏感，而且每时每刻都需要小心保护，他为牙科手术成功地助长了一种有效的口腔麻醉。这与患者毫不动摇的信念是一致的，他认为牙齿问题总是与过敏有关。艾瑞克森只是把这种超敏从嘴转到手上。艾瑞克森解释说："当这种僵化的认知得到迎合时，牙齿麻醉便可以实现，这有点类似于放松一处的肌肉时，允许另一处的肌肉收缩"。

2. 设计在感觉、知觉和认知领域的其他对立过程，使它们可被用于助长催眠反应。

3. 设计可被用于助长所有经典催眠现象的对立面并列。

第 六 章

促进催眠式学习

　　这次晤谈探讨了意识与无意识之间的关系以及艾瑞克森处理它们的手段。很明显，艾瑞克森像大部分精神分析的先行者一样，确实相信无意识作为一个有用的概念在他平常与人打交道过程中的价值。他准确地指出意识和无意识是怎样的兴趣各异，成功的催眠工作又是怎样常常取决于如何求得这两者的帮助的。像往常一样，他有处理这种问题的间接途径。艾瑞克森认为，隐喻是一种可以同时吸引意识和无意识的手段。如此说来，隐喻是助长催眠式学习的基本工具。

　　正因为如此，艾瑞克森利用了储备极为丰富的隐喻，它们都是从日常生活中得到的。可以看出，这些隐喻很多来自童年的认知和体验，孩子的方式在功能上更接近于无意识，这也是艾瑞克森在催眠工作中努力想要助长的。他喜欢用来自他亲身体验的例子，因为他最了解它们，他确信的感觉可以帮助患者调动他们内心相似的体验。他的隐喻常常会吸引（或扰动）患者意识心理的注意，与此同时通知无意识。意识心理并不知道怎样去做某些事情。这就是为什么有人要治疗的原因。个体的无意识才确实具有完成工作所需要的资源。隐喻经常是调动这些无意识资源的一种有效途径。

期待和放弃先入为主

E：你有什么问题吗？

S：我有两个问题，但我可以稍后问它们。

E：现在就问它们。

S：我还是不清楚昨天你把我导入催眠时，为什么不再接再厉。这不清楚。

你说你想让我体验它还是什么事情？

我知道一个催眠治疗师应该体验一下催眠，但在我的脑海中，我不清楚你在做什么，

而或许对我来说，知道了也不重要。

  E：你永远不要完全让你的观众满意。你就是要让他们希望得到更多。这便是这里正在发生的。她正在问："你为什么不对我多做一些？"这给他们留下他们真的想要更多的印象。

  R：你已经诱发了某种情境，使得她正在向你要求更多，这样便会突破她某些先入为主的偏见。她最终承认"或许对我来说，知道了也不重要"，这个事实，是在暗示她可能放弃她对意识心理的某些依赖。

分离意识和无意识：依靠无意识

E：我希望，当你的意识心理被其他事情塞满时，你的无意识心理可以自由地做些事情。

你可能并不知道你的无意识心理是多么地活跃，因为你太关心意识心理的活动了。

S：是的，这里是怎么回事。

我对我与L一起做什么感到好奇。

让她放松和聚精会神于不同的地方，这不能被认为是一种催眠吗？

E：这也是。

S：我认为只有好的被试才能做到。

E：你是说好的被试或富有经验的被试？你还有什么问题吗？

S：没有了。

E：此时，我正在努力使它变得明白易懂：通常我们有两套兴趣系统，无意识心理自然会有它自己的兴趣。

R：你正在精心指出意识和无意识兴趣的分别。

E：你不能使它太明显或太清晰，你必须依靠无意识。

催眠中手的接触

（S做好进入催眠的准备，但她的双手熟练地交叉在她的衣兜里。）

E：我发现一件非常重要的事情便是，不要让两手保持相互接触。至于手的接触会有怎样的影响，我并不知道。

（停顿）

现在，完全地进入。

（停顿）

E：俗话说"你必须同心协力"。当你的双手互相接触时，他们往往会握在一起。但你想要一种对刺激的开放性——而不是什么握在一起和拒绝之类的。

无意识学习

昨天你的无意识学到了很多东西。

（停顿）

它也学到了

我们可以

在

不妨碍个性的情况下

学习很多东西。

（停顿）

所有被试，

无论他们的老练程度如何

都不能断定他们能做

所有事情，

但是，

在他们个人的成长经历中

他们做到过。

（停顿）

我曾经在一个书橱中搜寻一本书

在印象中

在参考框架内

它的封面是红色的。

我找不到它。

我可以采用阅读所有每一本书的书名的方式去搜寻，

尽管我阅读了所有的书名，

但还是没能找到它。

书名没有任何意义，

因为我的参照是红色

而不是蓝色，而蓝色才是正确的颜色。

　　　E："昨天你的无意识学到了很多东西"。

　　　（在这里，艾瑞克森和罗西在讨论 K 女士的案例，她的主动性和意识心理贬低她的无意识在催眠中非常严重的"照字面反应"。她的照字面反应是如此地敏锐，甚至艾瑞克森医生都感觉甚为惊讶。这种照字面反应是无意识的一种"技能"，而 K 女士的意识心理却认为它是一个错误。）

　　　E：意识心理贬低无意识心理的技能，而你不能让这种贬低继续下去，因为意识认知引起的情绪会渗透到无意识中。

　　　R：你的意思是这种意识心理的消极定势会抑制无意识的潜能？

　　　E：无意识将会保护意识心理。

　　　R：你是说它会附合意识的偏见吗？

　　　E：它将试图用"如果你没做过什么，你不必感觉沮丧"去安抚意识心理。无意识不会说"尽管你不知道，但你肯定做过什么"。（例如，K女士完全的望文生义）。它不会以那种方式运行。它只是会说"你不必担心，因为你失败了"。

R：这就是无意识怎样保护意识心理吗？

E：无意识心理不是冒昧地告诉意识心理："你错了吗？"

R：那么它会怎么说呢？

E："你对此不必感觉难过"。所以你必须努力使意识心理得到这样一种印象："我只是认为我已经失败了"。

R：这就是你如何告诫意识心理的。

E：是的。对于K女士，我们不得不使她相信，我，艾瑞克森医生，我给她的指令失败了，但实际上，她完全照字面的反应在无意识部分是一种非常成功的催眠反应。

客观性：打破意识的参考框架

那在我身上已经发生过好多次了。

这似乎是真的，对其他人来说。

那些从没进入过催眠的其他人。

（停顿）

那么，为什么我没能在读书名时，就看到一本蓝色封面的书呢？

（停顿）

因为当我们非常清醒时，我们都有过这种视而不见的能力，

在催眠状态，

这种能力可以随时被召唤出来。

（停顿）

E：这说明了意识定势对正确认知的偏见性影响。

R：你在用所有这些例子告诉S"放弃意识偏见和定势"。

E：不要让意识参考框架挡住你的视野。

（在这里，艾瑞克森举了很多日常生活中的例子，去说明意识定势，

如有色眼镜等，如何不断干扰对事物的客观知觉。什么是客观知觉？从很多不同的视角去看，以得到一幅全面的图像。）

负性幻觉训练

过去曾有很多时间，当时你并没看见就在眼前的东西；

你没有感觉到可以被感觉到的东西。

> R：现在，你正在转换暗示，这可以导致负性幻觉体验：看不见，听不到，或感觉不到。

利用日常经验引发催眠现象

这是一种非常常见的体验，

可以发展某种睡前状态，

早晨你从熟睡中醒来，不知道自己在哪里。

每个人都有这种似曾相识的体验。

（停顿）

那些以前已经见过某些事情的人，认为那些事情如同真的已经在他们身上发生过。

听到某些你以前并未真正听过的事情，

有某个地方，你从来没去过，

但认为你曾到过那里。

每个人都有这种经验。

改变一个熟悉的经验

使之变成陌生的，

不认识那些

原本熟悉的东西，

不认识某个地方，

某个声音，

某些感觉。

在催眠中

你利用

那些过去的知识。

R：现在，你回顾了大量非常常见的日常生活经验，去引发某种似乎可信的催眠现象。这种记忆幻觉体验是一个很好的比喻，它可以唤起通往正性幻觉体验的联结途径。所以你用所有可能出现的感觉形式，精心并列了负性幻觉和正性幻觉两方面的可能性。这全部是非常开放的，表明你将接受和赞同她所乐意产生的所有催眠体验。

E：是的。

心理的客观性来自多个视角

最令人陶醉的体验之一

孩子们可以演示的——

并且是他们常常做的——

就是

弯下身子从两腿之间向后看这个世界，

（停顿）

因为这个世界太奇怪了。

有些人还记得做这个。

（停顿）

多数人不记得了。

（停顿）

记忆有太多次地

被发现是错误的，

当它们其实是正确的时候。

那是由于这个人的变化未被认识到。

E：这是一种非常重要的经验。在心理治疗中，你必须上下左右从不同角度去看问题。

R：以便突破你的意识定势。

E：你必须像是坐在一个高于你患者的位置上去看他。你也必须从一个更低的位置去看他。你需要从这个房间的另一边去看他。因为你从不同的视角总是会得到不同的画面。只有通过对患者所进行的这种全面观察，你才能得到一些客观性。

R：所有这些不同的观点汇总成一种更全面的客观性。

E：传统精神分析的缺点之一便是：你只有一种视野，在患者左后"18英寸"。那是一种非常模式化的东西。

知觉和反应的可塑性：通过打破意识定势助长变化

作为例子，

我可以援引个人在成长过程中的知觉变化。

（停顿）

当我上完大学回到农场时，

我发现炉子异乎寻常地变小了。

（停顿）

我还记得，当初我是怎样不得不踮起脚尖

才能达到暖箱的高度。

我儿子艾伦从华盛顿回来，

走遍这个屋子的所有房间，

评论道，

"我确信这些房间已经缩小到不能再小了。

它们太小了，

实在太小了。"

（停顿）

（艾瑞克森举了另外一个例子，当时描述了他的一个女儿还是婴儿时，她从她的婴儿床向上看，学会了把他的头与天花板联系起来，在后来的某个场合，当她以更接近他的真实大小看他时，这种联系引发了困惑。）

E：在催眠体验中，

你不要试图纠正你的记忆。

你只是接受它们

不用自动地纠正。

我观察过婴儿的感知觉发展。

他们从看见有人站在婴儿床边开始

直到有一天

在不用言语表达的情况下，

他们开始知道有两个人。

要花些时间去区分爸爸和妈妈。

还要花更多的时间去区分哥哥或妈妈，并且认出这三个人。

    E：这里点明了孩子的参考框架。

    R：这全部都是在训练 S 放弃她的意识定势，突破她的意识框架，为改变做好准备。

    E：我想让她知道她有许多许多僵化的定势。每个人都有。

    R：所以，这是你试图在开始时让每个患者都了解的基本知识。你试图通过谈论感知觉和行为等的可塑性去软化他们的僵硬。

    E：没错。你设法让这个人知道。有僵化的定势并不是什么错误。但如果你想在某种程度上改变自己，你必须不加掩饰地意识到你确实有些定势，并且最好有更丰富多样的定势。

    R：这样，你就会有更宽的反应范围。

    （艾瑞克森在这里介绍了几个临床案例，说明他是怎样渐渐突破患者意识定势的约束，使他们逐渐开始对他们的身体进行更为充分的自我探索，等等。）（Haley, 1973; Rossi, 1973b）。

不做可以助长早期记忆和年龄退行

你有那些成年生活中的知识，

你可以修正它们，

（停顿）

但并不是真的有必要修正它们。

它们应该受到欣赏。

一个孩子看见一根正在走着的

树棍。

（停顿）

作为成年人，她仍然表现出对那根走着的树棍的惊讶，它实际上是一条蛇。

应用催眠术的心理治疗，

非常看重过去记忆的

原初性

没有任何必要去修正它们。

因为你会想要知道它们的本来面目是什么。

（停顿）

我们学着去认识那些独特的记忆，

不带任何修正。

然后，你有机会去评估，

去评价

某种整体认知的组成部分。

你遇到某个人，

并且完全毫无缘由地不喜欢这个人，

但你肯定有某种原因。

你有理由一朝被蛇咬十年怕井绳，

你有

理由把头埋在两腿之间看世界，

因为你按照

以前的记忆、学习，

从那个人身上看出了一些新的东西。

但作为成年人，你通常会修正这些记忆，

你只是说你完全无缘由地

不喜欢那个人。

（停顿）

我将举一些个人成长过程中的例子，

因为相比于其他例子，我对它们更熟悉一些。

有一次，当我走进房间时，我的儿子，兰斯，

那时是个小男孩，

他遇到一个问题。

他知道他不能看透砖墙。

他只能看透窗子。

但爸爸走进屋子

并且说："跟你说过不要玩桌子上的桌巾"。

当时他玩过桌巾，

并且他恰巧刚刚透过窗子看到我走近。

所以他仔细地重新摆放了桌巾，但他没摆在桌子的中央。

这样，他不知道我是怎样识破他的。

于是，他把我知道

他刚才玩桌巾的事

归因于我能看透砖墙。

（停顿）

就患者而言，

你没使自己想到成年人的认知。

也没用成年人的认知看待反应。

（停顿）

> R：在这里，你通过不做（不需要修正早期记忆和童年记忆的失真）
> 暗示一种催眠现象（早期记忆），其结果，似乎轻松容易地让一个人处于
> 一种平静的催眠状态。这实际上是一种间接形式的年龄退行。你并不用

直接告诉她年龄退行。你只是通过提到孩子看这个世界所用的不同方式，你希望真实地唤起她早年的感知模式，并进而助长真正的年龄退行。

E：没错。

作为间接暗示的问话：消除疑惑并卸载阻抗

你认为

你愿意

多长时间之后

睁开眼睛

看不见你的手？

E：这个问题真正是在做什么？把它拆成单独的句子：

1. 你将睁开眼睛。

2. 你会看见。

3. 你将看不见某些东西。

实际上，那些都是指令。

R：但它们被以问话的形式表述得如同既成事实。

E：是的。它被表述为一种问话，但它真正所问的问题是"什么时候你会去做？"你正在消除在时间问题上的所有疑问。那是唯一可以被怀疑的事情。其他的都是事实。

R：你采用问话方式全部做到了，这种方式我称之为隐含式指令。

E：是的。心理治疗中的常见错误是给患者指令，却未意识到可能受到怀疑。

R：在我们的社会交往里，我们常常会怀疑和检验施加给我们的每一个暗示。这或许就是所谓阻抗的社会基础。或许这就是为什么弗洛伊德要对阻抗讨论这么多的原因。传统的治疗师并不知道怎样像你在这里说明的那样，以一种可以自动卸载阻抗的方式给出指令。你总是用你表达事情的方式，去卸载阻抗，消除怀疑。

有助于产生负性幻觉的有效暗示

过去有很多时间，你没看见你的手

即使它们在你的直接视线之内。

（停顿）

成年人可以学会看见

在直接视线之内的东西。

而你也学会了

看不见你的手，

即使它们在直接视线之内。

（停顿）

E：现在，我把这个问题绑定到一种真实的情况上："过去有很多时间，你没看见你的手"。

R：你通过把它与过去常见的感知觉体验并列，使这个暗示产生更好的效果。

E：有多少次，我们并没有看见"不可能看不见"的东西？

R：当我在看我正在你面前拿着的这个麦克风时，我意识到我刚才并没看见我拿着它的那只手。

E：没错！以此为生的魔术师不在此列。他利用了你的能力，让你看不见他正在做什么。

意识和无意识，逻辑式沟通和体验式沟通

（在这里，艾瑞克森举了另一个相当复杂的例子，说明因视角不同，成年人和孩子对相同现象的记忆是多么地不同。因此，我们发现人们常常有两套记忆，而患者有时会把它们弄混。）

E：在心理治疗中，你要学会弄清楚各种事情之所以不同的原因。

（停顿）

我将暗示你睁开眼睛，并且保持眼睛睁着，却觉得

什么也没看见。

（停顿）

（S睁开眼睛，重新调整身体。）

　　R：这样，把你的暗示绑定到他们曾有过的无可否认的体验上，这是种好方法。这可以让你的暗示更好地发挥效用。你正在试图用这些在日常生活中得到验证的比喻，去说服意识还是无意识？

　　E：无意识对所有这些事情都知道！

　　R：你是在告诉无意识，比喻利用了什么心理机制。

　　E：是的。

　　R：与此同时，比喻的逻辑铭刻到意识心理。你是这个意思吗？

　　E：逻辑对意识心理有吸引力，而无意识只相信体验性知识。

　　R：所以，你既是在对意识心理的逻辑讲，也是在对无意识心理的体验讲。

　　E：意识理解它的逻辑，而无意识领会现实。

　　R：这里的现实是什么意思？

　　E：你刚才看见麦克风而不见你的手，这正好是一种证明。

　　R：无意识从具体的体验中认识现实。

　　E：是的。

　　R：S睁开眼睛从催眠中醒来时，她的两手放在一起搓了搓，这是她重新调整她身体的典型动作之一，但她并没有说明她实际上有没有看到它们。在隐含式暗示作用下，我们可以认为她没看见她的手，因为她当时正在非常聚精会神地讲述她的早期记忆。你没告诉她醒来，但在她的案例中，眼睛睁开和催眠结束的联结，比你暗示她可以睁开眼睛并保持在催眠中什么也看不见要强有力得多。

催眠的主观体验：真正的年龄退行、超强回忆和遗忘

S：我有过一段经历

当时我其实才一岁大，从婴儿床向上看。

有一段从三岁时就有的经历，当时我正在从杯子里喝水，水溅到我左手上。

我正在考虑我那时产生的感觉。它很像与爱丽丝有关的一首歌"她有3米高"，

并且我害怕去取杯水，在她面前我不得不弯下腰，因为我太高了。

E：而即便如此

你也可以不带害怕的感觉去做。

S：是的，它像是不真实的，

好像我刚吃了一些迷幻蘑菇。

我认为你看事情会有所不同。当我作为孩子试图踩着高跷走时，那种想法在我脑海中闪过。

用了整整一个下午，它们终于踩上去了。

E：那么你看东西

非常高？

S：它们是！那些高跷比我的头还高。

（随着S叙述催眠体验期间她回忆起的许多记忆，这次晤谈结束。）

关于在这一点上她的内心体验，S医生后来写了下面的话：

"当我后来读到我的话时，我被弄糊涂了，因为我只能回忆起开始的部分，当时我描述我自己就是在婴儿床里。我记得那种体验，仿佛我确实很小，正在向上望着这个大大的世界（真正的年龄退行）。现在我已经忘了三岁时的事情，而且最后一件事不像我所回忆的那样。在这里，我想起来的是，催眠工作之后，我很渴，想到另一个房间找水喝。但是，我似乎不能调动我自己。我不能拿起椅子边上的那杯水。某种程度上，我还是梦游仙境的爱丽丝，有3米高，所以我担心我还不得不弯腰通过门口，而这样会让我晕头转向"。

"我的解释是，当我开始描述这些催眠事件时，我一定又进到了催眠状态。我记得我穿着一套带有长长蝴蝶袖的连衣裙。我的手腕弯曲在椅子扶手末端的上方，并被我的袖子盖着。这与我平时把它们放在大腿间

的习惯不一致。很明显，因为我有印象，我不能拿起杯子，所以我肯定（以某种复杂的表情）在跟随看不见我手的暗示（我想不起来）"。

"那便是一种无意识！"

R：对于 S 来说，这是一种难以置信的成功的催眠体验。她设法放弃某些受限的意识心理定势，所以她产生一种似乎真正的年龄退行，退行中她体验到她自己在一个婴儿床里，并确实用孩子的目光在看这个世界。她体验到了超强回忆（对早期记忆的全面回忆），并且自相矛盾的是，她还体验到某种遗忘（她忘记了某些催眠事件）。她承认她怎样以她自己的独特方式跟随你的暗示，设法看不见她的手，并且这怎样使她不能动弹，所以她拿不起一杯水。你试图引起某种负性幻觉，让她的手"当它们在直接视线之内时"不被看见。但显然她的无意识只能通过在这个时间把双手固定在她的视野之外，设法做到看不见它们。这真令人陶醉，能目睹她的独特做法：她很有创意地让她的手不能动，这比在当时的情况下看不见更容易些。对将来的催眠工作最有意义的是，她真的承认了无意识的现实性！

消除和卸载阻抗

在实际临床工作中，我们发现"阻抗"常常意味着患者陷入了几种联结和体验模式中，它们干扰了新的学习机会。因此我们往往把阻抗看作妨碍新体验的错误的心理定势。阻抗并不需要总是被理解为精神分析观念中由深层无意识力量不断维持的某种东西。相反，阻抗可以是一种相当简单的刚愎自用的态度，它阻止人们利用他们自己的能力。

艾瑞克森已经发展出很多途径，用来消除和卸载阻抗，它们看上去似乎幽默、聪明和肤浅。然而，这些方法可以帮助患者在相对较短的时间里避开他们自己的"心理障碍"，获得自由。

在一个典型案例中，一名好斗的患者，他很容易进入某种狂躁的情境，

"我需要心理治疗，而我确信我不可能被催眠"。有一次，艾瑞克森恰巧在治疗室里有三把空椅子，他便开始如下的诱导：

E：当然，有可能你会被催眠。

（停顿）

艾瑞克森开门见山地提到这种催眠的"可能性"。

更有可能你不会被催眠。

然后，他通过他的公开承认和对患者消极态度的接受，强化或增加对这种"正向可能性"的接受。患者立刻感觉到被尊重，并建立起一种积极的融洽关系。

那么，让我们试试这把椅子。

这是在暗示：能否进入催眠的问题与使用哪把椅子有关。

如果你在这把椅子上失败了，你进入催眠的可能性仍然存在。

这给患者一个失败的机会，这样也是对他"不能被催眠"的观点的一次证明。这开始的失败允许患者"消耗"和卸载他的阻抗。

（患者在这三把椅子上都没进入催眠。他最后在第四把椅子上体验到了一种令人满意的催眠。由于上面的隐含式暗示方式把阻抗从患者身上置换到座位安排的细节等方面上，他的每次失败，都要"消耗"他一部分阻抗，直到催眠成为必然。）

艾瑞克森会用各种努力（例如，改变椅子的方向，移动他的椅子，改变诱导步骤）有代表性地稍微改变这种程序，去寻找可以让患者最满意的一种。

另一种消除和卸载阻抗的手段，是通过游戏和看似无关但幽默的挑战，治疗师借此有效地唤起阻抗，然后以卸载阻抗收尾。

有个例子，说你有一大堆弹珠，其中只有一颗是纯色的。你告诉一个孩子，你将在纸上写下他会选哪颗。你认为你将预知并迫使这个孩子接受你的选择。这孩子接受这个挑战，并认为你无法预测他的选择。然后，你开始描述他可能选择的各种弹珠：带白条纹的蓝色弹珠，棕白相间的弹珠，等等。他听到你以某种看似随机的方式在描述所有这些弹珠。

他没有注意到你总是选择带颜色组合的。经由挑选没有颜色组合的弹珠——纯色的弹珠，他便可以避开被你猜中，而这恰好是你预先写下的他最终的选择。

在这种情况下，你通过说"我能预知你的选择"来创造阻抗。你给他的印象是，你咬定他将会选择你提到的颜色组合之一，但他通过选择一个单色弹珠来打破你的预测，而这正是你在写下它时事先预测到的。那个孩子并不知道你是怎么做到的，却认为肯定有某种真正的原因让你能够预测到他的选择。这个孩子现在非常好奇，并愿意听取你要对他说的其他事情。

同样的程序可用于处理成年人的阻抗。你看着你治疗室的书橱，并说你可以猜中患者会选哪本书。然后你描述所有各种可能的选择：带有明亮印花的黑色的书，或者那些相反的，多种颜色装订的，奇特尺寸的，以及其他各种各样的书。刚好某一本书，你刻意避免提到。患者一定会抗拒你所提到的所有可能性，并且会选你没提到的那本。患者因发现你在游戏开始前已经写下了他们的选择而感到惊喜。他们的阻抗往往会留在书橱上，他们现在剩下的只是开放，并对你接下来会做什么感到好奇。随着整个程序被低调地做完，一种有趣的亲和感便会得到增强。当然，要避免与成年人进行任何严肃的挑战。如果治疗师没能猜中患者所选的那本书，这也不算什么损失。患者现在"稍占上风"，感觉更加放松，他现在会感觉欠治疗师点什么，并会通过进入催眠等方式为治疗师挽回面子。阻抗已在游戏中被卸载，患者现在已做好了治疗工作准备。

艾瑞克森消除怀疑和卸载阻抗的尝试，对心理治疗来说是一种独特的贡献。很显然，这种方式可被有效地应用于任何形式的治疗，用精心的考虑帮助患者绕过他自己的习得性限制，达到一种新的状态。

艾瑞克森举了另一个例子，说明在非常普通的治疗情境中，他如何一步步地消除怀疑和卸载阻抗，所述如下：

E：一个女性患者来找我，她带着一大堆怀疑，她不知道她能告诉我多少事情。于是我说"好吧，隐瞒住所有对于告诉我你可能有所怀疑的事情"。

　　R：这样立刻在她心里调动起了她可以说的所有可能的事情。

　　E：是的，一个小时结束时，她告诉了我所有事情，因为一旦她告诉我一件事情，便会引出下一件。最终她发现她曾有的能告诉我多少的怀疑不复存在了。精神分析师来处理这种阻抗可能要用好几年。

　　R：无论你什么时候给出重要指令，你都试着提供一根避雷针去卸载他们的阻抗。

　　E：不用把那种阻抗的意识带到前景中。你当然不想让你的患者去考虑阻抗。

　　R：你在他们甚至还没有意识到阻抗正在发生的情况下，便卸载了它。

　　E：把这种做法怀疑为操纵，如同因你适当的调味而把食物描述为被操纵一样，都是错误的。

　　要更深入地理解艾瑞克森卸载否定和阻抗的方式，就要观察和分析他把患者的"不"从治疗情境中赶走，并逐步把它转换为"是"的过程。对有阻抗的患者（在这里，"阻抗"意味着缺少了解；由于缺少了解，人们通常会在预期有伤害时，产生抗拒），他有时通过说"你并不像看起来的那么难以理解，是吗？"当然患者会说"不①"。然后艾瑞克森继续问一系列问题，它们会引起对远离治疗情境的事情一种"不"的回答。这个过程让患者有机会在远离治疗情境的情况下消解和卸载他们的阻抗。然后，艾瑞克森继续问一些与治疗情境有关的会引起"是"的回答的问题（例如，"在那把椅子上，你能如你所能做到的那样感觉舒服吗？"）

　　随后，这种"是"的回应被扩展到更大的范围，远超出患者所能意识到的。例如，某一个关于舒服的问题，并不能使患者相信治疗师在关心他们的舒适和安宁。但一连串关于舒服的问题，便会通过患者的联结过程，开始扩展开来。例如，现在这种可能的舒服便开始与患者的困难或挣扎着想要表达

---

① 这里的"不"是英语的习惯回答："不，我不是那么难以了解"；汉语的习惯回答应是："是的，我不是那么难以了解"。——译者注

的创伤素材联结起来。

显然，艾瑞克森在用一种*过程取向*去转变与治疗情境不相宜的*阻抗和*"不"，并把*舒适和"是"*带到治疗情境中。其实，"不"和"是"的具体内容是无关紧要的。不管什么主题，只要"是"的表达就会延伸进一步的合作。

通过仔细反思，便会发现，这种*过程*取向在艾瑞克森式治疗途径中经常是更为突出的，超过了他对*内容*的关心。例如，在诱导催眠过程中，他利用混乱的*过程*去弱化意识，混乱的实际主题或内容无关紧要。在训练催眠被试的过程中，重要的是体验的过程，其次是一系列催眠现象，而不是特定催眠现象的内容。在助长治疗的过程中，重要的是获得某种显而易见的改善过程，哪怕这种改善只是一个开头，离患者最紧迫的问题内容还有很远。内容当然重要，但它的重要性通常体现为一块敲门砖，用以敲开可推动治疗过程的患者的注意和联结结构之门。

消除疑问和阻抗的练习

1. *消除日常生活中的阻抗*。想象某些场合，你坚决反对某种东西，尽管如此，你却惊讶地发现你自己还是会附合它。你可能随后会批评自己"妥协""屈服"或"意志薄弱"。但实际上，你或许是被困在某种情境中了，此时你的阻抗被其他人或环境有意无意地消除了。你能回忆起你"屈服"时的感觉吗？你能找到你的阻抗是怎样被消除的心理动力吗？你能设计出在心理治疗情境中你可以怎样利用这个消除阻抗的例子吗？

2. 把在日常生活和心理治疗中消除怀疑和卸载阻抗的实例记录下来。当你有了足够的实例，试着制定一些大体设想，事关消除怀疑和卸载阻抗的心理动力。现在，你能设计出一种心理学实验来测试你的设想的有效性吗？发表你的结果。

多层面沟通：类比、双关、隐喻、笑话和俗语

艾瑞克森喜好的类比式沟通，在这里被解释为意识和无意识两个层面的沟通。类比的逻辑可引起意识心理的注意，并突破它的某些限制性定势。当类比也指向根深蒂固的深层（自动的并因而在功能上是无意识的）联结、心理机制和习得性反应模式时，它往往会激活这些内部反应并使它们可用于问题解决。类比所形成的暗示是一种如此有力而间接的双重途径，它在意识和无意识之间起着中介作用。由于它们固有的重要性，适当的类比可引起意识心理的注意，同时经由很多联结过程，调动无意识资源。

作者（Erickson and Rossi, 1976）已经依据詹金斯的词语联想语境理论讨论过多层面沟通。类比、双关、隐喻、笑话、俗语都可被理解为，在可以首先被意识消化的表浅层面上，提供某种平常的语境。单个单词和短语经常相互连结成那种综合的语境，但是，它们都有不属于这个语境的、它们自己个别的字面上的联结。当然，这些个别的字面上的联结，在意识试图领会这种综合语境的过程中，常常被从意识心理中压抑和排除出去。但是，这种被压抑的联结在无意识中还存在，在催眠的特殊情形中解离和字面意义被增强，它们在助长令意识心理惊讶的敏感反应方面，发挥着重要的作用。

这种情形可由类比来解释清楚。成年读者经常在揣摩作者的意思。在一定范围内，使用什么特别的句子或词语真的无所谓。许多不同的句子和词语组合可被用来表达相同的意思。被注册到意识心理的是意义和这种综合语境，而所用的特定的句子或单词落入了无意识或被"遗忘"了。同样，单词"reads"，它表达的是这整个单词的意思，而不是用来组成这个单词的特定字母。这些字母的综合语境注册为一个单词的意识含义，而不是每个字母的个别联结。为了理解这种现象，詹金斯（1974）总结过在词语联想、事件识别、信息集成和记忆领域把重点放在语境意义上的最近的实验工作数据。在任何谈话或用文字进行表达的现象中，通常是综合语境确立了要表达的意思，而

不是诸多个构造单元形成谈话。

当然，这方面一个明显的例外，是在双关、典故和各类语言笑话中，笑点取决于对单词和短语字面上的或个别的词语联结，它们一开始就吸引了意识的注意。语言笑话取决于字面的或个别的联结，它们通常是被压抑的。

同样，艾瑞克森的双层面沟通利用综合语境吸引意识心理的注意，同时上下文中的单词、短语或句子的个别联结被注册进无意识，它们可以在那里发挥作用。从这个角度看，艾瑞克森的散布其间技术（1966）是最清晰的双层面沟通的例子，在这种沟通中，让某一特定患者感兴趣的主题事件被当作某种综合语境加以利用，以锁定意识心理的注意，同时散布其间暗示在无意识层面被接收到，并发挥作用。

艾瑞克森已经创造出大量其他技术，用以激活单词、短语或句子个别的、字面的或无意识的联结，它们往往被浸没在更综合的语境中。例如，把那些令人震惊的、令人惊讶的、不可思议的、非逻辑推论的、对平常意识语境太难或无法理解的短语倒置，这往往都会在瞬间弱化患者的意识定势，并在无意识层面激活一种搜索，它将会找到以前被压抑的那些字面的和个别的联结。当艾瑞克森用很多具有一般个别联结的单词、短语或句子，使这种综合语境超载时，那些联结（散布其间暗示）便会在无意识层面取得支配地位，直到它们最终溢出到意识层面，成为一种让意识心理感到惊讶的敏感反应。意识心理感到惊讶，是因为它收到一种来自它自己内部而它却不能解释的反应。于是这种反应便被描述为"在没有被试意识意向干扰的情况下，完全由它自己发生的；这种反应似乎是无意识的或催眠性的"。

类比和隐喻以及笑话可被认为是通过相同的机制在发挥其强大功效，它们都是激活无意识联结模式和反应倾向，使它们突然集结－配对，给意识心理提供一种似乎"全新的"资料或行为反应。

暗示的微观心理动力

　　一旦艾瑞克森用挑起兴趣（例如，理想情况下，处理患者问题的可能性）的问话或综合语境吸引和聚焦了患者的注意力，他就会接着采用很多旨在弱化意识定势的方法。这时，我们的意思并不是说，就进入睡眠而言，存在某种意识的丧失；我们不是在用睡眠情形混淆催眠。在催眠中，患者的注意焦点减少到仅有的几处内部现实；意识心理已经被吸引和聚焦到一个相对狭窄的注意框架中，而不是像在我们平常意识更典型的一般现实定向（Shor, 1959）中那样，散布在一个广阔的区域里。当被吸引和聚焦在如此狭窄的框架中时，意识心理处于一种不稳定的平衡状态，它可以通过转移、变换或相对容易的绕道而得到"弱化"。

　　艾瑞克森认为临床诱导的目的应该是聚焦注意于患者内部，并改变个体的某些习惯运行模式。由于患者平常参考框架的限制，他们平时的日常意识不能处理某些内外部的现实情况，这样，他们便认为他们有了"问题"。于是，弱化患者平时的日常意识，就成了一种弱化他们某些方面个人限制的方法，它是一种消除个体习惯反应模式自动化的方法，这样，解离和许多与之相伴的经典催眠现象（例如，年龄退行、遗忘、感知觉扭曲、类僵，等等。）可以以一种完全自动的方式，经常被呈现出来（Erickson and Rossi, 1975）。弱化个体平常清醒模式的限制，便打开了这样一种可能性：为寻求个体内部的创造性解决方案，新的联结组合和心智能力可以不断得以形成。

　　艾瑞克森弱化意识定势的方法非常巧妙并到处渗透，他采用某种方式，使他的这些方法由实际诱导过程和暗示交织而成，这样，即使有人研究他话语的文字记录，它们一般也难以被认出。为了让它们更清晰可见，我们已在表1中列示了诱导和暗示的微观心理动力，像是：（1）吸引注意力；（2）弱化意识定势；（3）无意识搜索；（4）无意识加工；（5）催眠性反应。我们也列举了艾瑞克森助长每个步骤的方法。这些方法的大多数在本书中得到了说明，并且在其他地方（Erickson and Rossi, 1974; Erickson and Rossi, 1975; Haley, 1967; Rossi, 1973）有更详细的讨论。出于分析的目的，尽管我们可能在表1中把这些过程列示为按顺序排列的几个阶段，但它们通常是作为一个同时发生的过程在发挥作用。因此，为了把这些过程从以前所概述的诱导和中介变量（Barber and DeMoor, 1972）更宽泛的心理动力中区分开，我们把我们的这一种命名为"微观心理动力"。当我们成功吸引了注意力，我们自动把注意焦点窄化到个体平常参考框架易被弱化的薄弱之处。此时，便会出现一种无意识层面的自动搜索，去寻找新的联结，能够通过无意识进程的累积效应，重新建构更牢固的参考框架。所以，表1中的顺序和标题有一定程度的任意性，我们在标题下面分配一些艾瑞克森所用的方法。我们可以从一个有趣的故事或双关语开始，也可以从一种震惊、惊奇或某种正式的催眠诱导开始。但是，一旦前三列中的情况被治疗师启动起来，患者自己独特的无意识心理动力便会自动地执行后两列中的过程。

大量最令人感兴趣的艾瑞克森式助长催眠反应的方法被列示在表1的第3列中。所有这些方法都是为了引发一种无意识层面的搜索。典故、双关、隐喻、隐含式暗示等，通常都会立刻被意识领会到。一个人在"得到"一个笑话之前，会有短暂的延迟，在某种程度上，那就是这个笑话的味道所在。在那种延迟期间，在无意识层面（第4列）明显有一个搜索和加工过程，它们最终加到一起，向意识提供新的感觉资料，这样它才能形成笑话。第3列所列的所有方法都是沟通的策略，它们开启一种搜索，去寻找新的联结组合和心理过程，使它们能够在日常生活和催眠状态中给意识提供有用的结果。第2和第3列所列的催眠形式也是艾瑞克森间接暗示途径的精华。对这些途径的研究可被视为语用论科学——符号和符号使用者之间的关系——的一个贡献（Watzlawick, Beavin, and Jackson, 1967）。艾瑞克森唤起催眠反应，依靠的就是对这种沟通形式的熟练运用，而不是暗示性亢进本身。

第一章中可以看到，当艾瑞克森把治疗性催眠当作一种特殊状态（减少注意焦点）来进行考虑时，他并不认为暗示性亢进是这种催眠的必要特征（Erickson, 1932），认识到这一点是很重要的。就是说，那仅仅是因为患者在

表 1　催眠诱导和暗示的微观心理动力

(1) 吸引注意力	(2) 弱化意识定势	(3) 无意识搜索	(4) 无意识加工	(5) 催眠性反应
1.刺激、有趣、迷人的故事。 2.标准的视觉固定。 3.手势法。 4.想象和可视化途径。 5.手的飘浮。 6.放松及各种形式的内部感觉、知觉或情感体验。 等等。	1.震惊、惊奇、不切实际和非同寻常的事。 2.转变参考框架，消除怀疑、阻抗和障碍。 3.转移注意。 4.解离和失衡。 5.认知超载。 6.混乱、非逻辑推论。 7.悖论。 8.制约和双重制约。 9.声音动力特征等方面的条件反射。 10.建构的遗忘。 11.不做、不知道。 12.失能、否定、怀疑。 等等。	1.典故、双关、笑话。 2.隐喻、类比、俗语。 3.隐含式暗示。 4.隐含式指令。 5.意念动力信号。 6.开启探索定势的话语。 7.需要无意识探索的问题和任务。 8.伴随治疗师期望态度的停顿。 9.开放式暗示。 10.涵盖了一类反应所有可能性。 11.复合语句。 12.文本间暗示线索和暗示。 等等。	1.总结： a) 散布其间暗示。 b) 字面上的联结。 c) 个别的联结。 d) 多义词。 2.自动的感知觉过程。 3.弗洛伊德的初级心理过程。 4.人格防御机制。 5.蔡格尼克记忆效应。 等等。	"体验为催眠性的或完全由它自己发生的内容全新的行为反应。"

体验催眠，它并不意味着他们将要接受和执行治疗师的直接暗示。这是造成催眠治疗失败的一个重要错觉，过去，它已经使很多临床工作者感到挫败和灰心，并且也肯定妨碍过在实验室中对催眠所进行的科学探索。治疗性催眠是一种特殊状态，它增进了咨访关系，并把患者的注意力聚焦于几处内部现实上，*催眠并不能确保对暗示的接受*。艾瑞克森依靠第3列所列示的沟通策

略，在某个方向上唤起、动员和调动患者的联结过程和心智能力，以便*不时地*达到某个治疗性目标。他认为，催眠性暗示实际上是这样一个过程，它以超出其平常自我控制范围的方式，引发和*利用*患者自己的心理过程。如果能够发现，无论一个特定患者已经具有的、可被动员、泛化、置换和变形以实现特定"催眠性"现象和治疗目标的联结和心智能力是什么，其他治疗师和研究者也能经由仔细地利用它们而产生更可靠的效果，那么这种*催眠暗示的利用理论*便可以得到验证。

在治疗性催眠情境中，对无意识过程的成功利用引起某种自发的反应，患者惊奇地发现他们自己面临一种新的证据和表现（第5列）（表明是催眠性反应）。但是，这种相同的情境明显表现在日常生活中，表现在注意力被某个问题，或某种令人吃惊的、非同寻常的体验，或任何能够抓住患者兴趣的事情锁定的任何时间里。在这种时刻，人们体验到平时的日常恍惚，他们往往目不转睛（朝向右方还是左方取决于大脑两半球哪个占优势（Baken, 1969; Hilgard and Hilgard, 1975））；并呈现"出神"或"茫然"的表情；他们的眼睛实际上也可能闭上；他们的身体常常静止不动（一种类僵形式），某些反射活动（如吞咽、呼吸）会慢下来，这时的被试似乎对所处情境出现了暂时性遗忘，直到他们在无意识层面完成他们对将重建其平常现实定向的新的观念、反应或参考框架的内部探索。我们假设，在日常生活中，意识是一种连续状态，它在平常的现实定向和表1所列的暂时的微动力催眠之间不断地流动变化。实际上，训练有素的催眠治疗师能够深刻地意识到这些心理动力及其反应表现。催眠体验和催眠治疗只是延伸和利用了这些平时的心理过程。意识的变动状态——此时，注意力被吸引，其结果是，在药物、感觉剥夺、冥想、生物反馈或诸如此类手段的帮助下，狭窄的参考框架被打碎、替换或改变——在本质上遵从同样的模式，但在不同阶段有不同重点。这样，我们可以把表1看作一种通用范式，可用来理解变动意识状态的起源和微观心理动力过程及其对反应的影响。

类比、双关和隐喻的练习

1. 创作让意识心理感兴趣并能吸引其注意的类比和隐喻，同时激活无意识运行的习惯模式，使之可被用于助长所有经典催眠现象。

2. 针对某一特定患者的问题，设计治疗方法时，利用包含以下内容的双关、类比、隐喻和俗语：

　　　a. 一个直接要求，符合个体的长远利益。

　　　b. 经由患者内心可以助长治疗性目标的习惯联结运行模式直接激活。

要注意的是，这种类比在或不在催眠状态中都是有效的。当然，在催眠状态中，类比可被认为是助长期望反应的特殊工具。

第七章
间接条件反射式闭眼诱导

艾瑞克森在这次晤谈中继续处理 S 医生在学习体验催眠方面的主要问题：允许和信任无意识的运行模式。这是在我们崇尚理性至上的西方文化背景下，现代催眠治疗师必须学着处理的最典型的问题。正是这种理性和智能化心理的偏见和傲慢贬低了无意识的成就和可能性。意识心理喜欢相信它的自主权和力量。实际上，意识心理总是处于焦点位置，因而被限制在它瞬时焦点内的东西上。它不能同时处理所有事情，在我们生活的每一瞬间，我们都在依赖无意识过程（去调节每一件事情，从我们的血液化合到接下来的词语联想）。意识是相对近的进化产物。尽管我们会认为意识是进化发展的某种高级形式，但事实上，它在能力方面是非常不稳定的和有限的。

由于意识是当下被建构起来的，它的主要问题是它通常把每一件事都隔绝在它的瞬时焦点之外，并且，它往往只相信它自己瞬时的情绪和道理。如此说来，在我们作为个体的内部和与他人之间有如此多致命的冲突也就不足为奇。由于这些限制，就使得意识通过学着适当地适应无意识而得到扩展（意识得到提升）就变得非常重要。对艾瑞克森来说，这将意味着允许无意识有机会来做它自己的工作。治疗性催眠可被认为是无意识工作在某种程度上从有限的焦点和意识定势中得到解放的一种状态。一旦无意识心理做了它自己的工作，意识心理可以在生活的不同时刻和设置（环境）中，适当地接受和聚焦无意识的工作成果。无意识是制造商，而意识是消费者，催眠是两者之间的中介。

艾瑞克森从那些往往会扰乱和弱化意识心理的评述开始本次晤谈。然后，他示范了另一种以闭眼为条件的间接诱导方式。他强调需要仔细观察经一个扩展程序进行的催眠诱导。在这次晤谈的评论中，特别有意义的是那些例子，它们呈现了艾瑞克森在催眠工作中处理大量疑难问题时的非凡洞察力，那些问题包括心理混乱的来源，催眠中的"说谎"、催眠中暗示感受性的变化节奏、后催眠暗示、自动觉醒的处理、在催眠中保护被试的方式。

催眠诱导中的混乱

艾瑞克森从问S她今天想要达成什么目标开始此次晤谈。S提到她想要除去的一个疣，但不愿意提供任何她可能想要处理的个人问题。谈话断断续续进行了几分钟。然后，艾瑞克森悄悄地说，"很可能罗西医生正在留意些什么"。这是在示意罗西去注意S的眨眼反射正在开始自动慢下来。罗西不确定刚才发生了什么，但他知道艾瑞克森在告诉他要仔细观察S。S不自然地笑了，并问怎么回事。艾瑞克森向她保证她很快就会明白。短暂的停顿之后，艾瑞克森继续。

E：你认为你多快会知道？

S：我甚至不知道我该知道什么。我要准备什么？

（停顿）

我该知道些什么呢？

（停顿）

R：你经常使用这种方式，去示意某些事情正在发生而患者的意识却不了解。它往往会使患者感到困惑，它弱化了自我的主观控制感，建立起一种某些非同寻常的重大事情将要发生的高期待。她的反问清楚地显示，你用简单的话语"很可能罗西医生正在留意些什么"引起了她很大的混乱。

间接条件反射式闭眼诱导

E：现在出于某种特殊目的，我将说单数和双数。

S：你会告诉我吗？

E：最后会。

双数。

单数。

（停顿）

单数。

单数。

单数。

双数。

（停顿）

（S显然被艾瑞克森的单双数句子搞糊涂了。他正在以某种似乎意味深长的方式说话，但她不知道他的意思。集中一会儿注意力之后，她似乎放弃了，并沉浸在她自己中。）

E：你在她眨眼变慢时说"单数"，在变快时说"双数"。

R：你就这样说，她并不知道你在做什么？

E：是的。

R：这对她有什么作用？

E：她会无意识地连接。她从两次眨眼开始，一次快，一次慢。她无意识地注意到在慢眨眼之后我说"单数"。于是她停顿一下，然后慢眨眼三次。她做出一次稍快的眨眼并再次停顿。

R：这是一种诱导程序还是什么？

E：它是一种诱导程序，因为你正在合上眼皮。这是一种诱导眼皮合上的技术。

R：为什么要把眼皮合上？

E：因为它变成了一种条件反射式反应。如果每次你说"单数"时有一次慢眨眼，它就会与一种慢的感觉联系起来。

R：一旦你建立起这种联系，你只需说"单数"，眼皮就会眨得越来越慢，并最终闭上。这是不是你另一种巧妙的或间接的催眠诱导方式？它是一种有利于诱导的无意识的条件反射式反应吗？

E：是的。它是一种无意识的条件反射式诱导。

催眠深度的观察刻度

E：她正在1到100的刻度上前后摆动。

S：我通常不会眨眼这么多次。

E：现在她大约上升到15。

（停顿）

50

35，40

15，闭上。

（对罗西：现在我让那个过程延长了。我打断了它，这样，它能彻底地得以展现。平常你不用延长这个应用过程。这是给你机会在操作中去领会它。）

E：在1到100的刻度上，100代表最深的催眠状态。当你说"闭上"而她的眼睛闭上时，被试或许在10上。

R：当你说她上升到15、50等时，你是在利用你自己的主观刻度。当她上升到15时，我看到她的表情开始消失。在40时，我看到她更加平静。

E：在这里，当眼睛正在慢慢眨动着闭上时，我说"闭上"，这是为了让她的眼睛完全闭上。

催眠是体验性的而不是智力性的学习

现在，我知道S想要飘流。

（停顿）

现在，在那里，你看到意识心理认识一个有意义的词。过一会儿，她将让这种飘流保持在无意识中。

（停顿）

（对S）现在彻底搜索那些你真的想要的东西

为了多种不同的原因，

不仅是为了理解它们，

更是为了体验它们。

（停顿）

R："飘流"这个词，对S来说，可以产生一种似乎由自我意识中介的可视化的放松，因为它既明显又快速。当放松由无意识心理中介时，在某种程度上，它会更加微妙。她的意识把飘流工作看成她自己对于加深催眠的描述（见第一次晤谈的最后）。

E：现在，S一直在尝试获得一些对催眠的理性认识。她并没有意识到要学会游泳你必须进入水中去实际地体验它。关于游泳的理性书本知识无法教人学会游泳。她一直在试图进到催眠中去理解。但她首先应该进入水中。

R：当患者试图观察和理解时，它会妨碍通过体验让事情顺其自然发生的学习过程。在催眠中，需要的是体验，而不是理性研究。

散布其间暗示：针对意识和无意识心理的多层表述

因为你非常了解

那些现象

所以你可以让你自己的无意识心理

详细描述

任何你所希望的现象。

并且在任何方向上，

你应该把你无意识心理所能发现的东西都当作你自己的体验去对待。

E："详细描述（Elaborate）"作为一个单独的词，被另起一行，使之成为一个指令。

R：这个指令是什么？

E："所以你可以让你自己的无意识心理"，这是意识心理听到的许可式陈述。"尽情地去做"使它成为一个无意识听到的指令。这是一种散布其间技术。一个指令未引起什么注意已被给出了。

R：在这里，点缀性的词语是什么？

E：单词"详细描述（Elaborate）"。对这个词的强调使它从只是句中一个不同的词变成一个特定的词。

R：由于对单词"详细描述"的强调，无意识被给予了特定的指导和命令。

涵盖所有反应可能性以助长暗示

你的无意识心理可以决定，哪些部分

或哪些方面

的体验可以被罗西医生和我分享。

被一般意义上的其他人分享

被你与之工作的患者分享。

（停顿）

与你内心的其他人分享。

还有，你的认知属于你自己。

但是，对你来说，

用你以前从没想过的方式与其他人分享，这是可能的。

E：她想，"在知道我对罗西医生只了解到如此这般程度的情况下，我可以把这个与罗西医生分享吗？这个事情他能够忍受吗？这件事情他会感兴趣吗？"

R：这些陈述是一系列心理方面的常识，你在其中提到了所有反应可能性，这样，无论她做什么，你都让它与你和你的话语产生联结。对她来说，接受和跟随这些心理常识中的任何一个都是很容易的，但无论她选择什么，实际上都会把她置于某种情境，让她跟随你的话语从而增进她与你的融洽关系，也增进跟随你其他暗示的趋势。

用令人厌烦的事情弱化意识心理：一个间接暗示的例子

我将给你举个我个人的例子。

在学校里学习乘法表时，我的老师说"我不知道你在做什么，但你全都答对了"。我一直等到上了大学，才向我的老师解释我当时做了什么。

（停顿）

我有个儿子，他的老师说："现在我不知道你在你的数学课上做什么，但你的答案确实都对，所以，不管你在做什么，保持这样就行"。

他所不知道的原因

是我在上六年级的儿子在用对数。

这使那个老师感到迷惑。

这使我儿子感到困惑。

并且他得出一个结论，计算尺是孩子的玩物。

我送他到图书馆，去找一些可能让他感兴趣的书。

他找到一本对数书

并开始正式研究对数

而且试图把它们教给他的老师。

但他无法向他的老师解释对数，

并且后来他发现，教一个大学生学对数相当费事。

我告诉他我怎样做数学题。

他说：

"噢，很久以前我就试过了，但它们太简单了"。

当你用乘法表时，答案之间有种数字关系。如果你知道这些答案间的数字关系，如果你知道这些数学关系，你就知道所有的答案。

以乘数为7的表为例：

$7 \times 1 = 7$

$7 \times 2 = 14$

$7 \times 3 = 21$

$7 \times 4 = 28$

$7 \times 5 = 35$

$7 \times 6 = 42$

$7 \times 7 = 49$

$7 \times 8 = 56$

$7 \times 9 = 63$

如果你知道末位数字的连续关系，记住整个表就很容易。

R：这时候，S处于浅催眠状态，那么，以这种无条理的方式，举这样一个复杂而详细的数学例子的目的是什么？这样不会激活他的意识心理，并使加深催眠和无意识学习的过程失败吗？

E：对于非常富有经验的被试，经常，你可以依靠令人厌倦的细节把他们烦得要死。

R：这就是你在这里做的？你正在使她烦得要死？这就是你举这个数学方面的例子的原因！很好，你非常成功，因为那时我自己也进入了催眠。

E：他们不知道你在做什么。他们想要保持优雅，而过去的经验已经教会了他们，这会让他们极度疲乏。

R：所以这是一种使她疲劳的方法。

E：是的。*不用告诉她将会变得很累！*

R：我明白了。你正在去除她心智中所有的急躁、激动和紧张感。你在用这种厌倦去转换它。你在通过厌倦使她的心智失去活力。

E：没错。

R：我明白了！我刚才也感到太无聊了！我刚才还在疑惑"原来技艺高超的催眠疗法就是这样的吗？这是什么？"但现在我可以明白它是用来做什么的了，我可以认识到它是多么地不可思议。你在通过使它无聊到无处可逃，弱化意识心理。

E：是的。没错。

R：这是你的间接暗示途径的一个极好的例子。你并没直接暗示她应该放松还是疲劳。相反，你借助的是引起某种心理情境或刺激（无聊的数学），它们将会引起一种内部反应（故作优雅），经由已存在于她内心的联结和心理加工进程，将会依次唤起一种心理疲劳的体验。她弄不清你正在说的东西与她实际上正在体验的东西之间的关系。因此，这种间接暗示会逃过意识的注意。她正在以一种特定方式进行反应，但不知究竟为什么。这种不知道与催眠的本质是一致的，催眠就是允许更多自动和自发的反应发生，而无须习惯意识定势组织、指导和控制它们。

从方便读者的角度考虑，我要说明一下，我认为你在乘数为7的表中想要表达的关系，实际上其末位数形成了某种连续关系，这在把它们排列成三排时可以很容易看出来：

7　　8　　9

4　　5　　6

1　　2　　3

当然，对于想要进入催眠状态去找出这个规律的人来说，这是办不到的，所以他们的意识心理只能放弃。而这就是催眠，这时，正常自我意识不再像平常那样指导和控制事情。

个人意义：消除消极态度

现在，个人意义，

对你来说

便是你的。

所有那些意义的

应用

对其他人来说

是一件完全不同的事情。

我无法知道

数学方面的关系

并且无法向我的老师

解释它们。

我儿子也不能向他的老师解释。

但我们得到了与他们相同的答案。

我们无法解释为什么我们会更喜欢我们的方法。

（停顿）

E：我正在试图让她明白：什么东西可能对某个人来说是愉快的和适宜的，而对其他人来说则是不愉快和不适宜的。

R：你为什么在这里说这个？

E：有多少次患者对你说"但你不会有兴趣来听这个"。那是他们内心非常压抑的事情。他们在压抑着那些事情。他们在压抑着他们自己。你有责任告诉他们"你是有趣的"。

R：你在打破意识心理的消极态度。你又再次告诉 S 她不必理性地去理解催眠，她只需去体验它。

心理困惑的来源

那么，幻觉，

退行，

时间扭曲，

之类的事情，

记忆的选择性，

正在完成的认知，

自我从某一情境中的隔离。

（停顿）

我存在于治疗室中。

（停顿）。

E：她可能在理性上对这些现象中的任何一种都会感兴趣，但她不知道她的无意识是否想要它们。

R：我们必须保持足够的谦卑，让我们的无意识导演和体验它想要的任何一种可能性。

E：是的。我们让无意识去导演。无论何时，只要被试试图去做那些他们理解的事情（试图用他们的意识去指导他们的无意识），他们就会陷入困惑中。

R：我想知道，那是否阐明了在我们处理人格和内心问题时所遇困惑的一般意义？困惑是由于试图把我们的意识和更多限制性认知强加到一个更为宽广的无意识运行模式上而引起的吗？

E：困惑是由于试图在自然进程中强加某种形式的严格控制而引起的。

R：我明白了。这就是你对心理困惑的定义。

E：在某个讨厌的浑蛋问它哪只腿跟在哪只腿后面之前，蜈蚣可以走得很快乐。当它试图弄明白时，它便陷入了困惑之中。只要蜈蚣不试图按理性进行思考，它便没什么问题。

R：从神经心理学的观点来看，我想知道心理的困惑和错误的想法，是否是由于试图把左脑的理性程序强加到右脑的完形模式上而引起的？

治疗师声音唤起个人的联结

你可以学着把我的声音

当作唯一有意义的声音去听。

有意义的声音

这是你给它的解释。

而你

根本不必要

在这个现实

这个外部现实上，

浪费心理能量。

现在我将对此进行说明。

（停顿）

当我在一个医院做演示时，

我有些被试与我在舞台上。

他们并没在催眠中。

我告诉观众，台上的那些人将进入催眠。

当我在做这个时，我注意到观众席里有人正在进入催眠。

他们非常平静。

我告诉观众席里的人，他们可以四处看一下，看看他们中的哪些人进入了催眠。

有些人可能会不得不站起来四处看看。

（停顿）。

E：我想让她把我的声音当作一种能够唤起对她有意义的记忆和联想的东西来听。

R：你正在试着把你的声音与她内心有意义的方面联系起来。她甚至可以按照她自己的心理定势和把你的话语放入其中的她个人的语境重新解释你的话语。

E：我的话并不局限于文字本身。它们会刚好在她心里激起很多不同的联想。

R：所以，在这里，你实际上是在描述另一种自然心理机制：联想过程。同时，你正在把你的声音与所引起的所有个人联想联结起来。

E：没错，去详细描述他们在无意识层面的联结。你已经告诉过他们，他们不必全部与你分享，不过你确实想让他们详细描述。

R：你正在激活无意识，你让它们在这里运行吗？

E：你正在让它们运行，因为有很多领域它们可以覆盖。

R：换句话说，你想让患者内心世界活跃起来，而不仅仅是被动地坐在那里。

E：没错。

利用自发催眠中的内部现实：常见日常恍惚

观众中有个女孩站起来四处张望。

我告诉她可以做些她喜欢的事情。

（停顿）

她同意地点了点头。

她愿意这么做。

我在舞台上与另一名被试一起工作。

我稍后请她给我一些注意。

我请她告诉我

如果她可以与别人分享，

告诉我她刚才一直在做什么，

并作一下说明。

她说她刚才已经下到了一个海湾，并四处张望。

四周没有任何人，所以她在裸泳，度过了一段最愉快的时光。

然后她听到我的声音从很远处传来。

有80千米的距离。

由于距离的原因，很难听清楚我让她回到病房的声音。

她回来了，并解释她是多么多么地喜欢裸泳，

并经常独自一人在那个地方裸泳。

她曾经享受过那种游泳

现在感觉精力非常充沛，

（停顿）

精神焕发，

（停顿）

你在夜里睡梦中做过类似的事情。

（停顿）

你可以在催眠状态中做类似的事情。

（停顿）

你可以读书。

你可以去游泳。

你可以与朋友聊天。

所有的事情都是完全真实的，

因为事情所拥有的

仅有的真实

是我们的感觉所赋予的真实。

R：这太不寻常了，你竟然能注意到这种自发的催眠，观众席里的人表面上在听你讲话，却有人自发进入了这种状态。他们的身体静止不动，他们眼中有典型的"茫然"或"出神"的样子，他们的表情像是"熨平"了似的了无生气。这种催眠或白日梦是日常生活中自然的一部分，而你已经发展出一些途径，可以把这些自发催眠用于示范和治疗性目的。这个女孩从观众中站起来这个非常明显的事实，表明她与你有一定的默契，你关于她可以"做些她喜欢做的事"的简单暗示，足以把她的自发催眠应用于示范目的。

E：当她站起来时，我可以说她在催眠中，是因为她动作中毫不费事的样子：某种缓慢而非常协调的动作方式。

R：所以你把她的自发的催眠用作示范目的。

E：应她的邀请。

R：我明白了。因为她刚才确实进入了某种自发催眠，并跟随你让她站起来环顾四周的暗示，所以，你推测她的无意识正在寻求某种由你指导的催眠体验。

（在这里，艾瑞克森举了另外几个例子，说明他怎样发现试验性被试和患者的无意识愿望，然后在尝试催眠中利用这些愿望，帮助他们达成愿望。）

R：这就是在帮助患者在深度催眠中实现重要目标方面，你取得大量成功的原因。通过敏锐地感知他们的欲求和需要，"给他们以许可"去达成这些东西，他们进入强烈的聚焦于他们需要的内部专注（深度催眠）时期，从而达到他们的内心领悟。这就是你以患者为中心临床疗法有效的原因，你顺应患者谋求表达的自然趋势。你只是利用那些原本就有的东西。

E：当某个患者说"我不想做这个"时，我便说："好吧，那么当你另外做这个时，我会注意到。"这样它们可以发生解离。

R：你帮助他们从某些需要做的事情中把他们的负性情感解离出去。

细微暗示线索和无意识感知，并非超感觉知

一个盲人，

他能够听到和感觉到，

还能嗅到某个人。

他看不见那个人，

但他能听到这个人多高。

他可以说，

与这个人交谈，

仅仅通过他自己发声同这个人说话，

他就能感觉到这个人是男人还是女人，

因为从那个人的身体反射到他耳朵的声音是不同的。

他能感觉到一个人是面向他，还是背对他。

我们都有太多

不为我们所知的知识。

（停顿）

你能停下来想想吗？

我们不知道

（停顿）

你会使用

你对事物

认知的

哪种功能。

E：大多数人并不知道他们对刺激进行反应的全部能力。他们在很多他们由微妙暗示线索得到的信息上，附加一层神秘的含义。（艾瑞克森接下来解释说，例如，通过看着被试的后背让他们转过身来的这种能力是可以获得的，因为转身的这个人，实际上从观众中那些已经注意到这个观看者的人那里，可以得到某种程度的暗示线索。如果两个人单独在一起，通过觉察另一个人的气味或声音，即可达到同样的效果，而其实他们并未意识到他们利用了这些气味或声音。在很多场合，人们会问艾瑞克森，催眠中是否存在超感觉知和超心理学现象。艾瑞克森只是回答，他还从没亲自遇到过什么"超心理学"事件无法用人们意识到他们能够应用的细微感觉线索进行解释的情况。）

R：是的，催眠术早期的许多读心术、心灵洞察术、肌肉洞察术实验（Hull, 1933）可被解释为大多数人难以辨识的某种形式的意念动力或意念感觉线索。

利用无意识暗示线索和感知

你可以驾车一直向西，

经过

一个遥远的山坡。

那里的风景

给你的印象

非常

温暖。

十年以后

在向东驾车过程中

你认出了那个山坡。

在一块肌肉也不用的情况下，

你可以考虑

某种情况。

或者你可以考虑某种情况，

并仅仅运用肌肉动作记忆。

或者你可以非常轻微地

动用肌肉。

你可以想起

很久以前的某种恐惧

并且是完全被动的

但能感知到那种害怕的全部记忆。

（这时，艾瑞克森举了一个他个人在与肌肉动作有联系的记忆方面的例
子。）

你可以把我的声音

刚好当作某种

有意义的声音，

你可以以任何你愿意的方式

进行解释。

（停顿）

现在你没有任何理由去感到

害怕

或激动

或困惑，

要不是因为你自己的

欲望

和你自己的

认知。

你可以看任何

你想

看见的东西。

你用你的记忆

去建构它。

如果睁着眼睛有助于建构，那没关系。

但你可以闭着眼睛建构。

总之，

有一个宽广的领域

供你

去探索。

（对罗西医生）那么，当患者有这种机会去探索他们自己时，你要当心不要把任何解释加到他们所做的任何事情上。

    E：这是相同事情的另一个例子：你不知道你在使用哪些线索，但你记得这个风景。整体印象在脑海里。

    R：整体，完形（gestalt）？

    E：是的，完形。

    R：所以，你是在通过这个例子，告诉S要对完形保持敏感？

    E：我在告诉她"不要想当然地认为它必须刚好是某种你在认识事物过程中可以识别的线索或事实"。

    R：你为什么在告诉她这个？你这话的意思是什么？

    E：你并不知道你正在用的是什么线索，但你可以认识事情。

    R：所以，你的无意识在自动识别所有那些线索，并最后告诉你的意识心理"它是如此这般"，而不用告诉意识心理所有这些细节，它是怎样形成这些知觉的。所以你在告诉她的无意识去利用它所有的线索。

    E：它并不是必须有能够被识别的线索。意识心理往往认为它必须有可辨识的线索，但你做事情并不需要特定的线索。

    R：不过你为什么要在这里给她这种告诫？

    E：因为她已经在作为心理医生接受训练，并且在对心理医生的训练中，有个不足之处便是他们试图让你知道不同事情的所有线索。

R：他们训练你有意地给每一个事物贴上标签，而不是学着利用你的直觉（无意识的感知）。对于S，你必须在某种程度上打破这种超理性训练，以便让无意识能够自行运作。如果她要体验无意识在其中自发运作的催眠现象，这是很有必要的。因而，你正在试图激活她的无意识，采取的方式：（1）强调所有由它自己做得很好的事情；（2）通过强调她超理性的意识定向不是必需的而弱化它。

E：她在大学已经知道，要用词语和数字去表达每一件事。

R：这种理性方式适合于那些与智力有关的事情，但对人的整体功能来说是不适宜的。

E：它是不适宜的！

R：它使你变得刻板。它限制了你的意识认知。它封锁了无意识的感知和心理活动。使你不再相信你无意识的洞察力。

（艾瑞克森在这里讲了一个吸引人的故事，讲述了他和他在某次会议上的几个男同事怎样碰巧站在一起，看到一位年轻女孩明显不知所措地在一个男人的房间前徘徊。艾瑞克森医生马上打赌说，她将从他们当中挑选一个孩子最多的已婚男人，把她带进那个男人的房间。她用准确无误的无意识感知做到了。这个女孩禁不住会想"现在，这个最能帮助我的男人，应该是那个孩子最多因而经常做这种事的人"。）

R：所以，你想让S学着信任无意识的洞察力，并应用在她的催眠工作中。然后，这种体验将帮助她最终在日常生活的理性和非理性过程之间达到更好的平衡。

E：是的！实际上，你不必通过查看戒指去认出已婚的男人或女人。

信任无意识的运作：催眠是无意识运作的一种自然形式

（对S）我们很早就知道，要看东西必须睁着眼睛。

但在视觉景象的重建中，你只需要一些回忆。

（对罗西医生）有那一生的学习时间，你必须睁着眼睛，所以，你告诉他们，他们可以睁着眼睛，因为这会对他们有帮助。

你给他们机会

去睁开眼睛。

他们也知道

他们可以用鼻子闻

用耳朵听，

用手指触摸。

R：他们通过隐含式暗示了解那所有的一切。

E：是的，通过隐含式暗示。你可以通过读，

通过看，

通过感觉，

通过被告知

通过体验去学习，

而最好的学习，利用俗语的方式，

是慢慢地去感受它。

R：要鼓励一个人进入催眠，你必须鼓励他们信任他们的无意识，因为催眠是无意识运作的一种自然形式。

E：没错。

R：我们的观点认为催眠是一种变动意识状态。你是否支持这种观点，认为它是一种古老的心理运行系统——它更多取决于大脑旧皮质，而非新皮质的活跃？

E：催眠是一种更为简单而不复杂的运行方式。

（这时，艾瑞克森举了个例子，说明孩子是怎样通过观看父母和兄弟姐妹对食物的反应而学会选择食物的。这些早期学习是基于这种更简单、更直接的观察过程，而不是基于更为复杂的学习形式，后者涉及后天出现的语言和逻辑思维过程的中介应用。但是，艾瑞克森并不认为催眠是一种返祖状态。）

触及更简单反应层面的手势和非言语沟通

你获得一首诗的感觉，

一幅画的感觉，

一尊雕像的感觉。

感觉是一个非常有意思的词。

我们不只用手指去感觉，

还用心，

心灵。

你去感觉过去学到的东西。

你去感觉未来的希望。

你去感觉现在。

R：你喜欢用手势和非言语方式进行催眠，因为它们能激活并更深地触及更简单的运行层面。

E：是的。你借此绕过强制僵化的后天意识习得。你不必把所有事情都编码成语言。

（艾瑞克森举了些求爱期的例子：一个女孩可以斜着脑袋表示想要接受亲吻，但如果她用语言表达她的愿望，就破坏了那种意境。）

用后天学到的东西，你就破坏某些事情的意境。脑袋的倾斜远比语言更有意义。

R：我们可以怎样把这种情况作为一个整体推广到催眠反应中？是不是可以说，催眠不比某种更简单的反应形式——不必依靠语言和成熟认知模式的反应，更像退行反应。

E：是的，它是一种极为简单的反应。

催眠中意念动力头部信号的特征

（S正在轻轻地点头表示"是"。这些动作是如此地轻微而缓慢，致使艾瑞克森不得不悄悄地指出它们，而罗西不得不仔细地研究S一两分钟后，才确信它们真的在发生。这些轻微的"是"的反应，显然是 S 对艾瑞克森的话所做出的同意的表达。）

（艾瑞克森举了一些催眠中身体动作经济性的例子。催眠中点头表达"是"是非常轻微和缓慢的，这与我们在清醒状态表达"是"时快速而大幅度的动作形成明显对比。）

R：你可以把有意的动作从无意识的动作中区别出来，因为后者总是更慢且幅度更小。

E：如果一件事情非常重要，那么动作（例如，点头）将是持续的，而不是只有一次——仍然是缓慢而小幅度的，却是持续的，这样你便会真正地了解到。在收到你已知道的确认之前，他们会持续地点头。催眠中的重复动作意味着这件事情更为重要。

把问题移交给无意识

现在我将把

神经症中的指令主要留给你的无意识。

（停顿）

我想让你知道

每个人的生活中

都有一些事情

我们喜欢却不想知道。

如果你知道他怎样玩那把戏，

那将破坏这种魔术的艺术。

他是怎样从帽子里弄出那只兔子的？

当然，会有某种不错的解释，

但你宁愿享受让他表演，

而不愿知道他是怎么做到的。

所有魔术师都保留他们自己的独家秘籍，

并且他们都相互尊重彼此的秘密。

（艾瑞克森举了几个例子，说明他和其他人是多么喜欢对魔术师如何表演他们的神秘绝技保持不知道的。）

另外一件所有患者

都应牢记于心的事，就是

成年人只是长高了的孩子。

　　　R：突然冒出的指导性话语"现在我将把神经症中的指令主要留给你的无意识"，似乎让人感觉有些突兀。为什么你正好在这里说出这些话呢？

　　　E：因为（我已经用前面的上下文为她接受这些话作好了准备，当时我施加许多指令，为的是让无意识更自由地发挥作用）。所以那句话的意思其实是"把与你的神经症有关的所有指令都留给你的无意识。让我们把这个问题移交给无意识"。

　　　R：是因为你的意识心理不知道怎样处理它吗？

　　　E：没错。但你并没告诉他们，他们无法有意识地处理它。

　　　R：你再次把一些东西从偏见和僵化的意识定势中带出来，并把它交给更灵活的无意识系统。

　　　E：如果你知道他是怎样玩那把戏的，这会破坏魔术师的艺术。如果你想享受游泳，就不要去分析它。如果你想要做爱，就不要去分析它。

　　　R：真是这样，马斯特斯和约翰逊实际上谈到有人在性爱中太多地陷入"观察者"的角色中，这会干扰性爱体验（Masters and Johnson, 1970; Rossi, 1972b）。

助长创造性洞察

无意识是

更孩子气的，

以至于它是直接的

也是自由的。

曾有孩子问我

为什么我走路那么古怪

当时他们的父母甚至还没注意到我的跛脚。

听到孩子们在引起对我跛脚的注意，他们吓坏了。

孩子们看到某些事情他们就想弄明白。

他们愿意刨根问底去弄个明白。

有时，你会遇到一个在催眠状态中的患者，这个患者像孩子一样思考，并去刨根问底。

> E：催眠期间，患者往往会孩子气地贬低他们自己，但不要让他们那样贬低自己。你把他们赶出这种神经症的避难所。

> R：自我贬低是神经症的避难所。所以在催眠中，你强调孩子对这个世界的新鲜感和好奇心的创造性方面，把患者从他们对自然自由探究的消极的成人偏见中解放出来。这是你的典型方式之一，你试图助长一种新的态度，它将鼓励他们以一种全新的眼光从新的视角去看待他们的问题。

> E：年少远优于年老。

保护被试

你的任务是保护他。

R：保护他？

E：保护他，这样他就不会被他所发现的东西吓坏。

> E：当患者为戒烟而来，在催眠中他们可能说"我并不真的想要戒烟"。然后，治疗师看见他身体的不安，他们现在知道了自己的真实想法。所以你对他们说："我不认为你醒来还应该知道那句话"。你要保护你的患者。你在通过把那种自我认知保持在无意识中，去保护意识心理。

> R：因为意识心理不应该让它的定势破碎得太快。

> E：是的，在患者有力量去忍受之前，那会是一种破碎的体验。

催眠中的谎话

有一个说谎的例子。孩子有说谎的权利。他们有权利看到事情的真相而不被吓到。

> E：当一个处于催眠中的人说一些你认为是说谎的事情时，你最好审视一下，因为它有另外某种意思。

> R：它除了是个谎言，还有别的意思？

> E：是的。在某种程度上，这个人是在说真话。从一个完全不同的视角去看时，它就是真话。记住，作为治疗师，你也有你自己的定势和僵化的观点需要处理。

> R：催眠中的说谎是否也是一个指征，表明退行到一个更为儿童化的状态？

> E：它是一种向更简单运行模式的退行，不那么复杂。有人可以告诉你他去威斯康星看马戏的事，但他们从来没到过威斯康星。那可能意味着他们觉得与威斯康星的某个人接近。当他们找不到可以让他们表达"我认同这样那样"的词语时，这便是他们的方式，用以告诉你某种认同。

> R：他们通过把其他人的某些事情归于他们自己去表达某种认同。

这种心理语言是许多所谓的说谎和催眠中表达失真的主要原因。

意识与无意识是分开的系统

小孩子会把杯子扔到地上，并惊讶地说，"它破了！"

而根本不必在意成人的认识，成人或许会认为它是一件价值昂贵的古董。

（停顿）

每个患者都需要知道，有些事情的情感内容，可以在不需要知道是什么引起了这些情感的情况下，被体验到。

（停顿）

患者也可以忆起某个事件的理性记忆，如同它们发生在别人身上一般。

很多别的事情对自我没有任何意义，于是，以后把情感和理性内容像拼图一样，

一块一块地合到一起。

      E：在催眠中让他们体验到这种令人惊奇的状态是不错的。

      R：那是否意味着在催眠状态中，他们的无意识不受意识偏见的影响？

      E：是的。它显示无意识可以忘掉意识心理所知道的内容。它可以把某些知识留在意识心理中。

      R：我明白了。这样看来，意识和无意识真的是分开的系统吗？

      E：是的，它们是分开的系统。

      R：你有什么符合理想心理运行模式的治疗目标吗？例如，意识与无意识之间一定数量的交换？

      E：理想的人应该是那种对于接受意识和无意识之间这种交换有充分准备的人。孩子未被框在僵化的意识定势里，所以孩子可以明白一些成人不明白的东西。

催眠中的左右脑功能

我教给我儿子一种花园锄草的最好方式。

你在东北角，

锄一平方米

在西北角锄一平方米，

还有东南角和西南角。

现在你已经在每个角上都锄了一平方米，你在花园中间锄一平方米。

然后从中间到角落锄一条线。

现在你正在设计这个花园。

这是一种非常有趣的方式，可用来做某项艰苦的工作。你对这项设计如此有兴趣，说明它是一种快乐。

在解决某个困难问题时，你试着做一种有趣的设计去处理它。

这样你会找到解决困难问题的方案。

对设计感兴趣，就不会去注意这种腰酸背痛的劳作。

在治疗中，这经常可以作为一件非常愉快的事去做。

（停顿）

当你自由和自愿地工作时，

你有权在任何时间休息。

你也可以在任何时间恢复工作。

自由地改变设计和工作的模式。

你可以自动书写，从右到左或从左到右。

（这时，艾瑞克森举了一个很详细的临床案例，那是一个孩子，他倒着写字，并且乱七八糟的，从右向左但还不是常见的方式。艾瑞克森并未试图通过禁止他与众不同的书写习惯去纠正这个孩子，他向这个孩子指出，他的优势是可以用三种不同的方式书写，而艾瑞克森只能用一种：常规的方式。于是，艾瑞克森开始尝试学着用这个孩子使用的一种方式写字，而这个孩子，因为想要保持他的优势，现在也想要学习另一种书写方式——常规方式。现在他正在学习第四种书写方式，而艾瑞克森还一直在努力地学他的第二种。）

E：这是另一种从艰苦工作中把意识注意力转移开的简单技术。

R：那么，此时，在这个冗长的例子里，你正在再次告诉 S 释放他的意识定势和定向，因为它们太辛苦了。你正在暗示她用一种带有图案的创造性的、具有美感的游戏，去代替以一行行劳作方式锄草的苦力活。通过这次及以前多次晤谈，你的许多努力可被理解为扰乱或弱化语言的、理性的、线性的和直接的左脑运行模式，以利于自发的、感性—审美的、动觉的和综合的右脑模式发挥作用。近来，做梦、沉思和催眠都被认为具有右脑运行的特征。当你强调相信催眠中自然的、无意识的运行模式时，实际上你是在强调右脑的**对位**（paralogical）或**同位**（appositional）逻辑[①]（Bogen, 1969）特征。将来的研究很有可能会证实，迄今为止我们

[①] 并行的，不同于顺位逻辑的串行。——译者注

按意识和无意识（次级和初级思维过程）二分法所描述的许多东西，在神经心理学上，会与左右脑功能的二分法相对应。从这个观点看，许多心理问题可以被理解为，左脑向可由右脑更好地去处理的情境发出了理性的错误指令。

训练现代的头脑信赖无意识

现在，我想对你说的下一件事是：当你晚上睡觉时，想要第二天记得你做的梦，这是完全没必要的。

今晚可能做梦

并且在你想起这个梦之前

等上一年。

你可以明天想起这个梦的一部分，

下周想起一部分。

你对这个梦的回忆

必须

与你需要的东西一致。

你并不是必须想起。

重要的是

让某些体验

印在你心里。

总有一天，它们的存在会对你有用。

你有必要意识到

你知道它们在那里。

最重要的事情总是

在正确的时间

做正确的事情。

知道你可以信任你自己。

让你的无意识给你反馈

正确的信息

可以让你在正确的时间做正确的事情。

时间可以是今年或者

明年

或者从现在起的两年之后。

（停顿）

> R：你正在再次说明，在催眠中意识相对于无意识是无足轻重的。你正在用所有这些例子告诉 S，她可以信赖她的无意识。相对而言，这种方式是 S 所需要的，因为她是一个拥有博士学位的高智商者。随着越来越多的人在成为高智商者，这种重新训练患者相信无意识的方式，将来会变得更加重要。直接的权威式暗示可能适合于100年之前，那时以这种方式可能会影响到无意识。但现代催眠治疗师必须帮助人们重新学习自然的运行模式，把事情留给无意识。

间接后催眠暗示

需要说明的是你何时醒来。在从催眠中醒来的过程中，你必须体验的最愉快的事情之一是

认为你在为第一次

进入催眠做准备。

然后，开始意识到你刚才一定是在催眠中。

或许外面光线的强度可以表明这一点。

这个指征来自外部。

这可被你评估为

一种出色的学习体验。

（停顿）

> R：这是一个间接后催眠暗示的例子。通过谈论在想起它们的适当时机到来之前，他会忘记所做的梦，你先精心地做好铺垫。你希望借此引发遗忘机制。在它重要到必须要记住之前，他会忘记这个梦，所以，经

由隐含式暗示，在它重要到必须要记住之前，她可以忘记她是在催眠中。然后你给予间接后催眠暗示。你并没直接告诉她要忘记她在催眠中。那样可能只会激起典型的意识反应"但我不知道怎么忘记？"相反，你描述她可以体验到的那种"从催眠中醒来，认为她在为第一次进入催眠做准备"的愉快体验。你只是激发她去寻找"快乐"体验，而不是给她直接暗示，让她去做意识将会发现难以做到的事情。你谈到外面光线强度的变化，它可以作为一个时间流逝的标志。或许这是唯一的线索，可以让她知道她在催眠中已经有一段时间了。当你谈论无意识利用暗示线索的方式和依靠无意识做事的好处时，你早已为此埋下了伏笔。

因此，在这次晤谈的初期，你正在为这看似偶然的后催眠暗示做好重要的铺垫。你正在建立一种联结网络，并激活可被用来以一种完全自发或解离方式助长遗忘的心理机制。

E：是的，你总是要把一件事情搭建在另一件事情上，并且把你现在所说的话与你先前说过的话联系起来。

弱化意识：意识失误的类比

在日常生活中

你无意中会听到人们对他们自己说，

"刚才我是怎么做的呢？"

他们的意思是，

他们不知道他们是怎么做的。

他们对刚才是怎么做的只有一种不完全的了解。

于是他们必须

一步一步地

恢复

他们做时所采用的方式。

R：体验和学习比认知重要。

（这时，艾瑞克森举了几个临床案例，介绍了他怎样辨识来自手、眼和嘴唇反应的最细微线索，显示有些患者并不真的想要戒烟，尽管他们为了那个目标把他们自己呈现在治疗中。这些例子说明了意识目标与深层动机的认识之间是有区别的。)

R：在这里，你列举的是日常生活中意识失误的例子。通过简单提到这些可能性，你希望这可以作为一种弱化她的意识心理的手段，助长它们在S心里的发生，这样她可以学着更多地信赖她的无意识。

接受自发的醒来

（其实，以上很多似乎是艾瑞克森与罗西之间在对话。S似乎感觉被遗弃，开始自发地醒来，就像这些来自她嘴唇、鼻子、额头皱纹和某些手指动作最细微的线索所显示的那样。艾瑞克森注意到这一点，指出她正在醒来，并准备好要与我们交谈。)

S：你想知道些什么？

E：只是那些你想告诉我们的事情。

S：好吧，我正围绕着很多事在跳跃。当你在说我正在试着醒来时，实际上，我已经放弃了这个想法，因为我的双手太沉了，我根本无法移动。但当你说我正在醒来时，我再次试着醒过来。但是，我有点好奇，你为什么不全程关注处于催眠中的人。像是我在做催眠治疗时，我就自始至终与患者待在一起，并且当我认为适当时，我说你可以数数让自己醒过来或诸如此类的。你为什么不那样做呢？

R：是的，艾瑞克森医生，你为什么不像正规的催眠治疗师应该做的那样做呢？

R：在这里，你接受了她的自发醒来，并通过对它进行简单评论，把它作为一种催眠性暗示加以利用，进而帮助它更进一步地发展。人们在不断地进出催眠，所以，当他们出来时，你也可以利用那种反应去加强催眠联系，而不是与之争辩，在治疗师与患者之间引发争斗意愿。无论他们是在催眠中，还是从催眠中出来，你都可以认同他们。

E：当他们出来时，你不妨陪同他们，之后，他们将愿意陪同你，更容易跟随你的暗示。你总是认可患者正在做的事情。

R: 当患者自发醒来时，对于一个催眠治疗师新手来说，不要惊惶失措。这就是他们的自然运行模式，并且可被当作一种增强催眠关系的方法去接受。

E: 如果那是他们的运行方式，你最好去跟随它。

R: 治疗师真的不去控制任何人。

E: 没错！

暗示感受性交替变化的节奏

R: 只有某些片刻治疗师可以有效地指导患者去体验。但它是"蜻蜓点水—蜻蜓点水"的。暗示可被接受的片刻与它们不能被接受的片刻交替出现。

E: 治疗师可以在这种情境中依然保持舒适。

R: 是的，这对治疗师的初学者来说是非常重要的：患者方面有种自然的节奏，需要治疗师学着去识别和跟随。我过去跟患者打交道常常很紧张，我想，"哦，这个不行，那也不行，整个事情都没发生"。我现在明白这种心态是多么地可笑。

E: 那是太可笑了！你决不能给患者留下你必须时刻警觉的印象。你要给他们的印象是，他们总是在为催眠工作的成功承担责任。S曾表达过她的看法，她认为当她做催眠治疗时，她必须自始至终与患者待在一起。因此，当我似乎心不在焉时，就给了她醒来的理由。

催眠训练和利用

S: 你所做的是什么逻辑呢？

E: 在学习情境中，你必须学你自己的。我想让你学得比我更快一些。我花了大约30年的时间学习，但是那没有什么意义。现在，如果我在帮你处理某个问题，我会与你待在一起，并在不同地方给你支持。但你是在一个学习过程中，在感觉各种事情。

S: 但这种方式让我四处碰壁，直到我厌烦，然后就从那种状态中出来了。

E: 你确定你出来是因为你感到厌烦吗？

S: 我好像差不多睡着了，因为我捕捉到我自己点过几次头。

你的左边，离左边有些距离的地方怎么了？你在找什么吗？

（这时，艾瑞克森向她提出了一系列问题，详细涉及与她在催眠中的反应相关的主观体验，例如，眼睛和头向左向右的动作、脸部的细小动作、呼吸间隔等。艾瑞克森以一种令人惊讶的方式表明，他实际上已经注意到 S 催眠反应的很多细节，比她所能回忆起来的多得多。）

R: 通过这番问话，S 暴露了她非常理性的方式。这就是为什么你要用这次晤谈的大部分时间去告诉她放弃意识控制。你能正好在这里对你希望她独自学习些什么详细说明一下吗？这看起来差不多像是人们不得不独自去做的自我催眠。你是在告诉她学着让事情自己发生吗？

E: 没错。

R: 如果有种骚痒发生，很好，随它去吧。如果沉重感发生，很好，随它去吧。如果回忆发生，很好！如果你在脑中灵光闪现和四处碰壁，也很好！

（这时，艾瑞克森讲了一个有趣的故事，说的是有个丈夫和妻子试图在种植西红柿方面互相超越对方。种上西红柿几天之后，妻子坚定地认为它们需要更多的阳光，所以她把它们移植了。后来她认为它们需要更多阴影，所以，她再次移植它们——如此这般。当他丈夫在收获他的西红柿时，她仍然在移植它们。）

R: 那么，这个故事与我们正在讨论的内容有什么关系呢？

E: 你要让患者自己成长！

R: 哦，他们学着用他们自己的节奏做他们自己的事。你让他们成长，但不干涉他们自然的成长过程。

E: 我有多年的教训，我试图太多地指导患者。我花了好长时间才学会让事物发展，待事物成熟时，利用它们。

R: 这归功于你发展的利用技术，它也是你对现代催眠术的主要贡献之一。你利用患者自己的反应开启催眠、自我探索等。

未满足患者需要而导致暗示的失败

S：快要结束时，在努力醒来的过程中，当我设法抬我的胳膊时，我感到有点晕。

E：为什么你认为你有点晕？

S：这就像你早晨最早醒来时，你会神情恍惚。这是一种定向障碍，好像我会晕头转向。这是一种奇怪的身体感觉……开始时我是自己在享受催眠，然后我变成了治疗师，我在疑惑你为什么不告诉我该做什么。

R：我认为 S 对于和我们在一起，一直有些不耐烦。

E：以一种好奇的方式不耐烦，那常常是种阻碍。

S：好吧，我认为我想要了解关于催眠一些实用的东西：它是什么，你怎样处理问题，你怎样处理吸烟、体重问题等。

R：S 习惯于理性学习，而不是催眠的体验性学习。

（在举了几个例子，把体验性学习和认知与理性学习相比较之后，艾瑞克森结束了这次晤谈。）

> R：你试图通过给她一种让她忘记她在催眠中的后催眠暗示，去扩展她在这次晤谈中的催眠训练。要成功地执行这个暗示，她就必须依靠她的无意识，就像她在她上次晤谈中所做的那样，当时她体验到不可思议的年龄退行、超强回忆。但在这次晤谈中，她有些生气，因为你没有满足她预先的期待，事先她认为在催眠中你应该多么密切地关注她。因为这些更多的个人情感需求未得到满足，你的间接后催眠暗示便变得微不足道，并且没被接受。她手的沉重，显示她正在体验催眠，但后来，可能是她内心的治疗师观察者角色，妨碍了她在这次晤谈中进一步的体验性学习。这清楚地表明：在我们期待他们放松到一定程度以便他们能够依靠他们的无意识去执行暗示之前，识别和满足患者某些方面的情感需求是多么地重要。

催眠训练和利用

在这段说明中，艾瑞克森做了非常意味深长的陈述："我有多年的教训，我试图太多地指导患者。我花了好长时间才学会让事物自然发展，待事物成熟时，利用它们"。对艾瑞克森来说，这次与 S 的整个晤谈，是一种尝试，想要训练她允许事情自动地无意识地发生。催眠治疗中，最基本的学习是让事情自己发生，让无意识尽可能摆脱意识习得的习惯和程序，自发地运行。

艾瑞克森花了很长时间才认识到，在所有可靠的催眠治疗工作中，这是最重要的本质。患者之所以是患者，是因为他们与他们自己的无意识不和谐。催眠允许患者体验他自己的无意识，在某种程度上，摆脱他意识定势的限制。一旦这种无意识运行模式开始显现，这时，艾瑞克森便会随心所欲地帮助患者利用它去达成治疗目标。

治疗性催眠不是另一种把患者程式化的技术。患者是那些已经有着太多程式的人——如此多的外部程式致使他们失去了与内部自我的联系。治疗性催眠是一种体验，患者可以从中接受来自他们自己内部的某些东西。精明的催眠治疗师，他会安排某些情境，提高对这种内心体验的接受度。他帮助患者认识到他独特内心体验的价值，并提供关于它可以怎样在治疗中得到利用的暗示。

我们可以注意到，这种定义治疗性催眠的方式与冥想的传统的用法非常相似。"冥想"这个词来自拉丁语 meditari，这个动词的被动形式字面意思是"被移到中心"。意识保持被动，因为它是被移到中心（无意识）的，它在那里能获得整体感：内容与被从意识中排除在外的意向的重新会合（Jung，1960）。

间接和直接暗示的心理动力

在这次晤谈中，艾瑞克森用一个令人乏味的数学说明，使 S 医生产生心理疲劳，以一种特别清晰的方式，揭示他应用间接暗示的基本原理。艾瑞克森并没直接暗示她应该放松、疲倦、困顿。恰恰相反，他用一段数学说明，作为刺激（Sarithmetic），引起表现优雅的外部反应（Rpolite），它反过来在 S 医生内心引起一种内部的无聊反应（rboredom），这种反应让她感觉疲乏（Rfatigue）。这种外部刺激、内部中介、行为反应的过程可被概括如图 1 所示。在暗示（Sarithmetic）和最后被试可以以任何方式识别或干预的反应（Rfatigue）之间极少或根本没有什么一致性。

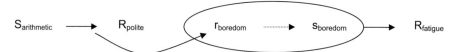

图 1. 间接暗示过程，表明在暗示（Sarithmetic）和反应（Rfatigue）之间没有什么明显关系——大写字母 R 和 S 代表显性的、外部的客观事件，而小写字母 r 和 s 代表隐性的、内部的主观事件，它们常常不为患者所理解，甚至未被意识到。

相比之下，直接暗示给被试提供一种确定应该产生什么反应的刺激。经常，治疗师给予直接暗示，实际上将准确地告诉被试他们应该用什么内部过程去中介反应。在给予直接暗示时，治疗师只能寄希望于被试会配合这种准确的暗示，或者觉察到可对反应进行中介的其他内部过程。反应在内部是如何被中介的，有时至少可以部分地被患者获悉。例如，当他们成功时，被试经常报告他们想象他们处于一种令人疲乏的情境中，然后，经由联想，他们设法唤起某种他们可以真切地感觉到的疲倦反应。实际上，有些研究者（Barber, Spanos, and Chaves, 1974）训练他们的被试用这种方式去应用意识的意念作用。直接暗示可被图解为如图 2 所示，图中显示，最初的暗示、内部中介反应，与被试可以识别和干预的外部反应之间有明显的一致性。

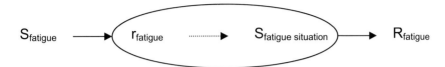

图 2. 直接暗示过程，在暗示（Sfatigue）和反应（Rfatigue）之间有种明显的联系。内部中介反应（rfatigue —> Sfatigue situation）可被患者一定程度地识别和认识到。

直接暗示和间接暗示都可以产生实际效果，但它们是以如此不同的方式被中介，因而它们与意识和意志力的关系是不同的。直接暗示由被试通常有所觉知的内部过程作中介。被试能觉察到他们在促成反应发生。这种反应或多或少是自主控制的。相比之下，间接暗示通常由被试一直未知的内部过程作中介。当反应被注意到时，它通常已由被试以某种惊奇的感觉确认了。这种反应似乎是以自发的无意识的方式发生，它有某种通常被认为是"催眠性"的微妙的解离或自发的特性。

直接暗示有个问题，那就是，反应的获得只可能是被试方面自愿服从。他们可能只是试图以完全有意的方式取悦治疗师。所以，那些认同催眠术和催眠与暗示感受性密切相关（符合直接暗示）的理论家一直在贬低催眠体验的自发或无意识特性。因此，我们就有了这样的催眠理论，认为催眠是一种自愿的角色扮演（Sarbin and Coe, 1972），或是在沿着治疗师的暗示进行思考和想象过程中的一种自愿有意合作的形式（Barber, Spanos, and Chaves, 1974）。这实际上全都是直接暗示的理论。当被试接受并按照直接暗示行事时，便不一定要有明显的无意识或不随意的成分。

但对于间接暗示来说，被试通常并不知道暗示与他们自己的反应之间的关系。因此，他们可以毫无疑问地自愿顺从治疗师的暗示。如果反应确实发生，那么它肯定是被超出被试当下意识范围的无意识过程中介的。反应的这种无意识中介便是我们用来界定真正的催眠反应的标准。这种会令意识心理惊讶的无意识的或自发的反应，是区分催眠反应与平常清醒反应的标志。这种自发反应可由直接暗示引出［例如，所有斯坦福催眠暗示感受性量表（Hilgard, 1965; Barber et al. 1974）中的暗示］，但对直接暗示来说，总有一个假装的问题：这种反应的发生到底是随意的还是不随意的？但对于间接暗示来说，其特有的反应现象应该是它无意识特性一个令人满意的判断标准，因为被试不知道它为什么发生，也不知道它怎样发生。

韦曾豪弗尔（1957，1974，1975）曾经强调过，催眠暗示最典型的特征是催眠反应的产生过程中没有有意的意志力。我们同意这种基本说法。为了初步分清直接暗示和间接暗示，我们已经在上面的表述中，讨论了自主意识和意向的作用。在直接暗示中，患者有些自主意识是可能的，他们会意识到催眠反应是怎样在内部被中介的，并因此试图用自主意向抑制或助长催眠性反应。由于间接暗示颇费心思，比较典型的患者将不会意识到催眠反应是如何在内部被中介的，因此自主意向便没有机会去助长或阻挡这种反应。

催眠的间接条件反射

在这次晤谈中，艾瑞克森对间接形成眼皮操作性条件反射的应用，是他间接途径的另一个极好的例证。他用单词"单数"标记慢眨眼（与催眠相联结），而用单词"双数"标记快眨眼。被试并不知道眨眼与这两个单词之间的关系。在眨眼速度和单词"单数"和"双数"之间的某种联结在不知不觉中被建立起来。这种联结一旦被建立，那么，说"单数"时，往往会引起慢眨眼，并且因为慢眨眼与催眠的开始（不但是因为先前的视觉固着诱导，也因为日常生活经验，当我们陷入像白日梦和睡眠这种变动意识状态时，我们的眨眼确实会开始变慢）相联结，被试发现他们自己竟然在不知道为什么的情况下，陷入了催眠中。

实际上，艾瑞克森使用很多种间接条件反射形式，或完全由它们自己发生的偶发性条件反射形式。很多场合，他不过是依靠与催眠体验和催眠第一次发生的情境密切相关的自然的条件反射联结过程。那些第一次有成功催眠体验的被试，他们进入艾瑞克森的治疗室，将会有很多相关的条件反射，它们把催眠体验和作为一个人的艾瑞克森、他的声音、他的举止以及他的其他特点联结起来。在催眠与被试在治疗室的存在和像第一次那样坐同一把椅子之间，将会有联结关系。在房间的样子与艾瑞克森经常在视觉固着诱导中用作凝视点的雕花玻璃镇纸的存在等之间，将会有某些联结。甚至，对有些被试来说，去艾瑞克森那里赴诊的简单反应便足以引发对催眠的期待，这样，即便当时患者是在赴诊的路上，他也在进行某些内部调整，以助长催眠体验。

艾瑞克森只是留意这些催眠体验自然的条件反射过程。当患者进入治疗室时，艾瑞克森仔细观察他们的行为，寻找催眠的细微苗头。这些很多是可以很好地适应于大多数人的标志性迹象：眨眼变慢、动作的经济性、面部特征的平滑、反应的专注性等。有些迹象带有个体特性：身体某个部分保持一种不易察觉的类僵（例如，某个手指以某种特有的方式弯曲着），某种特别的凝视或态度。当艾瑞克森看到这些催眠反应自然的条件反射迹象出现时，他便简单地采用他自己诱导催眠时的常用手段。他会用他特有的满怀期待的态度看着患者。他可以意味深长地看着这个雕花玻璃镇纸。他或许会做个深呼吸并明显地放松一些。他甚至可能闭一会儿眼。这全都是一些非语言暗示线索，可以让患者更深地进入他们或许已经在体验的催眠状态。患者会吃惊地发现催眠发生得那么容易，并且他们常常完全不知道是怎么发生的以及为什么会发生。甚至当患者有些理性意识，知道他们已被怎样训练得习惯于体验催眠时，他们发现跟随要比抗拒更令人舒服。但是，如果患者想要抗拒催眠的发展，他们当然可以做到。只有在一种信任、舒适、合作的氛围中，患者期待从这种体验中有所收获时，这种间接条件反射的催眠才能发展到有效的程度。

间接或偶发条件反射的催眠练习

1. 在有了上次晤谈的催眠体验之后，在他们进入治疗情境时，学着仔细地观察你的患者。你能辨识出催眠发展的苗头吗？

2. 精心研究你自己治疗室的物理环境和诱导程序，找出在你患者的催眠体验与环境的物理特性和你的行为之间正在产生什么样的偶然联结。仔细想想你可以怎样利用这些联结助长稍后的催眠。

3. 你可以学着利用什么样的非语言暗示线索，在你以前的被试身上再诱导催眠？它们中的许多在你助长被试的催眠体验时，在你自己的行为中将有轻微的改变。它会使你觉得好像有个训练有素的观察者存在，可以帮你识别你自己未能觉察到的细微的行为变化。

催眠中的声音动力特征

艾瑞克森对声音动力特征的应用是间接暗示的另一个重要途径。这种声音动力特征的应用范围，从他的声音将会唤起个人联结的简单的直接暗示，到他把他的声音轨迹与被试内心不同过程相联结的间接条件反射。

改变对治疗师声音的注意是催眠体验的一个指征

在传统型的直接暗示中，治疗师通常会告诉患者把注意力放在治疗师的声音上，并忽略其他的一切。对直接暗示来说，那是一种有效的方式。相比之下，对间接暗示来说，艾瑞克森一般会告诉患者他们不必费心地去听他的声音。当患者后来说，在催眠期间，他们失去了与艾瑞克森声音的联系，并经常不知道他在说什么时，这可被认为是催眠发展的一个典型指征。起初，许多被试会报告在听见和听不见或注意力集中方面的某种变化。这种自发的变化可能与催眠深度的自发变化是对应的，这是催眠体验的一个典型特征。

治疗师的声音是投射的载体

在这次晤谈中，艾瑞克森暗示 S 医生可以学着把他的声音仅仅当作某种她将给出一番解释的意味深长的声音去听。这是说，艾瑞克森话语的内容可以忽略不听。他的声音可以变成承载 S 医生自己投射的载体。艾瑞克森经常会提示或暗示他说什么并不重要。只有患者对他说什么的解释是重要的。因此，他会使用多义词、双关、不完整句子和卖关子短语，这样，患者的无意识可以把对它自己来说重要的意义投射上去。

声音轨迹和音量形成空间知觉联结

艾瑞克森对声音轨迹应用的独特贡献之一是我们可以称之为空间知觉联结的技术。当他在谈到远在过去的联结和回忆时，他可能会把他的椅子向后倾斜，离患者远一点儿，降低他的声音，甚至把他的头转离患者，这样，听起来好像他的声音从远处传来。正如声音来自远方，这样，患者的记忆也将是来自他们遥远模糊的过去。当那些记忆浮现，并慢慢被患者的意识心理捕获时，艾瑞克森可以逐渐向患者方向倾斜他的椅子，更靠近患者，并更清晰、更大声地说话。但他的样子总是难以捉摸的，所以患者不知道他在做什么。

但是，患者的无意识可以把在声音轨迹和音量上的这些不同用作引起变动联结模式的刺激，使回忆变得更容易些。在与一个闭着眼可以看到暗示场景的被试一起做的一个引人注目的示范中，当艾瑞克森想让她向上看空中的东西时，他会提高他声音的音调，并通过向上看把声音向上投送；当他想让她在她的内视觉屏幕上向下看东西时，则反过来。可以看到，她眼睛闭着时眼球的动作在准确跟随着他声音的轨迹和音调。患者后来谈到了在所暗示的图像显现给她的高度方面的特殊变化。艾瑞克森（1973）报告过声音轨迹可被用于诱发晕船、眩晕和其他类似情况。

声音轨迹让意识和无意识层面的接受性分别形成条件反射

艾瑞克森有种声音轨迹用法，最为有趣但备受争议，他尝试对患者的意识和无意识选择性地进行直接暗示。当他进行诱导性谈话时，艾瑞克森可能在每次他提到"意识"这个词或谈到明显是意识感兴趣的事情时，稍稍向右（译者认为应该为"左"）移动一点。每当他使用"无意识"这个词或谈到通常不用自主意识控制作中介的不自主的自发过程时，他会稍稍向左（译者认为应该为"右"）移动一点。患者在不知道的情况下，正在形成条件反射，他们把来自右侧的声音轨迹与意识的自主过程相联结，把来自左侧的声音轨迹与无意识的或不随意的和解离的过程联结起来。这些联结一旦被建立，艾瑞克森可以通过在专用方向上移动他的声音，把暗示发送给意识或无意识层面。未来需要做一些经验性探索和实践，以判断这个过程的效果，以及其他人学着用一种系统化的方式有效应用这种方法所可以达到的程度。

声音动力特征练习

1. 研究你自己在治疗性晤谈期间和日常生活情境中的录音，更进一步地熟悉在不同环境中你自己天生的声音动力特征，以及你在有意识和无意识沟通过程中的声音动力特征。

2. 研究你在催眠诱导之前和诱导期间的声音录音，获悉你通常有什么变化，以及这些变化可以怎样推动或干扰在你患者身上的催眠的进展。

3. 对自己的声音动力特征有意识地实际运用需要一些练习。目标是以一种不会唤起患者有意注意的方式，利用自己的声音动力特征。否则他们的目的可能大部分会被弄丢。当你想要获得听众更密切的关注时，你可以先学着*轻柔一点*地说话。而当你想要帮助听众慢下来时，你可以学着更*慢*一些地说话。当你想要把患者从催眠中唤醒时，你可以练习更大声一点、更清楚一些地说话。

4. 探索声音轨迹在让被试对于在不同意识层面接受暗示形成操作性条件反射方面的用法。你能设计出新的现场试验（Erickson, 1973）或更多受控试验情境去评估应用声音轨迹的效果吗？

文本间暗示线索和间接暗示

下列对话显示了艾瑞克森在把各种各样文本间暗示线索用作间接暗示方面将花费的时间：

E：昨天晚上我做了一些重复的梦，是关于与此有关的某些应该说到的事情的。在给处于催眠状态的催眠被试暗示和指令时，重要的不是你说了什么，而是他们听到了什么。我可以给你举个例子。

比如说，在亚利桑那州有个叫*太阳花（Sunflower）*的村庄。让我们另选一个虚构的地方，我们将称之为韦尔登沟（Weldon's ditches）。在一次关于亚利桑那州的闲谈中，你提到*太阳塔*（Suntower），而不是太阳花。你故意说*太阳塔*。听的人会自动地不经意地纠正你，并且不知道你其实就是在说"*太阳塔*"。在谈论亚利桑那州南部和露天采矿时，你提到韦尔登*裤*（Welson's Britches）（而不是"沟"Ditches）。

现在你已经离谱地说了两件明显错误的事情，并且被试已经自觉地纠正过你的说法。他们在用心琢磨你说的"*太阳花*"和韦尔登沟。但无意识听到你说*太阳塔*和韦尔登*裤*。他们发现了，也记住了。你在后面便可以用到这一点，因为他们不会知道为什么他们被驱使着谈论花和荷兰人的*马裤*。

R：他们被驱使着使用那些你在他们的无意识中置入的联结。

E：是的。然后，他们可以谈论加勒比海的"恶魔塔"，并且完全不知道你如何使那些联结移植到他们脑海的。但你知道你是怎样做到的。他们永远无法有意识地弄明白这一点。他们的自我意识为他们的意识心理进行纠正，但他们的无意识听进去了。

R：你的错误仍然卡在他们的无意识中，它们在奋力谋求表达。

E：它被卡在那里，在无意识里；你可以不停地说话，并以某种方式推动谈话，对野花的讨论带出荷兰人的*马裤*和加勒比海的恶魔塔。

这个非常极端的例子可被描述为在患者的无意识中置入联结，然后让无意识以它自己的方式利用它们。一种更常见的做法是艾瑞克森对停顿的习惯应用，他拆散句子，组织成一些短语，每个短语可以有它自己的意义，可以完全不受句子整体意义的约束。在我们对每次晤谈的诱导部分进行誊抄时，我们尽量注意这些重要的停顿。每个短语各自独立的意义可被描述为文本间线索和暗示，它们可以被无意识领会并进行次级加工，而意识只是在等待句子的遗留痕迹。这些隐藏在句子上下文中的短语因而起到了另一种间接暗示的作用。

把短语作为隐藏在整个句子宽大语境中的独立暗示，这种用法实际上是另一种形式的*散布其间技术*（Erickson, 1966b）。艾瑞克森已经阐述过如何*把散布其间*暗示应用到与患者容易认同的主题（例如，与农民交流农作物生长，与母亲交流照顾孩子，等等）有关的日常对话的宽大语境中。在对话中的点缀是一种暗示模式，它落在随机的时间间隔（经常有某种稍有不同的声调）上，所以它们对被试来说是难以捉摸的。散布其间暗示在*意想不到的时间*出现，它非常短暂，它常常是一种无可置疑的事实陈述，并且在患者能对这个暗示做出反应之前，治疗师*迅速转移到*普通的对话上。患者收到暗示，但他们没有机会用他们的习惯联结、限制性参考框架或其他抑制因素去对抗它。

对患者来说，作为散布其间暗示的载体，有趣的一般性对话有以下作用。

1．一般性对话助长接受或"是定势"的发展，因为它是患者感兴趣的话题。这样，散布其间暗示便随着对那些正在刺激患者的显在信息的接受而一并被接受。

2．一般性对话让患者在最佳感受性层面上保持"清醒"，而不是飘浮到临近睡眠状态和不稳定的感受性状态。

3．令人感兴趣的话题助长患者与治疗师的融洽关系，而不是让他们飘移得太远，进入会再次导致不稳定感受性状态的他们自己的联结网络。

4．把暗示点缀到熟悉而冗长的信息中，这会助长*建构性遗忘*（Erickson and Rossi, 1974），让患者忘记那些散布其间暗示，从而阻止患者平常的联结结构对暗示的干扰。

隐藏在一个句子普通语境中的*文本间线索和暗示*，似乎将以同样的方式，像上面所描述的在一般性对话语境中的*散布其间暗示*一样，发挥作用。

文本间线索和暗示练习

1．回顾先前所有晤谈的诱导部分，研究存在于短语中而非在作为整体的句子中的文本间线索和暗示。

2．另外，注意有时每个句子中单独的短语是怎样表达与句子整体相同的暗示的。在这种情况下，这些短语可以累加并极大地增强句子整体所蕴含的暗示，而不用对这个点做反复说明，也避免可能引起觉醒意识的限制性反应。

3．留意在先前的评论部分，艾瑞克森是如何经常把这个或那个短语当作隐藏于某个更一般语境中的独立暗示去加以关注。但是，直到这次晤谈，艾瑞克森正在试图教授的另一种我们现在称之为"文本间线索和暗示"的间接暗示途径，才最终逐渐被罗西所理解。

4．在实际操作中，学习如何实施文本间线索和暗示是很容易的。只需把你的对话录下音，然后研究录音誊抄稿，留意不知不觉中你在给出什么样的文本间线索和暗示。当你对你自己隐藏的暗示越来越敏感时，你就会对你在治疗性晤谈中究竟说了些什么有更清晰的认识。很快，你就会喜欢你在句子结构中的停顿，品味你的文本间暗示线索，并使它们处于更自如的控制中。当你给出某个短语，并仔细观察患者的脸时，你可以研究患者对每个独立短语的不随意反应（面部肌肉的抽搐、微笑，等等）。这可以给你一种文本间暗示的现实感。这样，你将能够用当下这些患者的反应当作反馈，更清晰地觉察你的话语在患者的联结结构中所产生的影响。然后，你可以学着精心策划你的短语和患者的反应，以便更充分地达到你试图一起创造的治疗性和谐的目的。

催眠中左右脑的功能

在我们试图概念化催眠及其助长的艾瑞克森式理解的过程中，我们运用了许多不同模型：

1．意识－无意识系统的心理动力模型
2．行为主义心理学的学习理论模型
3．利用多层面沟通的语言学模型。

从这次晤谈中，最终可以清楚地看到，尽管艾瑞克森发展他的观点和技巧远早于最近的脑半球功能研究（Sperry, 1968; Gazzaniga, 1967; Bogen, 1969），但是，利用了左右脑不同功能的神经心理学模型也包含在他的工作中。一些研究者在这些研究中了解到：催眠、沉思和做梦都是右脑的功能特征，而理性的、逻辑的和语言的运行模式则更多是左脑的特征。以下是一个概括性的图表，它列示了大脑两半球功能方面的差异，它们可以与艾瑞克森所强调的清醒和催眠体验之间的差异联系起来：

左脑（清醒）	*右脑（催眠）*
语言的	手势、动觉的、音乐的
符合语法逻辑的	视觉化的
理性的	直觉的
抽象的	字面的—具象的
分析的	感性的—综合的
指导性的	自发的
焦点的	弥漫的
努力的	舒适的

从这种二分法的列表可以清楚地看到，艾瑞克森助长催眠体验的很多努力是指向弱化左脑功能的。左脑功能的主要特点是语言的和符合语法逻辑构成的意识觉知，它通常与左脑皮层语言中枢的位置有关。艾瑞克森许多非语言的、手势的和间接的催眠诱导方式，显然是把意识从左脑这种分工明确的语言功能中移开的手段。正如在本书中我们已经发现的，许多艾瑞克森习惯的语言表达方式，实际上旨在堵塞或弱化被试常用左脑认知模式的有序、理性、抽象和指导功能。他对震惊、惊奇、解离、改变参考框架、混乱、悖论和双重制约的运用，都是旨在弱化左脑功能。它对肢体语言、来自声音轨迹的暗示线索、重音、节律等的强调，都是要把理性的和分析的转变成感性的、动觉的和综合的这些右脑特有的功能。当他运用隐含式暗示、期待、不完整句、卖关子短语、类比、隐喻式双关和俗语等催眠形式时，他又在把抽象的和分析的转变为直觉的和综合的右脑模式。许多最具典型特征的催眠体验，比如沉思、做梦、拘泥于字面反应、舒服，以及自发或不随意流动的心理体验和反应，都是由比如不做、不知道、开放式暗示和涵盖所有反应可能性的暗示等催眠形式助长的。

许多研究（Bakan, 1969; Morgan, MacDonald, and Hilgard, 1974）已经探索过这个观点：催眠期间左脑功能被削弱，然后可以假设，右脑功能借此得以增强。这似乎确实是在那些专门诱导而成的催眠状态中的情况，在这种情形中有暗示去提高患者对他们自己的身体和人格的洞察。右脑更直接地与对感觉、动觉线索、空间定向的感知和对身体图式的组织有关（Luria, 1973）。但是，在更典型的催眠状态中，我们恰恰把身体模式的失调确认为催眠状态的特征。身体意象的失调——例如，感觉身体的一部分（头、手，等等）异乎寻常的大或小，是解离的或感觉缺失的——经常被初次体验催眠的被试不由自主地提到。这种解离也是右脑器质性失调的患者的特点。鲁利亚报告了几例其他的右脑功能失调模式，它们与催眠的自发现象非常相似。右脑深处有病变的患者会表现出严重的空间定向缺失和时间感觉失调。正如我们在本书中所看到的，时间解离是催眠的典型特征，并且人们从催眠中醒来的最可靠信号是他们调整身体定向的努力。鲁利亚甚至报告这种患者所呈现出的"催眠逻辑"，他们坚定地认为他们能够同时身处两个地方，就像某些催眠被试在他们体验视幻觉时所做的（Orne, 1959）。

这些一致性表明，在经典的催眠中，右脑功能也可以像左脑那样被抑制。事实上，由于右脑功能更综合更弥散的特点，它比左脑更容易改变。所以，在多焦点的左脑语言逻辑功能区没有任何阻塞的情况下，我们也经常可以看到身体图式失调等问题。这是高度理性化被试的典型特征（Barber, 1975），他们可以用未受损伤的左脑语言逻辑功能，精确描述他们右脑正在体验的感知觉解离。鲁利亚也对这种情况做过评论，他认为，在这种情况下，患者将用能说会道的语言表达方式，去努力掩饰由于右脑损伤所带来的个性和意识状态的变化。这听起来很像那些高度理性化被试的模式，他们往往会否认他们体验到了催眠和变动意识状态。这种被试大概对错参半。在对他们左脑功能改变的否认方面，他们是对的；但在否认且依然不知道他们右脑功能的改变方面则是错的。对所有功能错乱的这种坚决否认，也是右脑器质性功能紊乱患者的一个特点。

这些考虑表明，把催眠看作右脑的某种功能可能太过简单了。通常用暗示放松和舒适诱发催眠的方法，往往会改变左脑和右脑的运行。但是，我们可以推断为什么右脑的功能通常会比左脑有更明显的改变。因为左脑是显性的并且其运行更为聚焦，而右脑在催眠体验学习的早期阶段往往更容易被弱化。大多数人有早已养成的习惯，对他们左脑功能的保持和控制，多于对他们的右脑，所以右脑往往比左脑更容易被弱化或改变。因为左脑是意识的语言逻辑中枢，所以它可以让它自己否认或"抵抗"催眠治疗师的语言逻辑暗示。相比之下，右脑习惯于与它自己左脑的语言逻辑表达进行合作。于是，右脑只需要顺着治疗师的语言暗示，扩展这种合作功能即可。

所以，最近这些关于左右脑半球功能特征的研究，可以大大提高我们对催眠现象的理解。它们为一种旨在进一步探索催眠体验和暗示手段，以便改善传统程序和创造新的方法的有趣假说提供理论依据。这种神经心理学方式去除了暗示中的语言"魔力"，为我们把催眠感受性理解为既是遗传的又是习得的个体不同的行为反应模式提供了可靠依据。

第 八 章

无限的学习模式：一项两年的跟踪研究

在最后一次晤谈期间，S医生讨论了在开始把催眠应用于临床实践过程中她初期的努力和遇到的问题，此后，S医生觉得她目前已经与艾瑞克森进行了充分的工作，计划继续接受她在美国临床催眠学会工作坊中的训练，并在她工作的地方接受专业督导。

两年后，她接受跟踪访问。她说在此期间，她继续接受了催眠治疗方面的训练，并经常把它应用到她的临床实践中。当她前来接受现场回访时，她坐在同一把椅子上，当年她就是在那里体验艾瑞克森对她进行的催眠治疗性训练。当她坐下并调整自己时，马上可以看出，她正在采取她接受诱导的习惯姿势，双手放在大腿上，等等。艾瑞克森意识到这种身体语言，诱导催眠时，他像他平常做的那样一声不吭地只是看着她。通过以这种方式重新制造催眠情境，S医生立刻进入非常深的催眠，比她以前体验过的任何一次都要深。

于是，跟踪访问成了S医生催眠训练中的另一个步骤，一个意义深远的步骤。艾瑞克森用他自己做梦的某种体验，去开启一种"两阶段解离式退行"，S医生从中体验到了一种真正的超强回忆，并恢复了她早已完全遗忘的童年期记忆。然后，艾瑞克森开启了一系列将把S医生置于永无止境的内部体验学习中的开放式暗示。他通过这些暗示，成功地拉开了记忆的幕帘，这样，S医生的意识心理无法妨碍它们。但无论何时，只要S医生需要，新的体验性学习将随时变得可用。

S医生努力设法在艾瑞克森开启遗忘进程之前，记起一点在这次晤谈中与她非常深的体验相似的东西。她写了几段有启迪作用的"催眠诱导之后的反思"，描述她的体验。

在这次晤谈中，特别令人感兴趣的，是艾瑞克森对于这种开放式暗示的阐释，它可以引发可能具有拯救生命意义的无限学习模式。他讨论了皮尔森事件，这个学生被给予的开放式暗示，被他在数年之后的一个紧急关头利用到，当时在头部被砖头打了之后，他可以自我诱导产生麻醉，并加速身体愈合。

催眠工作所开启的无限的学习可能性，也在事情发生两年之后，S医生阅读这些誊抄本的真实反应中得到了说明。她报告说，在这两年中，她已经想出了一些她自己在她开始让她的患者进入催眠的方法和她在团体和个体催眠中所发展出的治疗性用法等方面的独特发明。但是，在阅读这些誊抄本时，她才意识到，在她的"原创性"方法中，其原创性有多少是艾瑞克森已经在这件或那件事情中已经说过的，在这里或那里已经做过的。艾瑞克森带给她的催眠体验，显然已经与她自己发明新的思考和行为模式的创造性过程结合在了一起。

身体语言和催眠的期待

在被介绍给在场的观察者Z医生之后，访谈继续进行。S舒适地坐着，她的手掌放在大腿上，正像她两年前准备进入催眠时所做的。艾瑞克森马上认出这种准备状态，便一声不吭地开始坚定而满怀期待地看着S的眼睛。

S：你又在盯着我。

E：描述一下你坐在这里的感觉。

S：哦，我感觉很好。

很放松也很舒服。

（停顿，艾瑞克森和 S 相互盯着对方的眼睛。然后 S 慢慢眨了几下眼。）

> E：现在，我觉得她坐下并再次重新回到两年前的方式非常有趣。我所做的，不过是给她自信期待的眼神。那才是重要的事情。婴儿学习走路，你知道他能学会走路，但婴儿自己不知道。你给予婴儿充满期待的信任和支持。

> R：她的身体语言向你表明，她已做好了催眠工作的准备。你期待的眼神默默地承认这种准备状态，并允许她在一言不发的情况下进入催眠。

催眠诱导期间，视觉和视力的变化：雾化现象和催眠凝视

S：又变得模糊了。

（停顿）

变得更加

放松了。

（停顿，凝视持续了更长的几分钟，直到 S 最后闭上眼睛，做了一个深呼吸，非常明显地进入催眠状态，呈现出面部肌肉的放松和身体完全的静止不动。）

E：现在非常喜欢进得越来越深。（停顿）

> R：她甚至在闭眼之前就体验到这种雾化现象。如同两年前她所体验到的一样，这是她体验第一阶段催眠的惯用方式。当她体验到这种模糊时，她还展示了这种"恍惚状态"。她的眼睛一眨不眨地注视，一动不动地凝视，或恍惚出神地看着。韦曾豪弗尔（1971）认为，催眠凝视是由于眨眼频次的减少和可感知到的自然的、随机的眼球扫视动作的减少。其他被试报告了催眠期间视野中各种各样的主观变化：背景颜色的变化、隧道视觉、知觉扭曲、幻觉、模糊、照度的明显降低、眼前的模糊感、遍及视野的灰色以及其他类似的变化。

加深催眠

经常有人说，

我们在夏天学习滑冰

而在冬天学习游泳。

我们达到某种

冬天滑冰

的学习水平。

但是，来年冬天

我们开始滑冰，有了更高的优秀水平。

因为让最初学习变得复杂的

滑冰的随意动作

已经消退。

第一个冬天

随意动作

仍然记忆犹新。

（停顿）

现在，你可以走得

更深

因为

有更多的动作

或过程

随意性越来越少。

    R：这是一种新的方式，可被用来对很长时间没再体验诱导的被试加深催眠。你只是描述一个常识性的学习过程：经过一个时期的休息，随意动作便消退了。因此，这将是一种比以前更深的催眠状态。

    E：那是每个人都曾有过的过往经历。

    R：所以，你经由利用我们都体验过的先天的学习过程，加深了催眠。

E：你一边挤眉弄眼和移动脚，一边学习写字，但过了一会儿，这些随意的和不相干的动作便消失了。

开放式暗示

现在，我不知道

什么特别的体验

你想要感觉。

我不知道你是否有什么有意的想法，

但无意识总是有它自己的思想。

它自己的欲望。

（停顿）

你会感觉非常高兴，

在发现

你的无意识将要做什么的过程中。

（长时间停顿）

并且这将是你自己的体验。

（停顿）

这种体验可以在任何地方，

任何时间，

在任何情况下。

（停顿）

看着一个人自己

做某些事情

总是一件令人陶醉的事情。

（停顿）

我可以给你某种个人的解释。

在1930年，

在5月初，

一天晚上，我梦见

我走在一条东西路

的北边。

在威斯康星。

> R：这时，你开始了一种典型的开放式暗示模式。你通过说你"不知道"，开始弱化意识，这意味着如果她的意识心理也不知道，那没关系。但你强调无意识确实有思想和欲望，你再通过说明她可以很高兴地发现她的无意识将做什么去强化它们。像后来她的"反思"所表明的那样，她确实以她自己独特的方式，应用了这些开放式暗示。通过说起在任何时间、任何地点、任何情况下，这都将是她的体验，你强调你暗示的开放性。这听起来像一种很大的自由度。就有关的意识心理而言，它是自由的，但它完全取决于她自己的无意识。

双态解离式退行

我站在那里

知道我是艾瑞克森医生。

我在看着一个小男孩，

他正在跑上跑下。

小山旁路边的斜坡附近

有一个维护保养人员。

斜坡顶部有一圈栅栏

并且是倒刺铁丝围栏。

淡褐色的灌木，

一棵橡树，

一棵野生樱桃树。

我看到那个穿着工装裤的赤脚男孩

在好奇地试探新近夷平的地面，

围绕着树根的切面进行挖掘，

看着这棵橡树,

看着这棵野生樱桃树,

然后检查树根的切面,

试图弄明白

哪根树根是野生樱桃树的

哪根是橡树的。

这个小男孩确定

这些树根中没有榛子灌木的。

我赞成那个男孩。

我可以很清楚地看见他。

我认出了他,

他是小米尔顿·艾瑞克森。

　　R:在你与奥尔德斯·赫胥黎的催眠工作(Erickson, 1965)中,你很好地描述了这种双态解离式退行,此时,人可以在早期年龄层次上看到他自己,有时甚至可以与他自己相处。你希望通过举这个吸引人的例子说明你是怎样在并不罕有的做梦状态中想到的,激活 S 心中的这种状态(Rossi, 1972, 1973a)。当 S 医生在她对这次晤谈的"反思"中说那番话时,表明在这一点上你确实成功了,因为她确实看见她自己作为一个孩子在读一本路易莎·梅·奥尔科特的书。她报告了从早已完全遗忘的她想成为一个作家的某个生活阶段中真实恢复的记忆。也就是说,她体验了一次真正的超强回忆。

催眠是一个无时间的剧场:创造性想象和精神综合疗法

但他无法看见艾瑞克森医生。

他甚至不知道我是站在由东

向西方向的路上。

我喜欢观察那个小男孩。并且在想

但对于他将成长为艾瑞克森医生这个事实,他怎么知道得那么少。

然后，梦就结束了。

那年的9月，

我确实到威斯康星度假了。

我去了县城，

取出县道路养护工作的

所有记录。

我找了那条路在哪里。

然后，我驾车到那个地区。

这时我发现我怎么可能

曾经去过那里。

靠近那条公路有一个采砾坑。

我记得与我父亲到过这里，当时他打量过那个采砾坑。

但我一点也不记得曾经检查过

路上那个新修的斜坡。

但我发现那里有一处榛树丛，

一棵橡树，

和一棵野生樱桃树。

那时我还是一个小男孩，

一个赤脚的男孩。

我早已忘了这个，

但我的无意识

早已记住了它。

（停顿）

    R：在做梦和催眠状态中，个性会怎样像时间不存在似的在两个不同年龄层次上与它自己相遇，这是非常吸引人的。这在你与赫胥黎的工作中表达得淋漓尽致。这些是积极的的创造性想象状态，一个作为成年个性的人可以在其中真实地与作为孩子的自己相处，并为其提供帮助。过去的精神创伤和心理缺失、几乎任何形式的"未竟事件"都能以这种方式得到解决。这是一种心理康复形式，我认为它是所有治疗形式的本质，无论它发生在做梦、催眠、自由联想、积极想象、冥想中，还是其他诸如此类的状态中。其普遍的共同特性是某些新的东西在人格中得到了整合（Rossi，1973b）。

辩认出催眠中最细微的身体动作：催眠中的眼球运动

我正在把它作为一种可能的体验暗示给你。

（长时间停顿）

我开始在马萨诸塞州伍斯特市

从事调查服务工作，

并对人们在

不同层面上的

思维和行为

非常感兴趣。

我知道我将在9月到威斯康星州度假。

于是，我的无意识

给我提供了一个机会

去观察处于以前年龄中的

我自己。

（停顿）

你与患者打交道

你与你的认知打交道

你的认知来自

你知道

你如何表现。

在你对其他人行为

的观察中

（停顿）

你需要

对你自己过去的行为

有生动的观察。

（长时间停顿）

E：现在，我的解释是，她因 Z 医生的在场而感到有点害羞。但我认为现在 Z 医生并不在场（对 S 医生来说）。就我的判断而言，有相当多不断活跃的记忆正在被显现。

R：为什么这么说？

E：通过肘部周围那些肌肉的震颤。而她呼吸的改变显然是在表明内心有变化。例如，有时，那表明是在树林中散步。

R：那些轻微振动的眼球运动是什么意思？

E：有时，它们是随机动作，有时它们意味着某种放松。你确实无法知道它们究竟是什么。我认为，要做的一件适当的事情就是，让她一点一点地、越来越多地去发现关于她自己的事情。

R：你喜欢让你的患者发现并告诉你这些最细微的动作，而不是对它们做虚假的概括。这是非常聪明的，因为人们在催眠体验中的个体差异如此之大，以至于用任何统一的方式把内部事件和外部行为联系起来，实际上都是很难的。

E：没错。

R：韦曾豪弗尔（1971）曾研究过："慢速眼动的摆动（正弦曲线）样式颇似已经被报告的伴随自然睡眠第一阶段和其他某些变动意识状态所呈现的……这时，可以发现，被试对催眠师仍是非常敏感的"。斯皮格（1972）发现，在诱导期间，眼球转动（眼皮闭上时，有向上看信号的能力）和斜视，是临床催眠感受性的标志。但是，其他研究者（Switras,1974; Wheeler et al., 1974）在实验中发现，眼球转动和其他催眠敏感性测量之间没有什么关系。古代的图画和冥想中瑜珈的现代照片也显示出眼球向上转动。尽管催眠期间眼球反应有极大的个体差异，但为了得到它提供的关于变动意识状态的任何线索，它仍然值得人们去研究。

遗忘：保护催眠学习避免意识干扰

现在对你来说

回想起

今天在这里

你收获了什么

并不重要。

你的无意识会在适当的时候

以片段和部分的形式

把它呈现给你，

而你会有很好的理解。

而且今天没有回忆起的所有事情

仍然记录在你的心里。（停顿）

    R：在她后来的"反思"中，S 医生报告说这句话实际上引起了一种戏剧性的不想要的遗忘。

    E：在这次催眠中，我在给 S 医生一个内部体验学习的机会，但在她正好用到它之前，她并不会知道。

    R：在最佳时机到来之前，你不想让她知道，因为你不想让她的意识心理干扰到它。

    E：我不想让她的意识程序弱化它！

    R：所以，理论上，患者会留下你什么也没为她做的感觉。

    E：没错！他们经常会这样！

    R：直到后来，某一天，他们打电话向你报告你已经帮助他们完成的事情的意义。

    E：就是这样。

助长潜能：不知道和开放式暗示用以开启学习——麻醉感和身体康复

今天你不必知道

或许你被完全麻醉了。

你被固定得完全无法动弹。（停顿）

你甚至不必知道

你是否已经

从你的身体中把你自己解离了。

在适当的时间，你将会发现

你已经完成的所有事情。

随后，

你将重复这些学习。

现在你正开始认识到

你是一个比你以前预想的更为优秀的被试。

（长时间停顿）

现在就保持在催眠中，

学习你所要学的东西。

现在我将离开你去与罗西医生说话。

（长时间地停顿，在这期间，在艾瑞克森悄声与Z医生和罗西医生说话。）

E：在治疗中，这经常是你让患者开始意识到他们能力的一种方式。从本质上说，你正是在给他们自由去运用他们自己。患者前来找你，是因为他们感觉不能自由地运用他们自己。

R：那么，这是你给罗伯特·皮尔森医生开式暗示，让他在紧急情况下忽然能够用来产生麻醉感的方式吗（Pearson, 1966）？你说你从没给他体验麻醉的特别暗示。

E：是的，没给他。

R：但他能发展出一种可以很好地挽救他生命的麻醉，因为几年前你已经给了他这样一种开放式暗示，当他需要时便可以产生麻醉。

E：我告诉他"你知道很多你需要知道的事情，只是你不知道你知道它们。当适当的情形发生时，运用适当的学习"。

R：即使他以前从未体验过催眠性麻醉，在适当情况下，在紧急情况下，当一块砖头打到他头部时，他能够发展一种催眠性麻醉。

E：在那一刻，他对自己说"要是艾瑞克森在这里多好"。对他来说，艾瑞克森意味着催眠，这意味着他应该用催眠术。

R：在紧急情况下，他应该把催眠术用于他当前的需要上。所以，这是你给患者的一种极具价值的暗示。你在他们身上激起无数的学习，以便他们在适当时间可以用得上。

E：皮尔森事件便是那方面一个极好的例子。他对我的联结主要是关于催眠术、麻醉和无意识的利用。他加上了治愈，更好的治愈。

R：那么，他能够通过催眠性暗示达到身体快速愈合的目的吗？

E：几天之内，他只带着急救绷带便回来听课。当时，他的头盖骨已经破碎，骨头碎片已经取出。外科医生曾预料他得在伤口周围绑几个周的纱布。

催眠结束的条件

（现在，艾瑞克森非常仔细地端详了 S 医生几分钟。）

E：我不知道怎样理解你手指的动作，

肘部的动作，

你呼吸的变化。

但是舒服地，

慢慢地，愉快地，

在你自己选择的时间，

让你的催眠结束。

并且从其中醒来，你会感觉精力充沛

舒适自在

轻松安逸，

并带着一种已经很好地完成了某些事情的感觉。

R：你正在端详什么？

E：我想要确定我应该多快唤醒她。

R：你用什么标准判断呢？

E：我不知道。我知道的是当她在做深呼吸时，我不会唤醒她。

R：为什么？

E：我不知道那时是怎么回事。如果你在错误的时间唤醒被试，他们会很不满意。然后他们会要求你再让他们回到催眠中，这样他们才能完成。

R：你怎么知道他们什么时间完成并准备醒来？

E：当所有你能看到的都是舒服时，你寻找某个安静的时间。

经由分心造成遗忘

（停顿，这时，S医生调整身体、睁开眼睛，醒了过来。一旦她睁开眼睛，在她完全醒来之前，艾瑞克森迅速转移她的注意力。）

E：罗西医生曾经告诉过你我的硬木雕刻吗？

S：啊…？

E：罗西医生告诉过你我的硬木雕刻吗？

S：硬木雕刻？

E：昨天我成了一个骑三轮车的青蛙（硬木雕刻作品）的骄傲的拥有者。

S：（笑）这正是每个人想要的，我想。

（在欢声笑语的环绕中，艾瑞克森继续高谈阔论，只是不谈任何与刚发生的对话有关的事。随后，我们都随他加入参观他家起居室里的硬木雕刻的行列。）

E：现在我必须做的是唤醒她，转移她的注意力，这样她已经做过的所有事情可以继续留在她的无意识层面。我不想让它挤到意识参考框架中。

R：你通过转移她的注意力产生一种催眠性遗忘（Erickson and

Rossi, 1974），并且通过这种手段，你希望把催眠工作有效地保持在无意识层面。她后来的"反思"表明，你非常有效地助长了这种遗忘，尽管她对此感到非常惋惜。有些资料悄悄地溜进了意识心理，这是她反思的精华。

催眠诱导之后的反思

S医生

我先体验到模糊，然后是恍惚、放松。

在对艾瑞克森的评论（原因等）进行回应的过程中，我想起了各种童年的记忆，包括曾被遗忘的我想成为一个作家的那一段——我看见我自己在海边读一本路易莎·梅·阿尔卡特的书，并用生长在我卧室窗外树上的种子种了一棵枫树。

在海滩上散步等场景。

我想我必须告诉艾瑞克森医生我的疣消失了（S医生通过自我催眠去除了她自己手指上的一个疣），这样我就成了一个更优雅的治疗师。患者议论说："她帮助你，没什么害处"。我感觉挺满意。

我想起感觉到我的身体麻木和静止不动。

我听到艾瑞克森医生在说些什么，像是"你不必记得发生了什么"。然后，突然间，我看着，并且我的记忆开始模糊起来。然后，我看见我自己在床上反观我自己"你正在真的进入深度睡眠——你将会如此地放松，你将不会记得你的梦"。

我想不起那以后的任何事情。但我有种感觉，有些时候我是在某种梦幻的催眠中。在一种放松的、安详的、满意的和非常棒的暗示（这是我能回忆起来的第一件事）之后，我醒了。

且不说她对模糊的有趣评说，回忆起的早已遗忘的童年同一性阶段（想要成为一个作家）的记忆、她身体的麻木，以及在经由自我催眠去除那个疣的过程中明显的身心治愈，S医生关于她怎样体验她的遗忘的描述是特别有启发作用的。她说艾瑞克森的话语在她脑海中被转变成一个她自己在床上

"真的进入深度睡眠——你将会如此地放松，你将不会记得你的梦"的视觉影像。

艾瑞克森认为，所有成功的暗示都包含这个转换过程，经由这个过程，治疗师的话语以一种符合被试个人心理动力的方式得以重构。所以，用这种以尽可能开放的方式进行表达的许可式暗示，助长这个转换过程是非常重要的。艾瑞克森常常会直接暗示患者的无意识能够听到，并以所有最适合它自己运行的方式转换治疗师的话语，以此来强化这种趋势。

创造性、治愈和学习的无限可能性

连同助长创造性、治愈和学习新的可能性的开放式暗示，弱化被试受限的和习惯的参考框架似乎是艾瑞克森为未来催眠治疗所打开的最令人激动的前景之一。他毕生的工作已经证明了催眠非常适合被用作某种内部定向的体验，使人们可以摆脱以前的经历和训练所形成的习得性限制的影响。心灵是一个难以置信的巨大宝库，它的潜力仍未被大多数人所知。催眠是一段自由的时间，有利于人们从内心发现、探索和认识这些潜能。目前，我们只看到了人类本性中诸多可能性的冰山一角。催眠被极大地束缚于它过去给人们留下的印象，很多人曾把它看作一种操纵和控制技术。当我们能够助长治疗师和患者做梦都不敢想的新的人性可能性时，与操纵和控制打交道就成了多么无聊的事了。如同做梦、沉思、创造性想象一样，催眠可以是一段有利于自由发展的时间。现代催眠治疗师的艺术是通过帮助每个个体超越他自己的习得性限制，打开这种发展可能性。

第 九 章
总　　结

在本书中，我们采用的方法，就是对催眠治疗领域一位杰出临床医生现场的话语和处理方式进行详尽的分析。我们的目标是获悉尽可能多的艾瑞克森式治疗途径，以便其他临床医生和研究工作者能够学习、测试和利用我们的发现。因为艾瑞克森式治疗途径是以一定数量的临床技巧为前提，所以，本书的主要目标便是精确而仔细地描绘艾瑞克森如何实施他的治疗，他所做的观察和推断，以及他所测试的研究假设。要对他的治疗途径进行任何公正的评估，都需要临床医生和研究人员首先获得某些艾瑞克森催眠治疗的技巧。为了助长这个技巧获取过程，我们已经总结了一些学习和练习的类型，以便其他工作者继续增进他们在催眠方面的临床实践和探索。

为帮助读者把本书的内容系统地组织起来，我们将把它的基本观点总结在四大标题之下。

1．治疗性催眠的本质

2．催眠诱导的临床途径

3．催眠暗示的形式

4．人类潜能的助长

1. 治疗性催眠的本质

艾瑞克森在他的治疗途径上常常是非理论的和实用取向的。他关于是什么在发挥作用的知识，来自实践经验，而不是理论推测。他从未明确表达过某种总体的催眠理论，关于理论问题，他只是用一些提示表达自己的意见。不管怎样，关于治疗性催眠的以下观点被清楚地展现在本书的各处。

a. 催眠被视为一种内部定向状态

催眠现象在广义上可被认为是一种内部定向状态，具有平时日常意识特征的多重焦点注意被限制在相对很少的内部现实上。正是由于这种有限的焦点，患者不被无关刺激打断，不受他平常参考框架的限制，这时，新的学习在催眠中便可以更敏感、更强烈地发生。

b. 催眠被视为一种高动机状态

为开启和发展催眠体验，艾瑞克森仔细观察和利用患者个人的心理动力和动机。将把他们与他们的内部焦点任务连接起来的，是患者的动机。正是这种独特的个人动机，可以解释在实验性催眠（在这种催眠中，使用标准化方法常常未考虑到被试的个人特征）和临床催眠（在这种催眠中，患者的个性特征是这种方式被用于催眠诱导和利用的关键）中所发现的一些不同。

c. 催眠被视为一种能动的无意识学习

艾瑞克森式治疗途径的基本原理，是他所认为的患者之所以有问题是由于他们的习得性限制的观点。催眠的目标就是放松患者这些平常参考框架的习得性限制，以允许他们未曾意识到的储量巨大的潜能运转。摆脱了意识的常见定势、偏见和压抑，学习就可以在自动的或依惯例所称的无意识的层面上进行。在理想的情况下，艾瑞克森首先从患者杂乱的习得性限制中清理心理舞台，然后帮助患者利用他们自己独特的生活体验和联结，从内部，在无意识层面，创造和重构他们自己，而无须自觉的定向思维的中介。催眠就是这样一个*能动的无意识学习*过程，它与内隐学习或实验心理学所描述的没有意识参与的学习有些类似（Deese and Hulse, 1967）。这的确与催眠原初的概念有所不同，原来认为催眠是一种被动的、退行的状态，把被试当作施术者控制下的机器人。

d. 催眠被视为一种变动运行状态

过去十年的研究文献已经全面论述了两种形成鲜明对比的观点，一种认为催眠是一种变动意识状态，另一种认为催眠是一种动机被激发的情境，它可以让被试尽可能地跟随施术者的指令。解决这个争论的困难在于，构成"变动状态"的定义是什么，如何形成"变动状态"的客观评价。在近期关于催眠遗忘的文章中（Erickson and Rossi, 1974），作者为下述临床催眠的"状态理论"提供了充分理由：

研究人员（Fisher, 1971）最近已经用许多方式研究过*状态依赖型学习*。其中一组被试在喝了酒时记住了无意义的音节。随后发现，在以后的时间里，当他们喝了酒时，他们能够比醒酒时更好地回忆起它们。回忆是如此地依赖于状态，当人们处于与他们刚接触学习时所处状态相同的状态时，回忆便可以更好地发生。其他研究人员已经用安非他命引发兴奋状态和用异戊巴比妥引发抑制状态，验证了相同的状态依赖现象。费舍尔把这些研究结果总结成一种理论，说明"多种生活方式怎样经由活化变成可能，从清醒状态到另一种清醒状态，从一个梦境到下一个梦境，从迷幻剂状态到迷幻剂状态，从某种创造性的、艺术的、宗教的或精神错乱的神灵感应或附身到另一种，从恍惚到恍惚，从幻想到幻想"。

我们会认为治疗性催眠本身可被最有效地概念化为一个生动的例子，它作为"状态制约（state-bound）"具有所有现象学体验的基本性质。存在于平时正常认知中的这种表面的意识连续性，实际上是一种前提有问题的错觉，它只是由于存在于有某种关联的片段式的对话、任务定向等之间的相关连结而成为可能。我们都体验过当我们跑题太远时就会发生的瞬时遗忘，所以我们"没了头绪"或"忘了我们正要干什么"。如果没有相关连结搭桥，意识将破碎成一系列离散状态，就像我们梦中那样支离破碎。

现在的问题是如何界定并做进一步的实证工作，以查明这些状态在心理内容上是否是各自离散的和不同的，或者是否有更多显而易见的心理指标可被用来界定它们。一种麻醉药明显引起了某种生理变化，但这种变化用现代技术能否测量尚不确定。对治疗性催眠来说，这种情况更加模棱两可。像费舍尔在上面所表明的那样，这种情况更加复杂，一旦变动意识状态被诱发，"象征的"联结就足以单独再诱发它。

我们怎样把这种催眠性恍惚的"特殊状态"理论与支持催眠交替范式（Barber, 1969）的许多详实的实验研究统一起来？后者把催眠当作一种"清醒的反应状态"，认为它是不间断的或本质上不同于平时正常意识的。艾瑞克森（1939, 1952, 1966a）曾经在他的许多文章中指出，深度的或真正令人满意的催眠体验取决于控制和消除清醒反应模式的能力，也就是说，取决于放弃某些个体意识意向所特有的习得性限制和习惯参考框架。为了达到这个目标，艾瑞克森逐渐发展出了许多新的诱导技术，并强调每个被试都有必要接受细致的"催眠训练"，以利于在习惯意识意向和心理参考框架尽可能少参与的情况下对催眠中不随意或自发呈现的催眠反应进行最大化过程中，他的个性能得到充分的重视。在他的早期治疗工作中，艾瑞克森要给予治疗性暗示，必须在催眠至少已经发展了20分钟之后——并且是在已经进行了几个小时的催眠训练之后。经过多年经验积累，他对患者的心理动力和目前心理状态的临床评估使他可以更加迅速地展开工作。

在实际操作中，要清除所有的清醒模式，若非不可能，也公认是有难度的。这在典型的实验性研究中更是如此，因为它们利用了标准化指令和直接暗示，有过极少或完全没有经过全面的催眠训练，所以便无法消除或有效减少催眠中的习惯意识模式。在大多数实验性研究中，催眠和清醒状态所共有的许多语言的、感觉的、知觉的和心理动力的联结，弥合了它们之间的缺口，进一步减少了它们的不连续性。由于没有什么证据表明"特殊催眠状态"的存在，所以，我们认为以连续性多少为条件划分催眠和清醒状态的这种交替范式，在评估典型的实验情境方面是正确的。但是，它的概念划分，并没有充分考虑那些临床情境，在这种情境中，治疗师的技术与患者的需要一起相互作用，在催眠和很容易让人想到特殊状态理论的平常意识状态之间产生了显著的不连续性。

这个问题类似于20世纪前四分之一世纪折磨物理学家的一个关于光的基本属性的激烈争论，它到底是连续的（波）还是不连续的（粒子）。在实践中，人们被发现有时候人们可以把光看作波，另外一些时候可以把光看作粒子。但是，最恰当的概念化，是依据每天在语言和意象层面上的联结，借助无法被有意联系到的数学符号完成的。所以，在临床实践中，概念化和强调那些能够促进催眠和清醒状态之间不连续性的前提和中介变量可能是最有利的；而在实验工作中，在处理这种连续性方面，可能会有更多的理论关注。

e. 催眠的主观体验

催眠的主观体验自然根据个体的人格特征和生活经历（Hilgard, 1970）以及催眠诱导和利用的应用途径而相应地变化。对于大多数艾瑞克森的患者来说，其体验的共同特性是：在催眠中，事情似乎是由它们自己在发生。如同 S 医生如此好地展示催眠现象的体验性学习那样，当一只手抬起，或某种意念感觉现象出现时，都会有一种惊奇的感觉。

它自己发生的事情和似乎由我们控制和指导的事情之间的对比，实际上是关于主观心理体验最为有趣的事情之一。我们的心理活动是在我们身上发生了什么和我们对它做了什么之间的某种对话。感觉、知觉、情绪、情感、做梦、幻想和联想总是在无意识层面自动地发生，并把它们自己呈现到意识的门口。我们如何学习对这些自发的呈现进行反应，在很大程度上取决于我们对现实的感觉、心理健康水平和幸福感。例如，一方面，我们可以带着害怕、逃避和恐惧，或者另一方面，我们也可以带着好奇心和创造力，对我们在知觉或梦中所想起的新事情做出反应（Rossi, 1972a）。

从我们先前把催眠表述为一个无意识学习的过程可以看出，催眠主要处理那些呈现给意识心理的自发过程。但事情并不是那么简单，在大多数催眠体验中，会有一个观察者自我（observer ego）在场，它悄悄地出现在当时的情境中，患者在悄悄地观察其内心发生的事情（Gill and Brenman, 1959）。在催眠中，正是这种观察者自我，赋予了许多意念作用一种抽离的、不带情绪色彩的和客观的特性。这种意念作用的客观特性使它在催眠治疗中特别有用。但是，只要这种观察者自我存在，许多患者便会坚持认为他们没有被催眠，他们把这种观察者功能等同于平常字面意义上的意识。

艾瑞克森一直关注这种观察者功能，他的很多方法旨在到处排挤它、弱化它。在催眠中，意识本身不是问题，其相关的指导和控制功能才是问题。在催眠中，自我（ego）改变了它习惯的控制和指导模式，而不同程度的观察者功能却保持完整。这导致两件事情发生：

1. 自发（无意识的）呈现（从感觉和情感到做梦和自发联想的每一件事）可以在没有自我平常参考框架干扰的情况下自由地运行。

2. 这些自发呈现与正在观察的自我之间的相互作用，实际上可以得到有效拓展，以便更多无意识内容可以浮现到意识层面。

艾瑞克森比较喜欢让治疗单独从第一个步骤开始。当患者在不知道他怎么做的情况下解决了他的问题时，他总是感到非常高兴。

越是常规的深度心理治疗形式，越是依靠更多使无意识意识化的次级过程来进行。艾瑞克森已经把这个过程当作他的一些催眠治疗总体规划中的一个步骤在使用（Erickson, 1954, 1955）。

2. 催眠诱导的临床途径

a. 催眠诱导的取向

催眠诱导的目的有三重。

1. 减少注意焦点（通常聚焦到几处内部现实上）。

2. 助长患者习惯的指导和控制模式方面的变化。

3. 提高患者对于他们自己的内部联结和可被整合成治疗性反应的心智能力的感受性。

通常，当他告诉患者以某种方式坐着，注意力集中到某个点上，当他说话时保持安静，艾瑞克森便可以很简单地实现这三重目的。然后，艾瑞克森开始诱导一连串的联想，它们将会帮助患者把注意力向内聚焦到记忆、感觉和各种各样的联想、发展模式和学习体验上。在这个过程中，因为他还醒着，艾瑞克森不会给多少暗示（从把某些东西置入患者心里的意义上说）。他话语的效力在于它们被有计划地设计去唤起患者内心先前存在的联结模式和自然心理过程。他可以唤起回忆，是因为那些记忆已经存在于人们的心里。他可以引发遗忘、麻木或其他各种催眠现象，不过是因为这些过程早已存在于在患者的内心之中，这些机制是早已建立起来的。

诱导期间，艾瑞克森非常仔细地观察患者。诱导当然不是什么标准地和机械地生搬硬套某些规则的过程。艾瑞克森一直在仔细留意患者的注意力在什么地方。他选择开启诱导的这个精准时刻，可能是他感觉到患者需要向内聚焦注意力并改变他们意识意向和信念系统某些方面的限制的时候，以便治疗可以进行。艾瑞克森把催眠理解为一种日常生活中的普通体验，每当患者对某些内部或外部现实深度入神（例如：做白日梦或聆听音乐）时，它就会发生。艾瑞克森留意催眠开始的信号，然后他只是强化它们，他可以采用任何方式，只要它特别适合于当下环境中某一特定的个体。

艾瑞克森曾经说过，他能通过观察那些似乎"凝固的"（几乎没有身体动作）和那些展现出"反应专注"的人（那些非常专注于别人所说或所做的人），从观众中识别出潜在的好的被试。这些特征在治疗性晤谈中呈现的时候，显然便是催眠诱导的最佳时机。如果它们不能自然显现，艾瑞克森可能通过用有趣的故事、奇闻或任何能够激发和吸引那个特定患者的方式，聚焦和固定他的注意力。这些有趣的故事似乎与旁观者无关，但通过它们，艾瑞克森实际上是在开启一种"是定势"，并跟随患者的反应，这将逐步导向真正意义上的诱导阶段。

艾瑞克森曾把反应专注描述为常见"日常恍惚"，并且他经常像要诱导催眠那样，利用这种自然专注形式。即使不经任何形式的正式催眠诱导，患者也会变得非常专注地听他在说什么，以至于他们后来会怀疑，是否在他们不知道的情况下，艾瑞克森已经莫名其妙地把他们导入了催眠。当患者处于这种专注状态时，所给予的"暗示"，也可以像在正式催眠时那样有效。因此，对有效的临床工作来说，催眠并不必须是正式诱导的。本书中所描述的临床诱导途径，仅仅是一些便利法门，治疗师可以借此开启一个内部聚焦和无意识学习的过程。

b. 催眠诱导途径

读者可以看到，我们说催眠诱导的"途径"，而不说"方法"或"技术"。后两个词隐含有机械的、一个人强加给另一个人的不可违逆的程序的意思。艾瑞克森不强加任何东西。他只是试着唤起患者内心的自然过程，这可以使他们更易于接受他们自己的内部现实，体验能够解决问题的新的创造性内部工作的可能性。

艾瑞克森已经为这些目标发展出各种各样令人眼花缭乱的"途径"。像在本书中所说明的那样，在同一次晤谈中，他将频繁地运用这些途径中的很多种。在运用每一种途径的过程中，他都学到一些关于患者特征性反应方式的新东西。无论患者的反应是什么，他都当作适当的加以接受。既然它是患者个体化的表达，除了适当，它怎么可能是别的？正是在这种个性中，解决他独特问题的独特方案才能被找到。这些反应教给艾瑞克森一些与患者独特回应方式（患者的"反应层级"）有关的东西，并且他用这些获得的知识当作一种反馈，允许他修改他的途径，以便更适合患者的个性，帮助他们获得非常具有催眠特征的内部指导和感受性。

我们可以在总结中列举一些在本书中阐述过的特殊的和一般的催眠诱导途径。所有这些途径既可被用于直接催眠诱导，也可被用于间接催眠诱导，这取决于它们被怎样呈现给患者。

特殊途径	一般途径
早年学习定势	对话
视觉固着	混乱
手的飘浮	手势
握手诱导	条件反射
多重催眠诱导	体验性的
后催眠暗示线索	内省—想象
唤起先前的催眠联结	惊奇
节律诱导	问话
	改变参考框架
	提升自我意识

这些途径中的大多数或多或少可被描述成间接的，因为意识并不能完全地意识到究竟在发生什么。意识知道一些正在发生的事情，但不是全部。事情似乎很快就完全由它们自己开始发生，意识定势被进一步弱化，催眠开始了。我们已经有很多流程图描述过催眠诱导和暗示的微观心理动力，它们可被概括如下：

吸引注意力	经由	令人惊讶的、不同寻常的、标准催眠诱导途径，或能够吸引和保持患者注意力的任何事情。
弱化意识定势	经由	震惊、惊奇、分心、解离和其他催眠形式。
无意识探索	经由	隐含式暗示、问话、类比，以及其他间接催眠形式。
无意识加工	经由	照字面反应和个人联想的叠加，以及经以上所有方式所构建的心理机制。
催眠反应	经由	体验为完全由它们自己发生的反应潜能的表达。

c. 弱化习惯参考框架

当我们说到临床诱导的目的是让患者把注意力聚焦到内部，并帮助他们改变他们的习惯意向和信念系统的控制和指导功能时，我们实际上是在帮助他们弱化他们平时的日常意识。由于其习惯参考框架的限制，他们平时的日常意识不能处理某些内部或外部现实，他们便认为他们有了"问题"。弱化患者平时的日常意识便是一个弱化他们个人局限的过程。弱化个体平常意识模式的限制，从而打开某种可能，使新的联结组合和心智能力可被演化出来，在个体内部找到创造性的问题解决方案。

　　艾瑞克森弱化意识定势的途径是如此地微妙和无处不在，致使它们在我们大多数的评论中都发挥着重要作用。它们也已经被列为我们与艾瑞克森催眠方式的描述和心理动力有关的大多数论文中的一个重要主题。在这里，我们只能列举一些可被利用来弱化被试习惯参考框架的催眠形式。

不挑战	解离
随意的和许可的方式	双重制约
频繁地建构遗忘	质疑
无聊	期待和寻求闭合的需要
混乱	不随意信号
频繁调整注意力	失能
自相矛盾	否认
消除怀疑和卸载阻抗	利用治疗师的节律
不完整句和卖关子短语	声音轨迹和重音
转移注意力的问话	是定势
休息	你无须知道
超出患者平常参考框架的任务	

d. 催眠发展的指征

　　一旦诱导开始，艾瑞克森会识别出如下所示的各种催眠发展和加深的指征。但是，催眠体验是非常个性化的，而且不同的患者呈现这些指征的比例和程度都会有所不同。

自发的意念作用	客观的不带个人色彩的意念作用
平衡的肌肉紧张度（类僵）	瞳孔变化
改变音质	反应专注度
舒适、放松	感觉、肌肉和身体的改变
动作的经济模式	眨眼反射变慢或消失
眼睛改变并闭上	脉搏变慢
平淡无奇的面部表情	呼吸变慢
遥远的感觉	自发的催眠现象
催眠后感觉良好	遗忘
身体动作的缺失	退行
惊跳反射的缺失	麻木
望文生义	类僵
反应迟滞	时间扭曲
吞咽	肌肉运动和概念反应的时间延迟
眨眼	等等

由于这些迹象变得越来越明显（通常要经过 10 ～ 20 分钟的一段时间），艾瑞克森逐渐引导言语表达，旨在从患者身上唤起可辨识的反应，以显示他们在很默契地跟随着艾瑞克森。这些可从点头或摇头到手的抬起，再一点点地变化到对于在催眠中训练某个特定患者有用的其他催眠现象，以便他能够最终完成他的治疗目标。

可以有趣地看到，艾瑞克森寻找这种像年龄退行、麻木、类僵等自发发展的催眠现象，以此作为比这些现象"被暗示"而形成时更为真实的标志。当它们被直接暗示时，我们会遇到由患者的意识意向和定势所带来的麻烦。当它们自发出现时，它们是解离或催眠所特有的放松普通现实定向的自我控制的自然结果。

某些研究人员已经选择这些自发现象中的一部分作为定义催眠基本性质的特征。例如，索尔（1959）和米尔斯（1957）已经把退行作为催眠的一个基本特征。但是，从我们的观点来看，尽管当患者在学着放弃其自我控制时，退行经常作为催眠早期阶段的某种附带现象出现，但它本质上并不是催眠的一个基本特征。在这放弃自我控制的第一阶段，许多不受控制的事情发生，包括自发的年龄退行、感觉异常、麻木、身体扭曲的幻觉、心身反应、时间扭曲以及其他现象。一旦患者学会稳定这些不需要的附带反应，那么，他们便可以允许他们的无意识在与治疗师的暗示的相互作用中自由地运作，而无须意识自我的中介。

e. 确认催眠

因为自我的观察者功能常常或多或少在催眠中存在，被试有时会拒绝相信自己处于催眠中，并且这种看法会影响进一步的工作。因此，证明催眠实际上不同于平常清醒状态是必要的！艾瑞克森称此为"确认催眠"。最使人信服的确认，是治疗师机敏地识别并指出正在变得越来越明显的自发的催眠现象，这样，患者便会承认他正沉浸在一种变动的或非同寻常的状态中。所有上述提到的催眠发展的一般指征不但适合于这个目的，也适合于某个特定患者可能表现出来的任何独特的模式。此外，艾瑞克森把自发的身体调整不但用在清醒时，也用在作为催眠迹象的脉搏和呼吸改变时。在他的体验式催眠途径中，他会让患者探索在催眠和清醒状态之间，他们的感觉、动机和概念反应上的所有不同。

艾瑞克森经常问一些涉及双重制约的问题来确认催眠。对问题"你真的认为你现在醒着，不是吗？"所给出的任何回答，往往都隐含着对催眠的确认。这种双重制约的另一个问题是"你知道你是否是在催眠中吗？"这个问题表面上是在寻求某种简单的信息，但"是"或"否"两种答案中的每一种都是在确认催眠（"是"意味着知道在催眠中，"否"意味着不知道在催眠中）。他经常在新来的患者刚脱离催眠状态时，问他们现在是什么时间，通过经常陷入其中的自发的时间扭曲，来确认他们的催眠状态。问话一直是一种特别有用的确认催眠的途径，因为它们会引起来自患者个人体验的反应迹象。这远比治疗师对于患者状态的任何权威性表述更令人信服。

在用从20倒数到1唤醒某个新被试的过程中，艾瑞克森有时会用令人惊奇的倒转技术，他突然颠倒数数（20、19、18……12、11、10、11、12、13……20），这样，患者会体验到某种"震动"或轻微的眩晕，因为随着数字从倒数（醒来）变成正数（加深），他们突然感觉他们自己在返回到催眠中。

艾瑞克森认为正式的、仪式化的技术对催眠诱导来说并不是必需的。任何真正吸引人的谈话都可使人们进入催眠，而无须他们对自己的催眠状态有什么认识。在这种情况下，艾瑞克森认为他们正在听，并有能力同时在意识和无意识两个层面去思考和反应。当一个人显示出某种较高的反应专注度时，如何确认催眠正在被体验这个事实？很简单！艾瑞克森只是寻找某种来自无意识的自发反应，他会问一个类似这样的问题"如果你已经在催眠状态，你的无意识会让你的右手抬起"或者"如果你的无意识认为你已经在催眠状态，你的眼皮将变得很沉并闭上"。显然，并不是所有的研究人员都会同意艾瑞克森的方式和他的解释，他认为对这种问题能动而自发的反应是催眠存在的有效标志。被试可以用一种他们认为艾瑞克森想让他们去做的方式做出反应。要解决这些问题，需要更多的临床体验和受控条件下的实验研究。

正如我们在本书的示范中一再看到的那样，艾瑞克森会用一种霰弹方式，引发很多可能的后催眠暗示。然后，当任何一个后催眠暗示被执行时，它自然便以最令人信服的方式确认了催眠。艾瑞克森最喜欢的确认催眠的方式或许是引起一只胳膊的类僵，然后在胳膊仍处于类僵时唤醒被试。奇特地观察到某人的胳膊呈现某种别扭的姿势，这便以特别形象的方式确认了催眠。贯穿本书各处，读者都会注意到艾瑞克森是多么精心地在每种催眠现象开始变得明显时，发展、支持，然后确认他的所有暗示的。恍惚和催眠现象在外观上是易变的、短暂的、容易消失的，特别是在第一阶段的催眠训练中。因此，当它们开始显现时，必须大力强化和确认。

3. 催眠暗示的形式

a. 催眠暗示的性质

虽然艾瑞克森式暗示途径看起来可能是复杂的、多层面的，其实它们的基本原理有且只有一个：*暗示的目的是绕过患者信念系统的错误限制，暗示必须巧妙地避开普通日常意识过于严格的限制。*

据估计我们中的大多数人还没利用到我们心理能力的10%。艾瑞克森当然相信这一点。我们的意识对于它能够达到什么程度有种太狭窄、僵化和受限的观念。平时的教育和日常生活已经教会了我们如何完成某些事情，但也不经意地削弱了我们的许多能力——如果不是绝大多数的话。

从日常体验中，我们都知道我们可以如此专心地专注于某件令我们感兴趣的事情，致使我们可以忽略其他所有的事情。我们可以"听不见"有人在叫我们，并且我们可以"不觉得"饥饿的痛苦。但是，如果你直接地要求某人"听不见"或"感觉不到"，他们会怀疑地看着你。虽然在平常生活中每天的条件合适时，心理的功能器官都可以很容易地和自动地"听不见"或"感觉不到"，但我们平常的意识并不知道怎样通过直接命令去做到。

艾瑞克森的间接暗示方式全都意味着安排这样一些合适的条件，使个体能够完成那些存在于他们反应库中却无法自主控制（如上所述，尽管平常生活环境需要时，可以自动地和无意识地召唤它们）的事情。催眠的奇妙和魅力便是，它使我们能够控制那些通常由超出平常意识范围的无意识机制中介的反应。催眠治疗师的艺术和科学体现为，在一般层面上充分了解行为和学习，在具体层面了解每一个患者独特的体验，这样，治疗师才能够提供暗示，以唤起所有需要的反应，达到给定的治疗目标。

理论很简单，但操作起来很困难，除非治疗师已经真的学会如何唤起通常超出患者平常自我控制范围的反应。有大量个体差异因素需要被考虑进来。有些患者可以很容易地接受*直接暗示*，仅仅因为他们太过相信治疗师的

"威望"和"威力"。这种信任抹除了他们平常态度所特有的限制和怀疑；他们不相信他们自己能完成这样那样的事情，但他们的信念系统允许他们在某些特殊治疗环境中完成它。

另外一些患者，那些更爱挑剔和怀疑，那些困在他们自己狭窄、理性视角里的患者，则需要*间接暗示*，这可以绕过他们信念系统的消极限制。当然，还有另外一些与事实更为协调的患者，认识到他们的个人限制但不需要相信治疗师的威望和威力的患者，他们希望治疗师真的有本事，通过他们不需要当时就明白其基本原理的间接暗示，帮助他们达成他们的目标。正是在对普通的和"阻抗的"（用"受限制的"一词更合适）被试进行间接暗示的创新和实践中，艾瑞克森取得了超越。现在我们将试图为那些间接暗示途径编个目录。

b. 催眠暗示的间接途径

维特斯特朗（1902），伯恩海姆最重要的学生，他把艾瑞克森的间接途径放到适当的历史视角下进行审视，他用这种方式描述了暗示问题。

> 暗示，或者说易暗示性，是由两个因素构成：接受外在刺激的能力和意念成形（ideo-plastic）的能力（意念控制影响生理条件的本事）。因为它们是彼此相互独立的，我们必须把它们区别开来。有些患者，他们带着绝对的信任接受被暗示的意念，但这种作用于他们生理机能上的意念影响是无力的。他们并没认识到这些暗示，而且他们的病理性症状源自很大的困境，因为他们的意念成形孕育能力太小了。相反，另外有些接受暗示较慢的人，他们怀疑乃至抗拒它们。尽管如此，我们发现生理和病理过程，通过心灵的影响，或者有时通过自我暗示，是不难改变的。

与这种二分法一样，艾瑞克森的间接途径可被划分成两个相似的类别：

1. *构建一种接受定势*，助长对"被暗示意念"的感受性。
2. *利用患者的联结过程和心智能力助长"意念成形能力"。*

*1. **构建接受定势***。每个治疗师都有无数途径，用于助长一种合作性、接受性以及治疗性晤谈中可能的创造性氛围。在此，我们将仅仅列出我们已经发现的，并且是艾瑞克森在真实催眠诱导过程和催眠性反应的助长中，突出运用的那些催眠形式。这个目录是对所有这些助长接受定势的催眠形式进行解释和讨论的关键。

"是定势"

事实陈述和同义反复

利用有趣的和个性化的刺激素材

文本间线索和暗示

散布其间技术

获得患者的认可

随意的、许可的和积极的方式

诚挚而坚定的语音语调

验证和确认暗示

涵盖所有反应可能性

把所有反应都当作有效的来接受

构建期待

*2. **利用患者的联结结构和心智能力***。艾瑞克森的工作包含大量催眠形式，它们旨在利用患者自己的联结结构和心理过程，助长"意念成形能力"。

并不是所有这些催眠形式都是艾瑞克森原创的。例如，通过提出直截了当的问题引发催眠现象，这是布雷德（1846）常用的一种经典方式，以便在患者即使表面上醒着的状态下，引发所有感觉形态的幻觉现象。但是，为了以超出患者平常意识自我控制范围的方式，研究和利用患者自己的联结结构和心理能力，以达到治疗目标，而创新和系统地应用这各式各样的催眠形式，这似乎是艾瑞克森对"暗示"的理论与实践的原创性贡献。到目前为止，这些催眠形式的应用，已经成为艾瑞克森禀性中一个非常重要的组成部分，致使罗西有时候觉得"晕乎乎的"有点像在催眠中，甚至当他表面上在与艾瑞克森进行直截了当的理性讨论时也是这样。艾瑞克森自己并不总是清楚那些使他的"对话"在以预定方式建构和指导听者的联结过程方面卓有成效的方式。艾瑞克森认为经由这种对话吸引和聚焦注意力，便可把听者导入催眠状态，而无须任何其他的诱导过程。正如我们在本书中一再看到的，艾瑞克森说出的某个简单的句子，可能已被装载了大量催眠形式，它们可以用各种方式捕捉听者的心理结构。在本书中，开始厘清、揭示和标定部分如下所列的这些间接催眠形式，对我们来说已经成了具有很大不确定性的任务。

对立面并列	多重任务和串联暗示
制约和双重制约	不做、不知道
复合暗示	开放式暗示
条件暗示	手势和非言语暗示
涵盖一类反应的所有可能性	矛盾意向 不完整句和卖关子短语
解离	问话
意念动力信号	惊奇
隐含式暗示	事实陈述
隐含式指令	利用闭合的需要
文本间线索和暗示	声音轨迹和声音动力特征变化
多层面沟通(类比、双关、隐喻，等等。)	是定势

这些催眠形式，全都只是关于暗示不同方面的描述性分类，它们不需要彼此独立地发挥作用。例如，同一个暗示可以是一种事实陈述（因为它是真实的）、一个复合暗示（因为它至少包含两个句子），也可以是一种隐含式暗示（因为它意味着不只一种意思可被马上呈现出来）。事实上，拟定暗示的艺术便是尽可能贴切地利用这些相互加强的催眠形式。

必须重申，既然艾瑞克森确实把催眠看作一种特殊状态，他并不认为催眠暗示性是催眠的一个必要特征。就是说，并不能只是因为患者体验催眠，就意味着他们将要接受治疗师的暗示。这是一个重大的误解，它使过去的很多催眠工作者感到挫败和气馁，它也妨碍了催眠作为一门科学的发展。催眠是一种增强治疗关系并把患者的注意力聚焦于内部现实的特殊意识状态。*催*

眠并不能确保暗示的接受性。艾瑞克森依靠上述途径唤起和调动患者在某一方向上的联结过程和心理能力，以便不时地实现某种目标。所谓暗示，实际上就是这种唤起和利用患者自己联结、心理能力和心理机制的过程。

我们将怎样概念化以上所列的催眠形式？显然，它们是各种各样的沟通策略。它们全都是新的语用学科学——关于符号和符号使用者之间的关系——的只言片语。由于这些沟通策略已经全都在临床实践中得到了发展，目前迫切需要验证它们，并在受控的实验室及进一步的临床和现场试验中研究它们的特征。在这个领域，似乎有无限广阔的空间在等待着未来的工作者探索。毫无疑问，正如人类的意识本身在以新的方式不断发展一样，这个领域也将会继续发展和变化。

助长人类的潜能

纵贯本书，我们已经谈到了可用来在催眠中探索和助长人类潜能和可用能力的各种手段。在这个意义上，催眠可被理解为一段自由探索和学习的时间，它不受个体以往历史局限的阻碍。正是出于这个目的，艾瑞克森发展了如此多独特的催眠诱导和催眠训练途径，患者的平常限制可以在那里得到改变，使内在潜能得以显现。这些花样繁多的途径绝无可能被标准化，因为幸福的人从来不是静态的和标准化的。每个人都是一个发展过程中的个体。催眠性互动，以创造性的和令治疗师和患者都感到惊奇的方式，反映和助长这种发展。最重要的是，训练有素的催眠治疗师是优秀的观察者，他们能够识别出制约人类天性的束缚。他们非常渴望能够应用有效手段，解放和促进人的发展。然后，他们明智地站在一边观看，并对它最终的进程感到好奇。

参考文献

Assagioli, R. Psychosynthesis. New York: Hobbs, Dorman, 1965.

Bakan, P. Hypnotizability, laterality of eye-movements and functional brain asymmetry. *Perceptual and Motor Skills,* 1969, *28,* 927–932.

Bateson,G. Steps to an ecology of mind. New York: Ballantine, 1972.

Bateson, G. Personal communication. Letter of November 10, 1975.

Barber, T. Hypnosis: A scientific approach. New York: Van Nostrand Reinhold, 1969.

Barber, T. Responding to "hypnotic" suggestions: An introspective report. The American Journal of Clinical Hypnosis, 1975, 18, 6–22.

Barber, T., and De Moor, W. A theory of hypnotic induction procedures. The American Journal of Clinical Hypnosis, 1972, 15, 112–135.

Barber, T., Spanos, N. and Chaves, J. Hypnosis, imagination and human potentialities. New York: Pergamon, 1974.

Baudouin, C. Suggestion and autosuggestion. London: Allen and Unwin, 1920.

Bernheim, H. Suggestive therapeutics: A treatise on the nature and uses of hypnotism. New York: Putnam, 1895.

Birdwhistell, R. Introduction to kinesics. Louisville, Ky.: University of Louisville Press, 1952.

Birdwhistell, R. Kinesics and context. Philadelphia: University of Pennsylvania Press, 1971.

Bogen, J. The other side of the brain: An appositional mind. Bulletin of the Los Angeles Neurological Societies, 1969, 34, 135–162.

Braid, J. The power of the mind over the body. London: Churchill, 1846.

Bramwell, J. Hypnotism: Its history and practice and theory. London: Rider, 1921.

Brown, B. New mind, new body. New York: Harper & Row, 1974.

Cheek, P., and Le Cron, L. Clinical hypnotherapy. New York: Grune and Stratton, 1968.

Deese, J., and Hulse, S. The psychology of learning. New York: McGraw-Hill, 1967.

Deikman, A. J. Deautomatization in the mystic experience. In C. T. Tart (Ed.), Altered states of consciousness. New York: Doubleday, 1972.

Donaldson, M M. Positive and negative information in matching problems. British Journal of

Psychology, 1959, 50, 235–262.

Drayton, H. Human magnetism. New York: 1899.

Erickson, M. Possible detrimental effects of experimental hypnosis. Journal of Abnormal and Social Psychology, 1932, 27, 321–327.

Erickson, M. Automatic drawing in the treatment of an obsessional depression. Psychoanalytic Quarterly, 1938, 7, 443–446.

Erickson, M. The induction of color blindness by a technique of hypnotic suggestion. Journal of General Psychology, 1939, 20, 61–89.

Erickson, M. Hypnotic psychotherapy. The Medical Clinics of North America, 1948, 571–583.

Erickson, M. Deep hypnosis and its induction. In L. M. Le Cron (Ed.), Experimental hypnosis. New York: Macmillan, 1952, pp. 70–114.

Erickson, M. Pseudo-orientation in time as a hypnotherapeutic procedure. Journal of Clinical and Experimental Hypnosis. 1954, 2, 261–283.

Erickson M. Self-exploration in the hypnotic state. Journal of Clinical and Experimental Hypnosis, 1955, 3, 49–57.

Erickson, M. Naturalistic techniques of hypnosis. American Journal of Clinical Hypnosis, 1958, /, 3–8.

Erickson, M. Further techniques of hypnosis-utilization techniques. American Journal of Clinical Hypnosis, 1959, 2, 3–21.

Erickson, M. Historical note on the hand levitation and other ideomotor techniques. American Journal of Clinical Hypnosis, 1961, 3, 196–199.

Erickson, M. Pantomime techniques in hypnosis and the implications. American Journal of Clinical Hypnosis, 1964, 7, 65–70. (a)

Erickson, M. Initial experiments investigating the nature of hypnosis. American Journal of Clinical Hypnosis, 1964, 7, 152–162. (b)

Erickson, M. A hypnotic technique for resistant patients. American Journal of Clinical Hypnosis, 1964, /, 8–32. (c)

Erickson, M. A special inquiry with Aldous Huxley into the nature and character of various states of consciousness. American Journal of Clinical Hypnosis, 1965, 8, 14–33. (a)

Erickson, M. The use of symptoms as an integral part of therapy. American Journal of Clinical Hypnosis, 1965, 8, 57–65. (b)

Erickson, M. Experiential knowledge of hypnotic phenomena employed for hypnotherapy. American Journal of Clinical Hypnosis, 1966, 8, 299–309. (a)

Erickson, M. The interspersal hypnotic technique for symptom correction and pain control. American Journal of Clinical Hypnosis. 1966, 8, 198–209. (b)

Erickson, M. Further experimental investigation of hypnosis: Hypnotic and non-hypnotic realities, American Journal of Clinical Hypnosis, 1967, 10, 87–135.

Erickson, M. A field investigation by hypnosis of sound loci importance in human behavior. The American Journal of Clinical Hypnosis, 1973, 16, 92–109.

Erickson, M. and Erickson, E. Concerning the character of post-hypnotic behavior. Journal of General Psychology, 1941, 2, 94–133.

Erickson, M. and M., and Rossi, E. Varieties of hypnotic amnesia. American Journal of Clinical Hypnosis, 1974, 16, 225–239.

Erickson, M., and Rossi, E. Varieties of Double Bind. American Journal of Clinical Hypnosis, 1975, 17, 143–157.

Erickson, M., and Rossi, E. Two level communication and the microdynamics of trance. American Journal of Clinical Hypnosis, 1976, 18, 153–171.

Fischer, R. A cartography of ecstatic and meditative states. Science, 1971, 174, 897–904.

Fromm, Erica, and Shor, R. Hypnosis: research developments and perspectives. New York: Aldine, 1972.

Gazzaniga, M. The split brain in man. Scientific American, 1967, 217, 24–29.

Ghiselin, B. (Ed.) The creative process: A symposium. Berkeley: Mentor, 1952.

Gill, M., and Brenman, M. Hypnosis and related states. New York: International Universities Press, 1959.

Haley, J. Strategies of psychotherapy. New York: Grune and Stratton, 1963.

Haley, J. Uncommon therapy. New York: Norton, 1973.

Henle, M. On the relation between logic and thinking. Psychological Review, 1962, 69. 366–398.

Hilgard, E. Hypnotic susceptibility. New York: Harcourt, 1965. Hilgard, J. Personality and hypnosis. Chicago: University of Chicago Press, 1970. Hilgard, E., and Hilgard, J. Hypnosis in the relief of pain. Los Altos, California: Kaufmann, 1975. Hull, C. Hypnosis and suggestibility: An experimental approach. New York: Appleton-Century, 1933.

Jung, C. The structure and dynamics of the psyche. New York: Pantheon, 1960. Jung, C. Mysterium conjunctions. Princeton: Princeton University Press, 1963. Kinsbourne, M., and Smith, W9 (Eds.) Hemispheric disconnection and cerebral function. Springrield, 111., C. C. Thomas, 1974.

Kroger, W. Clinical and experimental hypnosis. Philadelphia: Lippincott, 1963. Le Cron, L. A hypnotic technique for uncovering unconscious material. Journal of Clinical and Experimental Hypnosis, 1954, 2, 76–79.

Luria, A. The working brain. New York: Basic Books, 1973. Masters, W., and Johnson, V. Human sexual inadequacy. Boston: Little, Brown, 1970. Meares, A. A working hypothesis as to the nature of hypnosis. American Medical Association Archives of Neurology and Psychiatry, 1957, 77, 549–555.

Morgan, A. H., MacDonald, H. and Hilgard, E. R. EEC Alpha: Lateral asymmetry related to task and hypnotizability. Psychophysiology, 1974, 11, 275–286.

Morris, C. Foundations of the theory of signs. In O. Neurath, R. Carnap, and C. Morris (Eds.), I, International Encyclopedia of Unified Science, Vols. 1, 2, Chicago: University of Chicago Press, 1938.

Orne, M. The nature of hypnosis: artifact and essence. The Journal of Abnormal and Social Psychology, 1959, 58, 277–299.

Pearson, R. Communication and Motivation. Part I. A fable. Part II The brick—A personal experience. American Journal of Clinical Hypnosis, 1966, 9, 18–23.

Perles, F. Gestalt therapy verbatim. LaFayette, Calif.: Real People Press, 1969. Ravitz, L. Application of the electrodynamic field theory in biology, psychiatry, medicine and hypnosis. I. General Survey. American Journal of Clinical Hypnosis. 959, 1, 135–150.

Ravitz, L. History, Measurement, and applicability of periodic changes in the electromagnetic field in health and disease. American Archives oj New York Science. 1962, 98, 1144–1201.

Rossi, L. The breakout heuristic: A phenomenology of growth therapy with college students. Journal of Humanistic Psychology, 1968, 8, 6–28.

Rossi, E. Dreams and the growth of personality: Expanding awareness in psychotherapy. New York: Pergamon, 1972. (a)

Rossi, E. Self-reflection in dreams. Psychotherapy. 1972, 9, 290–298 (b). Rossi, E. The dream-protein hypothesis. American Journal of Psychiatry. 1973, 130, 1094–1097. (a)

Rossi, E. Psychological shocks and creative moments in psychotherapy. American Journal of Clinical

Hypnosis, 1973, 16, 9–22. (b)

Rossi, E. The cerebral hemispheres in analytical psychology. Journal of Analytical Psychology, 1976, In Press.

Sacerdote, P. An analysis of induction procedures in hypnosis. American Journal of Clinical Hypnosis, 1970, 12. 236–253.

Sarbin, T., and Coe, W. Hypnosis: A social-psychological analysis of influence communication. New York: Holt, 1972.

Scheflen, A. How behavior means. New York: Aronson, 1974.

Sheehan, P. Hypnosis and manifestations of "imagination." In E. Promm and R. Shor (Eds.) Hypnosis: Research Developments and Perspectives. Chicago: Aldine-Atherton, 1972.

Shevrin, H. Does the average evoked response encode subliminal perception? Yes. A reply to Schwartz and Rem. Psychophysiology, 1975, 12, 395–398.

Shor, R. Hypnosis and the concept of the generalized reality-orientation. American Journal of Psychotherapy, 1959, 13, 582–602.

Sperry, R. Hemisphere disconnection and unity in conscious awareness. American Psychologist, 1968, 23, 723–733.

Spiegel, H. An eye-roll test for hypnotizability. American Journal of Clinical Hypnosis, 1972, 15. 25–28.

Sternberg, S. Memory scanning: New findings and current controversies. Quarterly Journal of Experimental Psychology, 1975, 22, 1–32.

Switras, J. A comparison of the Eye-Roll test for hypnotizability and the Stanford Hypnotic Susceptibility ScalE：Form A. American Journal of Clinical Hypnosis, 1974, 17. 54–55.

Tinterow, M. M. Foundations of hypnosis. Springfield, 111.: C. C. Thomas, 1970.

Watzlawick, P., Beavin, A., and Jackson, D. Pragmatics of human communication. New York: Norton, 1967.

Watzlawick, P., Weakland, J., and Fisch, R. Change. New York: Norton, 1974.

Weitzenhoffer, A. Hypnotism: An objective study in suggestibility. New York: Wiley, 1953.

Weitzenhoffer, A. General techniques of hypnotism. New York: Grune and Strat-ton, 1957.

Weitzenhoffer, A. Unconscious or co-conscious? Reflections upon certain recent trends in medical hypnosis. American Journal of Clinical Hypnosis, 1960, 2, 177–196.

Weitzenhoffer, A. The nature of hypnosis. Parts I and II. American Journal of Clinical Hypnosis, 1963, 5. 295–321; , 40–72.

Weitzenhoffer, A. Ocular changes associated with passive hypnotic behavior. American Journal of Clinical Hypnosis, 1971, 14, 102–121.

Weitzenhoffer, A. and Sjoberg, B. Suggestibility with and without hypnosis. Journal of Nervous and Mental Diseases. 1961, 132, 204–220.

Weitzenhoffer, A. When is an "instruction" an "instruction"? International Journal of Clinical and Experimental Hypnosis, 1974, 22, 258–269.

Weitzenhoffer, A. Personal communication, 1975.

Wetterstrand, O. Hypnotism and its application to practical medicine. New York: Putnam, 1902.

Wheeler, L. Reis, H., Wolff, E., Grupsmith, E., and Mordkoff, A. Eye-roll and hypnotic susceptibility. International Journal of Clinical and Experimental Hypnosis, 1974, 22, 329–334.

Whitehead, A., and Russell, B. Principia mathematica. Cambridge：Cambridge University Press, 1910.